内部障害に対する運動療法

―基礎から臨床実践まで―

編集

古川順光 首都大学東京 健康福祉学部 理学療法学科 准教授
田屋雅信 東京大学医学部附属病院 リハビリテーション部

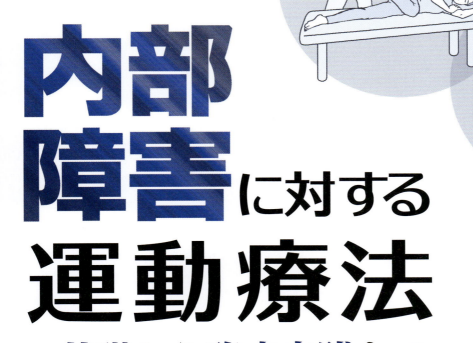
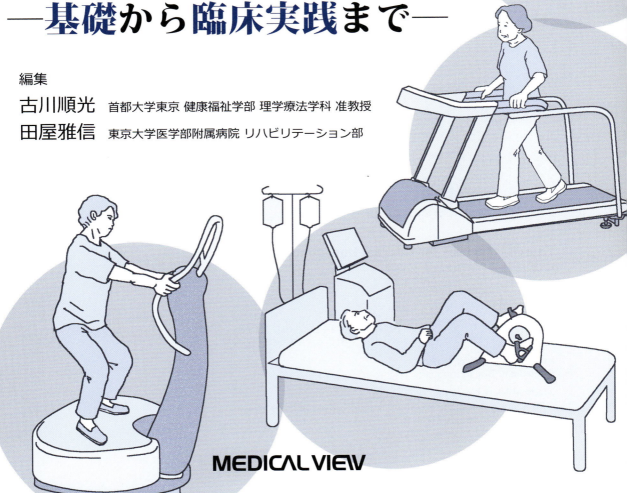

MEDICAL VIEW

Exercise Therapy for Internal Impediment
(ISBN 978-4-7583-1929-4 C3047)

Editors : Yorimitsu Furukawa
　　　　　Masanobu Taya

2018. 9. 10　1st　ed

©MEDICAL VIEW, 2018
Printed and Bound in Japan

Medical View Co., Ltd.
2-30 Ichigayahonmuracho, Shinjyukuku, Tokyo, 162-0845, Japan
E-mail　ed@medicalview.co.jp

序文

　わが国で理学療法士が誕生してから早くも50年が過ぎました。この間に理学療法士養成課程も変化し，現在では3年制の課程から4年制大学まで，260校あまりで養成が行われています。また，大学院修士課程・博士課程へ進学し研究を積極的に行うことも可能となりました。このような養成課程の変化は時代の要請であり，理学療法の対象である障害者の変化も影響しています。当初は肢体不自由の患者の占める割合が高かったといえますが，現在では本書で取り上げている内部障害をはじめとして，さまざまな分野の患者が対象となっています。また，「障害者・患者」以外の対象者に対する予防にも関わるようになってきています。このことから，われわれ理学療法士に必要とされる知識・技術も実に幅広いものとなっています。

　しかし，養成課程ではそれらのすべての知識・技術を身に付けるには時間が不足しているのが現状です。近い将来の指定規則改正では，学ばなければならない分野が増える予定であり，これまでよりも各分野に掛けられる時間も短縮されることが予想されます。学生にとっては深い知識を身に付けるのがさらに大変になると思われ，生涯学習の重要性がさらに増すことになると思われます。

　本書は生涯学習の出発点に立ったばかりの若い理学療法士の方々，解剖学，生理学，運動学などの基礎医学を学んで，さらに運動療法や内部障害を学び始めた学生の方々に向けて，若手を中心とした編集者・執筆者で作成するということで企画されました。Ⅰ章では「運動療法」とは何か，その種類や基礎的な知識の復習，Ⅱ章ではそれらの運動療法が身体に与える影響や効果を機能別に取り上げ，最後にⅢ章では実際の内部障害の患者に「運動療法」を行った場合の効果についてのまとめと，3段構えにて構成されています。学生の方々は基礎医学の教科書とともに最初から，若手理学療法士の方々はご自分の担当症例に関係するところから読み始めて，ときどき前章を振り返りながら読み進めていただければと思います。前にも述べましたが，これまでにも理学療法は変化し，発展してきました。理学療法を構成している「運動療法」がこれからも発展を続け，本書に掲載された事項よりも，さらによりよい効果や影響が見いだされ，内部障害をはじめ，さまざまな障害を抱える皆様のために活かされるようになることを切に願っております。

　最後になりましたが，本書の企画段階から編集までをご担当くださいましたメジカルビュー社榊原様，阿部様，多忙な日常業務のなかご執筆くださった各執筆者の先生方とそのご家族の皆様に深謝いたします。

2018年7月

古川順光
田屋雅信

執筆者一覧

■ 編集

古川順光	首都大学東京 健康福祉学部 理学療法学科 准教授
田屋雅信	東京大学医学部附属病院 リハビリテーション部

■ 執筆者（掲載順）

古川順光	首都大学東京 健康福祉学部 理学療法学科 准教授
田屋雅信	東京大学医学部附属病院 リハビリテーション部
中俣　修	文京学院大学 保健医療技術学部 理学療法学科 准教授
信太奈美	首都大学東京 健康福祉学部 理学療法学科
廣幡健二	東京医科歯科大学 スポーツ医歯学診療センター アスレティックリハビリテーション部門
渡辺　賢	首都大学東京 健康福祉学部 教授
渡邉陽介	聖マリアンナ医科大学病院 リハビリテーション部
山元佐和子	城西国際大学 福祉総合学部 理学療法学科
浅野貞美	目白大学 保健医療学部 理学療法学科
中山恭秀	東京慈恵会医科大学附属病院 リハビリテーション科 技師長
来住野健二	東京慈恵会医科大学附属病院 リハビリテーション科
猪熊正美	群馬県立心臓血管センター リハビリテーション課
西川淳一	帝京大学医学部附属病院 心臓リハビリテーションセンター
榊　聡子	春日部中央総合病院 リハビリテーション科
千木良佑介	高崎健康福祉大学 保健医療学部 理学療法学科 講師
山口裕臣	群馬大学医学部附属病院 リハビリテーション部
設楽達則	群馬県立心臓血管センター リハビリテーション課
立松典篤	国立がん研究センター東病院 骨軟部腫瘍・リハビリテーション科

目 次

I 運動療法の種類とその基礎知識

運動療法とは：総論 ……………… 古川順光 2

- 運動とは …………………………………………… 2
  - 運動の法則 ……………………………………… 2
  - 重力と身体運動 ………………………………… 2
  - 身体の回転運動 ………………………………… 3
  - 身体運動とてこ ………………………………… 3
  - 身体運動と仕事 ………………………………… 3
  - エネルギー ……………………………………… 4
  - 訓練の原則 ……………………………………… 5
- 理学療法における運動療法 ……………………… 5
  - 理学療法の定義 ………………………………… 5
  - 理学療法の対象 ………………………………… 6
- 運動療法で使われる運動とは …………………… 6
  - 有酸素運動 ……………………………………… 6
  - 関節可動域運動（ストレッチング含む）……… 7
  - レジスタンストレーニング …………………… 7
  - インターバルトレーニング …………………… 7
  - その他の運動療法 ……………………………… 7

有酸素運動 ………………………… 田屋雅信 8

- 有酸素運動とは …………………………………… 8
- 嫌気性代謝閾値（AT）…………………………… 8
- AT以下の運動が心疾患患者で推奨される理由
  ………………………………………………………… 10
  - 交感神経があまり興奮しない ………………… 10
  - 乳酸の産生が増加しない ……………………… 11
  - 糖質・脂質代謝を促進する …………………… 11
  - 長時間の運動ができる ………………………… 11
  - 心不全はATレベルの運動でも注意が必要
    である ………………………………………… 11
- CPXを行わない場合の有酸素運動 …………… 12
- 有酸素運動の効果 ………………………………… 12

関節可動域運動 …………………… 中俣 修 14

- 関節可動域運動, ストレッチングとは ……… 14
- 関節の構造と機能 ………………………………… 14
  - 関節の構造と機能 ……………………………… 14
  - 関節運動の特徴 ………………………………… 15
  - ROMの異常 …………………………………… 16
- ROMの評価方法 ………………………………… 17
- ROM運動 ………………………………………… 18
  - ROM運動の種類と特徴 ……………………… 18
  - ROM運動の適用と注意点 …………………… 19
- ストレッチング …………………………………… 19
  - ストレッチングの種類と効果 ………………… 19
  - 静的ストレッチングの原理 …………………… 19
  - ストレッチングの適用と注意点 ……………… 20
- 内部障害とROM運動・ストレッチング …… 22
  - 糖尿病 …………………………………………… 22
  - 呼吸器疾患 ……………………………………… 22
  - 循環器疾患 ……………………………………… 22

レジスタンストレーニング
………………………………………… 古川順光 24

- レジスタンストレーニングの目的 ……………… 24
- レジスタンストレーニングの原理 ……………… 24
  - 筋収縮様態 ……………………………………… 24
  - レジスタンストレーニングの原則 …………… 25
  - レジスタンストレーニングによる効果 ……… 25
- レジスタンストレーニングの方法 ……………… 26
  - 運動処方のポイント …………………………… 26
  - レジスタンストレーニングで考慮すべき
    ポイント ……………………………………… 27
  - レジスタンストレーニングの方法 …………… 28

インターバルトレーニング
　　　　　　　　　　　　　　　　信太奈美　30

- **インターバルトレーニングとは何か** …… 30
- **インターバルトレーニングの原理** …… 31
- **インターバルトレーニングの効果** …… 32
- **インターバルトレーニングと持久性トレーニングとの違い** …… 32
- **インターバルトレーニングの例** …… 33
  - インターバルトレーニング …… 33
  - 高強度インターバルトレーニング（HIT）… 33
  - 有疾患者に対するインターバルトレーニング …… 34

その他の運動療法
　　　　　　　　　　　　　廣幡健二　36

- **体幹安定化エクササイズ** …… 36
  - 腰部体幹安定性を評価するテスト …… 36
  - 腰部安定化エクササイズ …… 37
- **スリングエクササイズセラピー** …… 42
  - サスペンションポイントの位置変化による運動の性質変化 …… 42
  - 目的に応じたスリングエクササイズセラピーの具体例 …… 44

II　各種運動療法が身体の機能にもたらす効果

運動による身体への効果：総論
　　　　　　　　　　　　　渡辺　賢　48

- **運動による骨格筋代謝の変化と回復** …… 48
  - 運動時のエネルギー供給 …… 48
  - 運動後の回復 …… 49
  - エネルギー基質 …… 49
- **運動に伴う短期的身体機能変化** …… 49
  - 血流調節 …… 49
  - 血液ガス調節 …… 50
  - 内分泌系 …… 51
  - 体温調節 …… 51
- **運動による長期的な身体機能変化** …… 51
  - 骨格筋 …… 51
  - 血流調節 …… 52
  - 血液ガス調節 …… 52
  - 代謝・内分泌 …… 52
- **運動と病態生理** …… 53

呼吸機能に対する効果
　　　　　　　　　　　　渡邉陽介　54

- **身体活動における呼吸機能の基礎知識** …… 54
- **各種運動療法が呼吸機能へ与える効果** …… 55
  - 胸郭可動域トレーニング …… 55
  - 呼吸筋トレーニング …… 57
  - 有酸素運動とレジスタンストレーニング … 60

循環機能に対する効果
　　　　　　　　　　　山元佐和子　65

- **運動中の心血管系の効果および反応** …… 65
  - 末梢循環 …… 65
  - 肺循環 …… 65
- **有酸素運動が循環機能にもたらす効果** …… 69
- **インターバルトレーニングが循環機能にもたらす効果** …… 69
  - 留意すべき点 …… 69
- **レジスタンストレーニングが循環機能にもたらす効果** …… 70
  - 留意すべき点 …… 71
- **歩行訓練が循環機能にもたらす効果** …… 72
  - 留意すべき点 …… 72

代謝機能・腎機能に対する効果
　　　　　　　　　　　　　　浅野貞美　75

〈代謝機能に対する効果〉 ……………………… 75
エネルギー …………………………………… 75
　筋収縮におけるエネルギー源 ……………… 75
　エネルギー供給機構 ………………………… 75
糖代謝 ………………………………………… 78
　グルコースとグリコーゲン ………………… 78
　グルコースの取り込み ……………………… 78
　運動と糖代謝 ………………………………… 79
　運動療法の効果 ……………………………… 80
　運動療法が耐糖能，インスリン感受性に
　　及ぼす効果 ………………………………… 80
脂質代謝 ……………………………………… 81
　リポ蛋白 ……………………………………… 81
　脂質の機能，脂質代謝 ……………………… 81
　運動・脂質代謝 ……………………………… 82
　運動療法の効果 ……………………………… 82
蛋白質代謝 …………………………………… 83
　蛋白質の機能，蛋白質代謝 ………………… 83
　運動・蛋白質代謝 …………………………… 83
　運動療法の効果 ……………………………… 84
〈腎機能に対する効果（運動が腎機能に及ぼす影響）〉
　……………………………………………………… 84
腎血流量（RBF） ……………………………… 84
　運動療法による影響 ………………………… 85
　腎血漿流量（RPF） …………………………… 85
糸球体濾過量（GFR） ………………………… 86
　運動療法による影響 ………………………… 86
蛋白尿 ………………………………………… 86
　運動療法による影響 ………………………… 86

筋力・筋持久力向上に対する効果
　　　　　　　　　　　　　　中山恭秀　88

有酸素運動が筋持久力にもたらす効果 ……… 88
　運動持続のための要素 ……………………… 88
　有酸素運動と無酸素運動 …………………… 88
　持久力とは …………………………………… 89
　持久力向上のための運動とは ……………… 89
　有酸素運動と最大筋力の関係 ……………… 90
ストレッチングと筋力の関係 ………………… 91
　スタティックストレッチング ……………… 91
　ダイナミックストレッチング ……………… 92
　バリスティックストレッチング …………… 92
　PNFストレッチング ………………………… 92
インターバルトレーニングと筋力・筋持久力
　の関係 …………………………………………… 92
　トレーナビリティ …………………………… 92
　インターバル ………………………………… 93
　ランニングにおけるインターバル
　　トレーニング ……………………………… 93

柔軟性改善に対する効果
　　　　　　　　　　　　　来住野健二　95

柔軟性とは ……………………………………… 95
ストレッチングが柔軟性に及ぼす効果 ……… 96
　ストレッチングとは ………………………… 96
　スタティックストレッチング ……………… 96
　ダイナミックストレッチング ……………… 99
　バリスティックストレッチング ………… 100
　疾患特異性－萎縮筋に対するストレッチング
　　…………………………………………… 101
筋力トレーニングが柔軟性に及ぼす効果 … 101
　負荷量 ……………………………………… 101

vii

Ⅲ章　内部障害に対する運動療法の効果

心血管疾患に対する運動療法と効果

狭心症，心筋梗塞　　　猪熊正美　104

- 狭心症，心筋梗塞のリハの流れと運動療法の種類　104
  - 急性期のリハの流れ　104
  - 急性期のリハの介入時期と運動療法の処方　106
  - 回復期の運動療法　106
  - 残存狭窄を有する心筋梗塞における注意点　108
- 心筋梗塞に対する運動療法の効果　110
  - 心機能　110
  - 左室リモデリング　110
  - 自律神経・体液性因子　111
  - 冠危険因子　111
- こんな症例には一工夫　113

心不全　　　田屋雅信　114

- 左心不全と右心不全　114
- 理学療法の流れ（急性増悪期から安定期）　116
- 心不全に対する運動療法の種目　121
  - step 1　121
  - step 2　122
  - step 3　122
- 心不全に対する運動療法の効果　123
  - 心臓への効果　123
  - 末梢効果　124
  - 神経体液因子　124
  - QOL，長期予後　125
- こんな症例には一工夫　125

心臓外科手術後　　　西川淳一　128

〈心臓外科手術後の急性期リハビリテーション〉　128
- 心臓外科手術と周術期管理の進化　128
- 早期離床の定着　129
- 早期離床の重要性　130
- 心臓外科手術後の急性期のリハに求められること　130
- 術後リハビリテーションの実際　131
  - 患者の特徴を把握する　131
  - 離床開始が可能な状態か判断する　131
  - 離床プログラムを考える　133
  - 離床を進める　138
  - 高齢心臓外科手術患者に対して必要な取り組み　139

〈心臓外科手術後の回復期リハビリテーション〉　141
- 術後回復期のリハビリテーションの目的（効果）　142
- 術後リハビリテーションの方法　143
  - ウォームアップ　143
  - 有酸素運動　144
  - レジスタンストレーニング（RT）　145
- こんな症例には一工夫　146

末梢動脈疾患（PAD）　　　榊　聡子　148

- **PADとは？**　148
- **PADの病態生理**　148
  - 間欠性跛行（IC）　148
  - 重症虚血肢（CLI）　149
- **PADの診断**　149
  - 足関節上腕血圧比（anklebrachial pressure index；ABI）　149
  - 歩行負荷試験　149

足趾上腕血圧比（toe brachial pressure index；TBI） 150
　　皮膚組織灌流圧（skin perfusion pressure；SPP） 150
　　超音波検査 150
　　虚血創の評価 151
　治療 151
　　IC 151
　　CLI 151
　リハビリテーションの実際 151
　　ICの運動療法 151
　　CLIの運動療法 154
　こんな症例には一工夫 160

呼吸器疾患に対する運動療法と効果

慢性閉塞性肺疾患（COPD）
　　　　　　　　　　　　千木良佑介　162

　COPDの診断 162
　COPD患者に対する理学療法の効果 162
　評価と運動プログラムの立て方 163
　　運動療法開始時や重症例 164
　　運動前後のウォーミングアップと
　　　クールダウン 164
　COPDの運動器障害 165
　　運動耐容能低下 165
　　筋力低下 165
　　筋の構造変化 166
　　呼吸困難感のある場合 166
　　栄養障害の併存 167
　胸郭可動域改善運動 168
　　棒体操 168
　　徒手胸郭伸張運動 169
　　徒手肋骨捻転運動 169
　有酸素運動 171
　　有酸素運動の効果 172
　　自宅で行う有酸素運動 172
　　屋外で行う有酸素運動 173
　レジスタンストレーニング 173
　　レジスタンストレーニングの目的 173

　　レジスタンストレーニングの強度,
　　　収縮様式について 174
　　下肢のレジスタンストレーニング 174
　　スクワットと立ち上がりについて 177
　　上肢のレジスタンストレーニング 178
　　呼吸筋トレーニング 179
　こんな症例には一工夫 180

間質性肺炎
　　　　　　　　　　　　山口裕臣　184

　間質性肺炎とは 184
　　分類 184
　　主要症状 184
　疾患ごとの予後を見据えた介入 186
　　IPF 186
　　膠原病に伴う間質性肺炎（CTD-ILD） 186
　　IPAF 187
　　理学療法プログラム 188
　　ポイント 189
　　間質性肺炎に対して酸素療法は有効か 190
　間質性肺炎に対するリハビリテーションの効果 191
　　長期的な効果 191
　　間質性肺炎の運動強度の増加に伴う
　　　反応の特徴 192
　こんな症例には一工夫 194
　　気胸合併間質性肺炎のかかわり 197

代謝疾患に対する運動療法と効果

糖尿病，脂質異常症，肥満
　　　　　　　　　　　　設楽達則　200

　糖尿病 200
　　運動療法が糖尿病にもたらす効果 200
　　糖尿病の特徴 202
　　糖尿病のリスク管理 202
　　糖尿病に対する運動療法の実際 204
　こんな症例には一工夫 205
　脂質異常症 208
　　運動療法が脂質異常症にもたらす効果 208

脂質異常症の特徴……………………208
　　　脂質異常症のリスク管理………………209
　　　脂質異常症に対する運動療法の実際……209
　こんな症例には一工夫……………………210
　肥満……………………………………………212
　　　運動療法が肥満にもたらす効果………212
　　　肥満のリスク管理………………………212
　こんな症例には一工夫……………………214

腎臓疾患に対する運動療法と効果

慢性腎臓病（CKD） ………浅野貞美　216

　　　慢性腎臓病患者に対する運動療法の考え方
　　　　………………………………………216
　CKDの概要…………………………………216
　　　CKDの定義………………………………216
　　　CKDの重症度分類………………………216
　　　腎機能の評価……………………………217
　　　CKDの病態………………………………218
　　　CKDはCVDの危険因子である…………218
　透析患者への運動療法……………………219
　　　透析患者の特徴…………………………219
　　　透析患者の検査…………………………219
　　　運動療法の適応と禁忌…………………219
　　　理学療法評価……………………………220
　　　運動療法の種類…………………………221
　　　運動療法の効果…………………………225
　　　リスク管理………………………………227
　　　運動療法のタイミング…………………228
　　　透析中運動療法…………………………228
　　　合併症に対する運動療法………………229
　保存期CKD（透析導入前）患者への
　　運動療法……………………………………232
　　　保存期CKD患者の身体的特徴…………232
　　　運動処方…………………………………233
　　　運動療法の効果…………………………234
　　　リスク管理………………………………235
　こんな症例には一工夫……………………235

フレイル，サルコペニアに対する運動療法と効果

がん関連 ……………………立松典篤　238

　〈がん患者に対する運動療法〉……………238
　　　がん患者における運動療法の役割と効果　238
　　　がん患者に運動療法を行う際のリスク管理
　　　　………………………………………238
　〈フレイル・サルコペニアを呈するがん患者に
　　対する運動療法〉…………………………240
　　　がん患者のフレイル・サルコペニア…240
　　　フレイルを呈するがん患者の特徴……240
　　　サルコペニアを呈するがん患者の特徴……241
　　　フレイル・サルコペニアを呈するがん患者の
　　　　アセスメント…………………………242
　　　予後予測やリスクアセスメント………242
　　　身体機能・身体活動量のアセスメント……244
　　　栄養状態のアセスメント………………245
　　　フレイル・サルコペニアを呈するがん患者に
　　　　対する運動療法のポイント…………247
　　　運動療法の強度：低負荷・高頻度の有用性
　　　　………………………………………247
　　　身体活動量向上プログラムの導入……247
　　　チーム医療の必要性……………………249
　こんな症例には一工夫……………………250

心臓，呼吸 …………………田屋雅信　252

　フレイルを有する心疾患・呼吸器疾患患者に
　　対する運動療法……………………………252
　　　フレイルやサルコペニアを呈する原因……252
　　　フレイル，サルコペニアに対するレジス
　　　　タンストレーニングの考え方………252
　　　高齢者に対するレジスタンストレーニング
　　　　の方法…………………………………254
　　　レジスタンストレーニングの種類……254
　　その他の対策………………………………256
　こんな症例には一工夫……………………257

　　索引……………………………………………259

x

I

運動療法の種類と
その基礎知識

I 運動療法の種類とその基礎知識

運動療法とは：総論

古川順光

本項では運動療法に関する基礎的知識として，運動とは何か，理学療法における運動療法，具体的な運動療法の分類について述べる。

運動とは

運動とは姿勢（体位と構え）が時間的に連続して変化したもので，身体軸と重力の関係，身体の動きの方向，身体各部分の相対的な位置関係の変化として記述されるとしている[1]。そのため運動をとらえる際は時間と空間を定めておく必要があり，さらに身体運動においては，身体の中の空間が面と軸として表される必要がある。また，運動により行われる仕事，課題との関係でとらえる場合は動作，社会的な意味や意図との関係でとらえるときは行為という[1]。

以下に運動をとらえるための運動学の基礎を述べる。

運動の法則

運動は物理学的現象であり，以下の3つの運動の法則に従う。まず，運動の第1法則とは，「外力が加わらない状態ではその物体は静止または等速運動をする」という慣性の法則である。運動の第2法則は，「物体に力が加わると力の大きさに比例した速度変化が力の向きに生じる」というものであり，運動方程式F=ma（F：力，m：物体の質量，a：加速度）で表される。運動の第3法則は，「ある2つの物体が接している際に一方の物体から他方の物体に作用する力は，大きさが同じで向きが逆である」，という作用反作用の法則である。

重力と身体運動

実際の身体運動時には重力という力が身体に常に作用している。重力は地球の中心に向かって垂直方向に作用しており，身体という物体にも重力が作用し，この力が運動にも影響を与える。例えば立位を保持する場合，この重力により鉛直下方に引く力が加わり，身体各部位の関節には回転運動が生じるため，その回転運動をコントロールして姿勢を保持している（図1）。重力下での身体運動では重力による回転運動を考慮する必要がある。

図1 身体に作用する重力と回転運動

重力により身体には回転運動が生じる。その回転運動に対抗する力がなければ立位保持はできない。

身体の回転運動

　回転運動における運動の速度は角速度，加速度は角加速度で表され，前者は回転運動の円の接線方向，後者は回転軸の中心方向に向かっている（図2）。

　身体運動は各関節の運動で成り立っている。関節の運動は多くの場合，関節軸を中心とした回転運動である。解剖学的基本肢位から肩関節をセカンドポジション（肩関節90°外転位，肘関節90°屈曲位）に保持させる運動を考えると，肩関節軸を中心とした回転運動（外転），肘関節軸を中心とした回転運動（屈曲）の連続である（図3）。また，歩行時の下肢の関節運動も股関節，膝関節，足関節の回転運動の組合せにより成り立っている。

身体運動とてこ

　身体における運動では筋収縮が重要である。筋収縮は関節の運動として現れ，その運動はてこの原理として説明できる。てこの種類には以下の3種類があり（図4），身体の各部位ではこのてこの原理で運動が起こっている[1-3]。

① 第1のてこ：支点が荷重点と力点の間にあるもの
② 第2のてこ：荷重点が支点と力点の間にあるもの
③ 第3のてこ：力点が支点と荷重点の間にあるもの

　ここでいう力点は筋収縮の作用するところ（筋の付着部），支点は関節，作用点が荷重点は可動部位の重心と考えられる。第2のてこの力点にかかる力は荷重点にかかる力より小さく力の発揮には有利であり，第3のてこは力学的には不利だがスピードでは有利である。身体運動ではこの第3のてこが多くみられる。

身体運動と仕事

　身体運動では仕事の視点も考慮する必要がある。仕事とは物体に力が加わり，その物体が力の方向に移動したときに，その力がなし

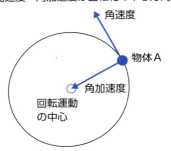

図2　回転運動する物体の角速度・角加速度
・物体Aは回転運動をしている
・回転運動の速度：角速度は回転運動の円の接線方向
・加速度：角加速度は回転軸の中心方向

図3　肩・肘関節運動における回転運動
解剖学的基本肢位　　セカンドポジション
肩関節外転
肘関節屈曲

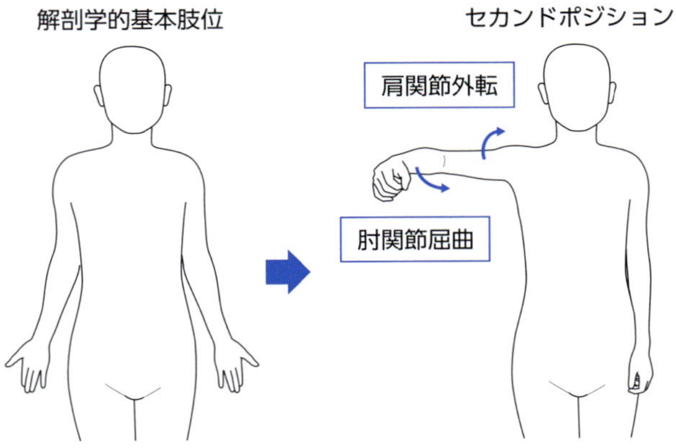

た仕事量として以下の式で表すことができる（図5）。

W=Fs
（W：仕事量[Nm], F：力[N], s：移動量[m]）

さらに単位時間に行われた仕事を仕事率[W]として取り扱う。

エネルギー

力学的エネルギーのうち，運動エネルギーは，ある速さvで運動している質量mの物体のもつエネルギーで，$1/2\,mv^2$で表される。これは前述のW仕事量の式と同じである。

また，質量mの物体がある高さhにあるときにもつエネルギー（位置エネルギー）は，mghで表される（g：重力加速度）。これも先の運動エネルギーと等しい。これらからもわかるように，エネルギーは仕事をなす能力である。

身体では食物を摂取・代謝することによりエネルギーを得ることができる。無酸素性の代謝や有酸素性の代謝を通じて得られたエネルギー源を利用して，筋収縮，関節運動が起こる。筋収縮は化学的エネルギーによる内的仕事をなし，その筋収縮により筋力が発揮され関節運動が起こり力学的エネルギーによる外的仕事をなしている。

図4 てこの種類

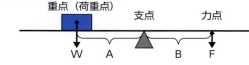

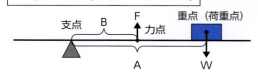

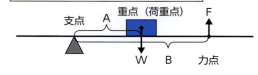

（文献2, p146より作成）

図5 仕事とは

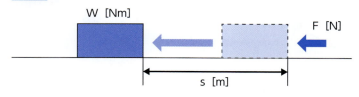

W=Fs（W：仕事量[Nm], F：力[N], s：移動量[m]）

訓練の原則

運動は身体に何らかの影響・効果をもたらす。その影響・効果を最大限にするためには，適切な運動処方をしなければならない。そのためには運動の特性や訓練の原則を考慮して行わなければならないとされている[1,4,6]。

①**過負荷の原則**：運動はある程度以上の強度が必要であるとするものである。目的とする効果を得るためにはどの程度の強度が必要かという至適強度が存在する。

②**頻度の原則**：運動を行う頻度には最適なものがあり，それ以上でもそれ以下でも目的とする効果は得られないとするもの。

③**転移の原則**：目的とした効果以外にも，影響や効果が出ること。

④**特殊性の原則**：目的とする効果を得るためには，それに最も適した運動を選択することが必要であるとするもの。

⑤**訓練可能性の原則**：トレーニングにより増強されるもの，適応するものの限界に関する原則。

⑥**随意刺激の原則**：運動によるトレーニング効果を引き出すには，筋の随意収縮である必要があるとするもの。

⑦**漸進性の原則**：運動による効果を得て，それを続けるためには，運動の強度と時間を漸増していかなければならないとするもの。

⑧**過剰訓練の原則**：過剰な訓練により疲労した場合は，一時的に休息をすることで回復する。その後は過負荷の原則に則り，さらに高い強度の運動を行うことにより，トレーニング効果が上がるとするもの。

⑨**動機付けの原則**：運動を継続するには動機付けが必要で，それによりさらに強い効果が得られるとするもの。

⑩**適合性の原則**：個別的に運動のプログラムを処方することでさらに効果がみられるとするもの。

理学療法における運動療法

理学療法の定義

まず理学療法の定義をみてみると，世界理学療法連盟（World Confederation for Physical Therapy；WCPT）の定義では，「理学療法（physical therapy；PT）は，身体的治療の技術および科学であり，運動療法，教育指導，温熱，寒冷，光線，水，マッサージおよび電気などを治療手段とする。治療目的のなかに痛みの緩和，循環の増加，障害の予防と改善，力，可動性および協調性の最大回復がある（後略）。」とされている[4]。このようにWCPTの定義では，理学療法で用いられる手段の1つは「運動療法（原文：therapeutic exercise）」であると直接的表現が用いられている。

一方，わが国における理学療法とは，「身体に障害のある者に対し，主としてその基本的動作能力の回復を図るため，治療体操その他の運動を行なわせ，及び電気刺激，マッサージ，温熱その他の物理的手段を加えることをいう」と「理学療法士及び作業療法士法」第2条にて定義されている。この条文の中に運動療法という表現はないが，この条文の前段部分（基本的動作能力の回復を図るため，治療体操その他の運動を行なわせ）に記載されている内容が運動療法を意味すると解釈できる。

理学療法の対象

それでは，対象となる「身体に障害のある者」とは，また「治療体操その他の運動＝運動療法」とは具体的には何を指しているのであろうか。

前述のように理学療法の対象は身体に障害のある者とあるが，障害として固定したものだけではなく，一時的に運動機能が低下した者，これからの経過のなかで運動機能が低下することが予想される者も含まれる[5,6]。また，その原因はさまざまであるから，疾患や外傷の種類を問わない。中枢神経疾患（脳卒中・脊髄損傷など），整形外科疾患（骨折・変形性関節症・腰痛など）のように直接に運動器に障害を及ぼし運動機能を低下させる疾患から，呼吸・循環器疾患（慢性閉塞性肺疾患・虚血性心疾患など）や代謝系疾患（糖尿病・腎臓病・メタボリックシンドロームなど）のような直接的には運動器に障害が及ばないにもかかわらず運動機能を低下させる疾患まで，実に多様な原因をもっている方が対象となる。

運動療法は主に運動器系の機能の改善を目的とした身体運動，特に関節可動域の維持拡大，筋力・筋持久力の増強，協調性の改善，全身の生理的機能や神経筋機能の改善とされてきた[3]。しかし，運動器に直接の障害がない運動機能低下者・運動機能低下が予測される者を対象とすることを考慮すると，運動療法の取り扱わなければならない範囲は，健康関連リスクの予防や軽減，全身の健康状態の維持，QOLの最適化までさらに広がることになる。

運動療法で使われる運動とは

運動療法で使われる運動は実に多いが，ここではまず運動療法によって治療できる機能障害について例を挙げる[5,6]。

①**筋骨格系**：疼痛・筋力低下・筋持久力低下・関節可動域の制限など

②**神経系**：疼痛・平衡機能障害・協調障害・筋緊張異常など

③**呼吸・循環系**：心肺持久力低下・循環障害など

これらは単一の疾患により生じたものというよりは，多数の原因により現れたものととらえることができる。このような複合的な機能障害に対する運動療法を行ううえで基本的な知識として必要になるのが，先に簡潔に示した運動学の知識，その基盤となる解剖学・生理学の知識，臨床医学の知識などである。対象者にとって運動療法を実施する目的は何か，その方法はどのようにすべきか，治療プログラムを立案するうえで上記の知識は必要不可欠である。

本書では特に以下の項目について，Ⅰ章では運動療法の基礎的な知識（方法・効果），Ⅱ章では運動療法が身体に与える影響（生理学的効果），Ⅲ章では内部障害に対する運動療法と効果をできる限り取り上げていく。

有酸素運動

有酸素運動は有酸素的なエネルギー代謝を用いて，脂肪や糖質をエネルギーとして供給しながら行う，比較的強度の低い運動である。この運動を運動療法に取り入れることによ

り、有酸素性パフォーマンスを向上させたり、コンディションを整えたりすることが可能となる。有酸素運動や嫌気性代謝閾値（anaerobic threshold；AT）について解説する。

関節可動域運動（ストレッチング含む）

関節可動域（range of motion；ROM）に制限がある場合、対象関節の運動障害ばかりではなく、非対象関節への影響も考えられ、さらには日常生活活動（activities of daily living；ADL）に制限を及ぼすことにつながる。ROM制限を改善することはこれらの制限を緩和し、対象者の運動機能や運動能力を引き上げる。ストレッチングは筋や腱を引き伸ばす（伸張する）ことで、筋・腱の柔軟性・関節の可動性を高めることにより、運動や動作の改善・障害の予防・コンディショニングに用いる。

レジスタンストレーニング

レジスタンストレーニングはいわゆる抵抗運動を用いた筋力トレーニングである。抵抗を加える方法により、徒手的に行われるもの、器具・機器を使用したものなど多岐にわたる。原則としては、前述した過負荷の原則・頻度の原則、レジスタンストレーニングを用いた筋パフォーマンスの改善（筋肥大、筋力増強、筋持久力向上）について解説する。

インターバルトレーニング

インターバルトレーニングとは高強度の運動を負荷し、低強度の運動を挟み、さらに高強度の運動を負荷する。これらを数回から数十回繰り返すトレーニングである。元来このトレーニングは陸上競技の選手や自転車競技の選手など、高強度のパフォーマンスを要求される競技者へのトレーニングである。この有酸素性パフォーマンス・筋パフォーマンス・呼吸運動（呼吸筋）への効果から、内部障害者や高齢者の運動療法へも取り入れられてきた。

その他の運動療法

その他の運動療法として、体幹安定化エクササイズとスリングセラピーを取り上げる。姿勢を調節し安定化させることは、バランス能力の向上だけではなく、他の運動療法の遂行、ADLの効率化、体力の回復維持などの効果も期待される。

本項では運動療法に関する基礎的知識として、運動とは何か、理学療法における運動療法、具体的な運動療法の分類について述べた。次項、次章以降でさらに詳しく解説していく。

文献

1) 中村隆一，齋藤　宏：基礎運動学 第6版，医歯薬出版，2003．
2) 柳澤　健 編：理学療法士・作業療法士グリーンノート基礎編 第2版，メジカルビュー社，2011．
3) 大井淑雄，ほか：運動療法 第3版，医歯薬出版，1999．
4) 丸山仁司 編：理学療法概論第6版，アイペック，東京，2010．
5) Carolyn Kisner，ほか（渡邊　昌 ほか監修）：最新運動療法大全（Therapeutic Exercise Fifth Edition），ガイアブックス，2008．
6) 市橋則明 編：運動療法学 障害別アプローチの理論と実際第2版，文光堂，2014．

I 運動療法の種類とその基礎知識

有酸素運動

田屋雅信

1 有酸素運動とは

　内部障害（呼吸，循環，腎臓）患者に対する運動療法は有酸素運動が基本となる。

　では，有酸素運動とはどのような運動のことを指すのだろうか。教科書的には心肺運動負荷試験（cardio pulmonary exercise test；CPX）で得られた嫌気性代謝閾値（anaerobic threshold；AT）以下の運動を有酸素運動という。AT時の心拍数（heart rate；HR），ならびに運動強度（自転車エルゴメータのワット数）がそれにあたる。AT以下のHRで日常生活活動（activities of daily living；ADL），運動療法を行えば心臓，肺などの臓器への負担がないことが知られている。

　臨床的にはCPXを全例で行うことはできないので，運動をしながら換気が亢進することなく会話ができることが有酸素運動の強度の目安となる。

2 嫌気性代謝閾値（AT）

　Wassermanら[1]は，ATを「有酸素代謝に嫌気性代謝が加わり，それに関係したガス交換の変化が生じる直前の運動強度または$\dot{V}O_2$」と定義した。

　運動開始1分以内のエネルギー基質は，骨格筋内のアデノシン三リン酸（adenosine triphosphate；ATP），クレアチニン，ブドウ糖などだが，その後は血液中のブドウ糖と脂質に代わる。ATPは筋肉内に微量にしか貯蔵されていないため，ATPを絶えず再合

Tips

　心不全（chronic heart failure；CHF），慢性閉塞性肺疾患（chronic obstructive pulmonary disease；COPD）に対する運動療法の1つは有酸素運動である。運動中の換気亢進に注意して行うため，病態生理を把握しておくことが重要となる。

CHFの病態生理
　肺機能は循環機能と関連し，循環機能は細胞呼吸やエネルギー産生と関連する[1]。したがって，心臓の主要な機能は細胞呼吸をサポートすることである。CHFとは，運動に伴い細胞呼吸をするために十分なO_2供給ができないことを意味している[2]。運動中にどの程度酸素摂取量（$\dot{V}O_2$）を増加させられるかは，心拍出量をどの程度増加させられるかの目安である。筋疲労や呼吸困難感という運動中のCHF特有の症状は，CHFによる生化学的・機能的な影響により生じる。運動を継続するのに必要な量のATPが再合成されないときには，運動中の筋収縮を持続することはできない。運動中に筋肉へのO_2輸送の増加が不十分であると，筋収縮に必要なATPの有酸素代謝による再合成と乳酸性（代謝性）アシドーシスの促進を伴う無酸素性解糖が始まる。また，乳酸アシドーシスに至ると代償的な換気亢進を認める。CHFが重症になると乳酸アシドーシスが容易に起こってしまう。

有酸素運動

成しなければ運動を長く継続することはできない。ATPを再合成する過程は，①ATP-クレアチンリン酸（CP）系，②乳酸-ATP系（解糖系），③糖質・脂質の酸化-ATP系（酸化系），の3つに分類される（図1）。ATP-CP系は短時間の激しい運動で作動するが，クレアチンリン酸も微量なので，数秒間しか運動を継続できない。中等度以上の運動強度の運動継続には解糖系によるATP合成が必要となってくる。また，AT未満の強度の運動（有酸素運動）を継続するには，糖質・脂質の酸化系が必要となる。酸化系は有酸素代謝で，糖質であるブドウ糖は運動開始10分くらいまでのエネルギー基質の中心であり，徐々に脂質へと移行していく。解糖系は嫌気性（無酸素）代謝で，この系が作動すると体内でのCO_2産生量はO_2消費量よりも多くなっていく。このように，運動強度の増

図1 エネルギー供給系

筋肉内に貯留されているATPは少ないため，3つのエネルギー供給系によってATPを再合成することで運動を続けることができる。
①ATP-CP系は再合成しなければ数秒しかもたない。ATPがADPに分解されるのと同時に体内のCPが分解されていき，CPが分解されることでADPがATPに再合成される。
②筋肉内のグリコーゲンや血中のブドウ糖からブドウ糖六リン酸が作られて，ピルビン酸になるときにATPが作られる。ピルビン酸の一部は乳酸となりエネルギー源となる（30～40秒程度の比較的強いエネルギー源が急激に必要な時）。それ以外はミトコンドリア内に入りTCA回路を介してATPを再合成させ持続的な運動が可能となる。
③糖質からのピルビン酸と脂肪からアセチルCoAが作られTCA回路に入っていき，多量のATPを再合成できるため有酸素運動に適している。有酸素運動では，酸素と脂肪がエネルギーとなる。

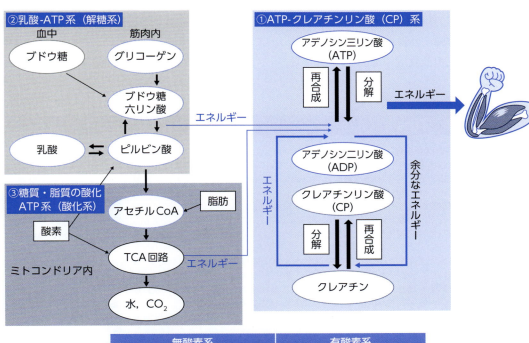

加とともに有酸素代謝から嫌気性代謝に切り替わる酸素摂取量をATとよび，運動処方に活用される。

これまで乳酸の貯留は疲労につながるといわれていた。確かに高強度（AT以上）の運動では主に速筋線維において解糖系を介し乳酸が多量に産生される。一方で，産生された乳酸は有酸素運動で主に使用される遅筋線維で利用できるので，一般的には有酸素運動のエネルギー源になる。これらの機序により高強度と低強度を組み合わせたインターバルトレーニングを内部障害患者に行うことができるかもしれない。

AT以下の運動が心疾患患者で推奨される理由

交感神経があまり興奮しない

CPXでは漸増負荷がATに至るまでに副交感神経活性が低下し，ATを超えるころから交感神経が活性化していく。交感神経活性が亢進すると，①血圧・心拍数の増加（二重積の増加，すなわち心筋酸素消費量の増加），②血小板活性化（血小板血栓の発生），③血球成分の脾臓・肝臓などから血管内への移動，④脱水（血液粘度の上昇），が生じることで虚血性心疾患（狭心症，急性冠症候群）の発症を誘発する可能性がある。また，交感神経活性により不整脈を誘発することも考えられる。

ただし，AT以上の運動は1分程度の短時間であれば，骨格筋内のATP，クレアチンリン酸，グルコースなどのエネルギー供給で行うことができる。ATを超えていてもその後に快適な強度に下げることや休息を挟むことで問題はないが，持続的にそれ以上の時間を行うことは運動療法中の心事故や運動療法

Tips

COPDの病態生理

COPDの病態生理は，CHFの病態に加え，肺の構造の異常が運動に対する心拍出量増加制限をきたす。COPD患者が呼吸困難感をきたすメカニズムは，換気能の低下と換気需要の増加に伴う呼吸仕事量の増加の2つである。

呼吸仕事量の増加や換気量の低下は，呼気中の抵抗の増加（$FEV_{1.0}$の低下や最大分時換気量あるいは換気量の低下）や肺弾性の低下に起因する。両者とも呼気中に肺から空気が吐き出す能力を低下させることによってガス交換をより困難なものにしている。呼気閉塞や肺弾性の低下により，換気量は低下する。

換気応答の亢進を説明する病態生理学的メカニズムは，換気血流不均衡（気道と肺血管の不均一な破壊の結果）によって引き起こされたガス交換の効率の減少である。COPDでは，換気血流不均衡のために死腔換気量が増加し，その結果，代謝性に産生されたCO_2を排出する必要が増えるため換気応答が亢進する。さらに，血流に対して低換気となっている部分が多いと，運動中に低酸素血症が出現する可能性がある。低酸素血症は頸動脈体を刺激することによって呼吸中枢のドライブを亢進させる。そのうえ，気腫性変化（肺の過膨張）が著しい場合，呼吸時のほとんどの時点で胸腔内圧が上昇しており，循環血液量を制限するため心拍出量を低下させる。これはATPの好気的な再合成を減少させ，筋疲労を引き起こす。加えて，乳酸アシドーシスが比較的軽い運動強度で出現し，換気ドライブをより亢進させる。このように，CHFと同様に多様なメカニズムが，運動時の息切れや疲労による運動耐容能の低下を引き起こす。

後の夜間帯または翌日に心イベントを起こしてしまう可能性があるので注意が必要である。

乳酸の産生が増加しない

AT以上の運動で嫌気性代謝が続くと乳酸産生が増加する。乳酸の分解に必要な酸素が不足し，かつ酸性である乳酸に対して重炭酸イオン（HCO_3^-）による緩衝の結果生じるCO_2産生の増加が換気の亢進をきたし代謝性アシドーシスへと移行する。代謝性アシドーシスになると心筋収縮力が低下するため，心不全増悪を引き起こす恐れがある。また，乳酸産生の増加は，代謝性アシドーシスへと傾くので代償的に換気が亢進する。運動中に会話が途切れる程度の呼吸数増加，換気亢進が認められるようであればATを超えて呼吸性代償開始点（RC point）にさしかかっていると判断でき運動を中止する判断材料となる。

糖質・脂質代謝を促進する

運動療法をAT以下で行うと，糖質の代謝や，さらに10分以上行うことで脂質の代謝を促すことになり，糖尿病，脂質異常症などの冠危険因子を改善することができる。

長時間の運動ができる

AT以下の運動では，有酸素代謝によりエネルギー産生が行われるので，教科書的には運動を長時間続けることができ運動の習慣化にもつながっていく。ただし，筋持久力が低下した症例では長時間続けることができない

図2　運動強度と肺動脈楔入圧

運動耐容能が低い（重症である）ほど運動中に容易にPAWPが上昇する。class C，DではATレベル（50〜60%$\dot{V}O_2max$）でも肺うっ血へと移行していくPAWP18以上になってしまっている。

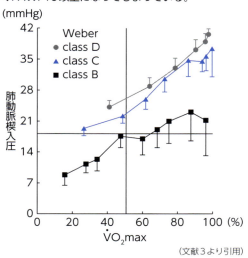

（文献3より引用）

ので，短時間の運動から開始していくことが重要である。

心不全はATレベルの運動でも注意が必要である

心不全患者は運動時に肺動脈楔入圧（pulmonary artery wedge pressure；PAWP）が上昇しやすくなる。運動耐容能からみた心機能障害分類（Weber分類）別の運動強度とPAWPの関係では，class D（$\dot{V}O_2max < 10$ mL/kg/分），class C（$\dot{V}O_2max：10 〜 16$ mL/kg/分）において，50〜60% $\dot{V}O_2max$（≒AT）の運動でPAWPが18 mmHgを超えていることが報告されている（図2）[3]。PAWPが上昇することで肺うっ血が誘発されるので，心不全が重症であればあるほどAT未満かつ軽度の運動が推奨されるということになる。

CPXを行わない場合の有酸素運動

定常状態を理解することで有酸素運動はできる。AT以下の運動強度で運動を行うと約3分後に定常状態に移行する。定常状態とは，$\dot{V}O_2$が一定となることである（図3）。Fickの原理より，$\dot{V}O_2 =$ CO（心拍出量）×動静脈酸素含量較差となる。定常状態であれば，大気中より摂取した酸素量と体内で消費した酸素量は同じとなり，動静脈酸素含量は一定となる。CO = SV（1回拍出量）× HR（心拍数）から，運動中にHRが一定となることが定常状態であると判断できる。ただし，心疾患でβ遮断薬を使用しているときは，運動中のHR上昇が抑制されているので，自覚的運動強度（Borg指数など）を評価することが重要となる（Borg スケール：11〜13）。また，Borg指数で判断しにくいときは，トークテスト（何気ない会話を患者と行うこと）により運動中に会話が途切れない程度の強度であれば有酸素運動であると考えてよい。

図3 定常状態
AT以下の運動は数分で酸素摂取量が一定となる。

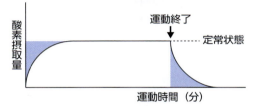

有酸素運動の効果

有酸素運動の効果を表1に示す。有酸素運動の効果を理解したうえで，患者にどの効果が目的となるかを説明することが重要である。漠然とこのような運動が効果的であることを説明しても実感が湧かないからである。

定期的な評価をして運動処方を変更していくことで患者のモチベーション維持につながる。数カ月に1回はCPXなどによる運動耐容能ならびに筋力などの身体機能の再評価，運動強度の再処方を行う。客観的な数値を用いて評価することが重要である。

Tips

循環器疾患，呼吸器疾患，生活習慣病に対しては，運動療法が治療の1つとなる。運動中にスムーズに会話ができていればすべての運動種目が有酸素運動と判断してよい。ただし，HR > 110 bpmで心拍出量が低下するので注意する必要がある。

表1　有酸素運動の効果（レジスタンストレーニングとの比較）

機能	有酸素運動	レジスタンストレーニング
体組成		
体脂肪量	↓↓	↓
骨格筋量	⇔	↑↑
骨ミネラル密度	↑↑	↑↑
骨格筋力	⇔↑	↑↑↑
糖代謝		
インスリン反応	↓↓	↓↓
インスリンレベル	↓	↓
インスリン感受性	↑↑	↑↑
血清脂質		
HDL-C	↑⇔	↑⇔
LDL-C	↓⇔	↓⇔
中性脂肪	↓↓	↓⇔
心血管動態		
安静時心拍数	↓↓	⇔
1回拍出量	↑↑	⇔
安静時心拍出量	⇔	⇔
最大心拍出量	↑↑	⇔
安静時血圧		
収縮期	↓⇔	⇔
拡張期	↓⇔	⇔
$\dot{V}O_2max$（運動耐容能）	↑↑↑	↑⇔
基礎代謝	↑⇔	↑
健康関連QOL	↑⇔	↑⇔

↑：増加・改善　↓：減少・低下　⇔：不変

（文献4より翻訳引用）

文献

1) Wasserman K, et al.: Principles of exercise testing and interpretation 2nd ed, 3, 130, Lea and Febiger, Philadelphia, 1994.
2) Wasserman K: Coupling of External to Cellular Respiration During Exercise: The Wisdom of the Body Revisited. Am J Physiol, 29; E517-539, 1994.
3) Weber KT, et al.: Cardiopulmonary exercise testing for evaluation of chronic cardiac failure. Am J Cardiol 55; 22A-31A, 1985.
4) Pollock ML, et al.: AHA Science Advisory. Resistance exercise in individuals with and without cardiovascular disease: benefits, rationale, safety, and prescription: An advisory from the Committee on Exercise, Rehabilitation, and Prevention, Council on Clinical Cardiology, American Heart Association; Position paper endorsed by the American College of Sports Medicine. Circulation 101(7); 828-833, 2000.

I 運動療法の種類とその基礎知識

関節可動域運動

中俣　修

関節可動域運動，ストレッチングとは

　関節の可動性はヒトの姿勢や動作の多様性を生み出すうえで重要な身体機能の1つである。一方，理学療法の対象者では関節可動域（range of motion；ROM）に制限を有していることが多く，加齢，罹病期間，日常生活活動（activities of daily living；ADL）能力の低下，運動麻痺や痙縮，疼痛，浮腫などは関節の不動につながりやすく，ROM制限の発生や進行に影響していると考えらえている[1]。ROM制限は，関節そのものの機能の障害のみならず，ADLの制限にもつながる可能性がある。そのため関節機能の障害が予想される場合には早期からROM運動・ストレッチングが行われる。

　ROM運動は運動の検査ならびに治療介入プログラムを開始する際の運動として用いられる基本的手技で，関節と関節周囲の軟部組織の可動性維持，組織の柔軟性低下と拘縮発生を最小限にすることを目的に行われる[2]。

　ストレッチングは，軟部組織の伸張性の改善を意図して，適応的に短縮した組織と可動性が低下した組織を伸張することで柔軟性とROMを改善するすべての運動方法に対する一般的用語である[3]。

　ROM運動は組織の伸張可能な長さを維持するために組織の伸張性の範囲内で実施されるのに対し，ストレッチングはROMを増加させるために組織の伸張可能な長さを超えるまで軟部組織を伸張させるものである[2]。

　ROM運動という用語は，ROMの維持を目的とした運動の意味で用いる場合[2]と改善を目的とした伸張運動の意味を含めて使用される場合[4]がある。本項では組織の伸張性の範囲内でとどめるものをROM運動，組織の伸張可能な長さを超えるまで軟部組織を伸張させるものをストレッチングとして説明する。

関節の構造と機能

関節の構造と機能

　関節は，広義には骨と骨とが連結することを意味し，線維性の連結，軟骨性の連結，滑膜性の連結の3種類がある。狭義には滑膜性の連結（滑膜性関節）を意味する[5]。この関節部から体表までの間には皮膚，筋，靱帯，関節包，血管，神経などさまざまな構造物が存在し，関節運動に影響を及ぼす（図1）。関節は，運動を伝達して可動性を広げる機能，骨連結器としての支持・安定性機能，末梢感覚情報の中枢へのフィードバック機能という役割をもつ[6]。このような役割を果たすためには，関節を構成する骨格系，骨格系を動かす筋系，関節・筋と中枢神経間の情報伝

図1　滑膜性関節の基本的な構造と機能

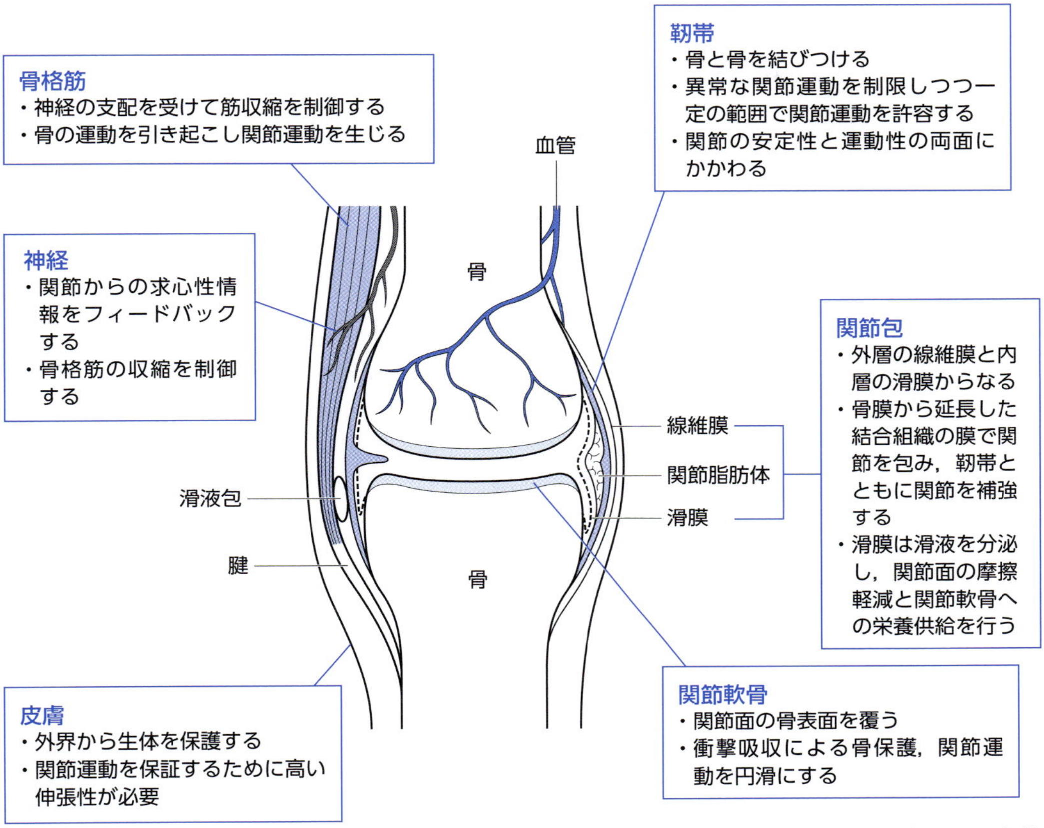

骨格筋
・神経の支配を受けて筋収縮を制御する
・骨の運動を引き起こし関節運動を生じる

神経
・関節からの求心性情報をフィードバックする
・骨格筋の収縮を制御する

靭帯
・骨と骨を結びつける
・異常な関節運動を制限しつつ一定の範囲で関節運動を許容する
・関節の安定性と運動性の両面にかかわる

関節包
・外層の線維膜と内層の滑膜からなる
・骨膜から延長した結合組織の膜で関節を包み，靭帯とともに関節を補強する
・滑膜は滑液を分泌し，関節面の摩擦軽減と関節軟骨への栄養供給を行う

関節軟骨
・関節面の骨表面を覆う
・衝撃吸収による骨保護，関節運動を円滑にする

皮膚
・外界から生体を保護する
・関節運動を保証するために高い伸張性が必要

図中ラベル：血管，骨，線維膜，関節脂肪体，滑膜，滑液包，腱

(文献9より作成)

達にかかわる神経系，関節の循環・栄養にかかわる血管系，関節の保護・安定性にかかわる皮膚・靭帯・関節包などの機能が不可欠である。

関節運動の特徴

　関節を構成する両骨の基本的構造は，凸の形状をもつ関節頭と凹の形状をもつ関節窩である。この相対する骨間で起こる関節運動は骨運動と関節包内運動から捉えられる。骨運動とは人体の3つの基本的平面（矢状面，前額面，水平面）を基準とする屈曲-伸展，内転-外転，内旋-外旋などで表現される骨の動きである。関節包内運動は関節内の関節面相互の動きで，関節の遊びと構成運動に大別される[7]。関節の遊びは筋を弛緩させた関節のゆるみの肢位でみられる骨運動を伴わない他動的な関節面の動きで，離開（牽引）・圧迫・転がり・滑り・軸回旋があり，構成運動は自動運動に伴い生じる関節包内運動で，滑り・転がり・軸回旋の組み合わせで生じる生理的な運動をいう[7]（図2）。

　関節運動時の関節包内運動は関節面形態の影響を受け，凹面または凸面のいずれの関節

面をもつ骨が動くのかにより関節包内運動が異なる（凹凸の法則）（図2）とされてきた。しかし関節包内運動は関節面の形状のみでは決まらず，関節面の構造，関節包，靱帯，筋など総合的な影響を受けるため，各関節の運動学的知見が必要とされる[8]。

ROMの異常

ROMは自動または他動運動時の関節の可動範囲のことである。ROMの異常には，ROMが制限される場合とROMが過剰になる場合があるが，臨床ではROM制限に対応することが多い。ROM制限は，①筋スパズムや痙縮のような筋収縮の影響による制限，②関節周囲の器質的変化に由来する拘縮の発生による制限，③関節軟骨や骨といった関節構成体の器質的変化に由来する強直の発生による制限，に分類される[9]（図3）。さらに拘縮は病変部位により皮膚性拘縮，筋性拘縮，靱帯性拘縮，腱性拘縮，関節性拘縮に，また原因により結合組織性拘縮（皮膚，皮下組織，筋膜，靱帯，腱，関節包が原因）と筋線

図2　関節運動における関節運動学的な特徴

副運動

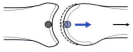
①離開（牽引）　②圧迫

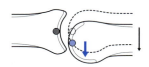
③滑り
一方の関節面の一点が他方の関節面を滑る運動。一方の関節面では接触部位が変化しないが他方では変化。

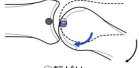
④転がり
一方の関節面が他方の関節面を転がる運動。関節両面の接触部が変化。

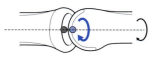
⑤軸回旋
一方の関節面の一点で他方が回旋する運動。接触面は変化しない。

凹凸の法則

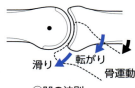
①凹の法則
凸面の関節面に対して凹面の関節面が動くには凹面の関節面の転がり運動と滑り運動は同一方向に生じる。

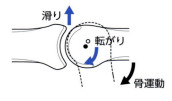
②凸の法則
凹面の関節面に対して凸面の関節面が動くときには，凸面の関節面の転がり運動と滑り運動は反対方向に生じる。

左側の骨を固定し，右側の骨を動かす。
●：固定点
○：開始点
●：移動点
｜：骨運動
↓：関節包内運動

（文献7より作成）

図3　ROM制限のとらえ方

ROM制限
- Ⅰ．筋収縮の影響による制限……筋スパズムや痙縮など
- Ⅱ．拘縮の発生による制限……関節周囲軟部組織の器質的変化に由来
  - 1) 病変部位による分類
    - ①皮膚性拘縮
    - ②筋性拘縮
    - ③靭帯性拘縮
    - ④腱性拘縮
    - ⑤関節性拘縮
  - 2) 原因による分類
    - ①結合組織性拘縮
    - ②筋線維性拘縮
- Ⅲ．強直の発生による制限……関節構成体の器質的変化に由来

(文献9より引用)

維性拘縮（筋線維自体の器質的変化が原因）に分類することもできる[9]。

正常な関節において関節運動の制限に大きく影響する軟部組織は骨格筋と関節包であり，また拘縮を引き起こす組織としても関与が大きい[9]。

ROMの評価方法

現状の把握，理学療法の効果判定，予後の検討のためROM運動やストレッチングに先立ちROM評価を実施する。ROMの評価には，関節角度計，巻尺，理学療法士による目測，水準器角度計などの器具，X線などの画像分析による方法があるが，標準的には関節角度計を用いたROM表示測定法が用いられる[10]。呼吸機能との関連からは胸郭拡張差（最大吸気位と最大呼気位での胸郭周囲径の差）が胸郭の可動性評価に用いられるが，信頼性と妥当性が十分に確立されていない[11]。ROMの制限の有無については測定値を基にした判断が可能であるが，ROMの改善の可能性を探るためには最終域感を基に制限因子を推測することが必要である。

Tips

拘縮の治療と予防に対する他動運動とストレッチングの効果

拘縮はさまざまな傷害や障害のある人でみられる。この拘縮に対する他動運動の効果についてPrabhuらは治療と予防に対する他動運動の効果は明らかでないとしている[12]。またHarveyらの結果では神経学的な要素をもつ患者ともたない患者のいずれもストレッチングのROMに対する臨床的に重要な効果は認めないとしている[13]。運動器疾患におけるROM制限に対するストレッチングの効果について，森山らは膝関節伸展可動域制限には効果がないものの足関節背屈制限には効果を認め，関節により異なることが報告されている[14]。このようにヒトを対象とした拘縮に対する他動運動やストレッチングの臨床効果については十分に明らかになっていないのが現状である。

ROM運動

ROM運動の種類と特徴

　ROM運動は組織が伸張可能な長さを維持するように組織の伸張性の範囲内でとどめる運動である。他動ROM運動，自動ROM運動，自動介助ROM運動，自己介助ROM運動，持続的他動運動などがある。自己介助ROM運動は患者自身が行い，自身の身体，タオル，棒，滑車を用いたセルフケアの方法として指導されるROM運動である。持続的他動運動は持続的他動運動装置（CPM装置）を用いた運動である。これらのなかでも理学療法士が直接的に実施・指導することの多い他動ROM運動，自動ROM運動・自動介助運動の特徴を示す（表1）。

表1　他動・自動・自動介助ROM運動の特徴

	他動ROM運動	自動ROM運動・自動介助ROM運動
概要	・制限のないROM内で外力を用いて実施するROM運動	【自動ROM運動】 ・制限のない関節可動域内で自動運動を用いて実施するROM運動 【自動介助ROM運動】 ・主動筋が動作を完了するために介助を必要とする場合に，徒手や機器により介助して実施する自動ROM運動
具体的治療目標	・関節および結合組織の可動性維持 ・拘縮発生の影響を最小限にする ・筋の機械的弾性の維持 ・血液循環および血管動態の補助 ・軟骨の栄養となる滑液の動きおよび物質拡散の促進 ・疼痛の軽減または予防 ・患者の運動に対する意識を維持	・他動ROM運動と同様（炎症や自動運動の禁忌がない場合） ・関係する筋の生理的な弾性と収縮性の維持 ・収縮する筋からの知覚的フィードバック ・骨格と関節組織の統合性に刺激を与える ・血液循環を増大させ血栓形成を予防 ・機能的活動を行うための協調性と運動能力の発達
特徴	・筋収縮はほとんどまたはまったく生じない ・重力，機器，他人または患者自身による外力を利用する ・急性期の炎症性組織が存在する部位に対して，他動運動が有用であるが，自動運動が治癒過程に有害となる場合に行われる ・患者の意識レベルが低い，運動麻痺，臥床安静状態などで自動運動が不可能または不可能と思われる場合に行われる ・筋萎縮の予防効果は得られない ・筋力増強または筋持久力の増大の効果は得られない ・自動的，自発的な筋収縮により行われる程度までの血液循環の補助の効果は得られない	・患者が筋を自動的に収縮させることが可能で，介助の有無にかかわらず動かすことができる場合に行われる ・筋が弱化し，要求される範囲（通常は抗重力）まで関節を動かすことができない場合には筋が最大限まで機能して強化されるように自動介助ROM運動が行われる ・自動ROM運動は有酸素コンディショニングプログラムや同一の姿勢から生じるストレスを緩和するため用いられる ・筋力が強い場合に筋力を維持または増大する効果はない ・使用した運動パターンを除き技能，協調性を発展させる効果はない

（文献2を元に作成）

ROM運動の適用と注意点

適用

　ROM運動の実施方法は，対象者の意識レベルや全身状態，身体局所の安静度などを踏まえて選択される．痛みを伴わない範囲で実施されるが，実施回数については明確ではない．滑らかでリズミカルな運動を5〜10回反復するが，その回数はプログラムの目的や患者の状態・反応により異なる[2]とするものや，ROMの維持には各関節の全ROMを各方向に1日2回，3〜5回ずつ運動を行う[3]とするものもある．痙性麻痺のように筋緊張が亢進しているなどROM制限のリスクが高い場合にはより頻回な運動が必要であり，対象者の状況を踏まえた回数決定がなされる．

注意点

　ROM運動の実施にあたっては，関節包内運動を考慮する．正常な関節運動では骨運動に伴い関節包内運動が生じる．しかし，ROM制限がある場合には関節包内の動きが低下していることが多く，伸張運動の前に滑り運動や離開運動を行うことが必要である[10]．また，関節包内運動は関節面の構造，関節包，靭帯，筋など総合的な影響を受け関節面の形状のみでは決まらないため，各関節についての運動学的知見を踏まえた運動が必要となる[6]．

ストレッチング

ストレッチングの種類と効果

　ストレッチングは「短縮した組織と可動性が低下した組織を伸展することで柔軟性とROMを改善するすべての運動方法」に対する一般的用語で，その分類にはさまざまなものがある．Pageら[15]は静的ストレッチング（static stretching），動的ストレッチング（dynamic stretching），事前収縮ストレッチング（pre-contraction stretching）に分類し，いずれの方法も筋の伸張性を高めるために効果的としている．Pageらの分類と概要を表2に示す．

　ストレッチングの効果には実施直後の即時的効果と継続的な実施により得られる経時的な効果がある[16]（表3）．静的ストレッチングは即時的には筋力の低下や運動パフォーマンスを低下させるとする報告もある．そのためストレッチングの目的，即時的・経時的な効果を踏まえて個別にプログラムを計画することが必要となる．

静的ストレッチングの原理

　リハビリテーションの領域では筋や結合組織の伸張性の改善，ROMの改善を目的として弾みや反動をつけずにゆっくりと筋を伸張する静的ストレッチングが安全性の高い方法として用いられることが多い．静的ストレッチングは理学療法士による徒手的なストレッチングだけでなく患者自身が行うセルフストレッチングとしても用いられる．

　この静的ストレッチングによって筋緊張が低下するというメカニズムはⅠb抑制（自己抑制）により説明されている[17]．ストレッチングにより筋が伸張した状態を保持すると，

表2 代表的なストレッチングと特徴

ストレッチングの種類		特徴
静的ストレッチング	他動（パートナーストレッチング）	● 伝統的で最も一般的な方法である ● 筋に伸張感が生じる点で保持し、これを数回反復する ● パートナーにより他動的に、対象者自身により自動的に行う
	自動（セルフストレッチング）	
動的ストレッチング	自動ストレッチング	● 肢を運動範囲全般にわたって最終域まで動かすことを数回反復する
	バリスティックストレッチング	● 急激な交替運動、可動域最終域で弾むような運動を含む ● 損傷リスクが高いため推奨されない
事前収縮ストレッチング	PNF（proprioceptive neuromuscular facilitation；固有受容性神経筋促通）法	● ストレッチングを行う前に伸張される筋または拮抗筋の収縮を含む ● contract relax, hold relax, contract-relax agonist contractなど ● 最大収縮の75〜100％での収縮を保持した後に弛緩させる ● パートナーやゴムバンドなどを抵抗として加えることもできる
	他のタイプ	● ストレッチングを行う前に伸張される筋または拮抗筋の収縮を含む ● post-isometric relaxation (PIR), post-facilitation stretch (PFS) など ● ストレッチング前の筋収縮が小さい（最大収縮の25％）

(文献15を元に作成)

表3 ストレッチングの効果

即時的効果	経時的効果
①筋緊張の軽減とリラックス感 ②血液循環の促進・筋温の上昇 ③柔軟性の向上・関節可動域の改善 ④疼痛の緩和 ⑤心身のリラクセーション，リフレッシュメント ⑥筋疲労の回復促進 ⑦循環血液量の増加で浮腫軽減＊ ⑧パフォーマンス向上＊	①柔軟性の向上・関節可動域の改善 ②筋疲労の回復 ③筋腱障害の予防 ④パフォーマンス向上 ⑤巧緻性・俊敏性が改善 ⑥骨格筋細胞の肥大や増殖を促す ⑦持久力増大 ⑧不良姿勢の改善

＊：特にバリスティック・ストレッチングの効果

(文献16より引用)

筋腱移行部に多く存在するゴルジ腱器官がその刺激を受容しⅠb神経線維に伝わり，介在ニューロンを介して伸張を加えた筋の脊髄前角細胞に対して抑制的に作用し筋緊張を低下させる（自己抑制）（図4）。またこの際，拮抗筋の脊髄前角細胞に対しては促進的に作用する（相反性促通）。

ストレッチングの適用と注意点

適用

アメリカスポーツ医学会による運動指針[18]では，健常成人に対するストレッチ運動のプログラムとして全身の大きな筋群に各部位に対して4回以上のストレッチングを週2〜3

関節可動域運動

図4　静的ストレッチングによる筋緊張抑制の原理（Ｉｂ抑制）

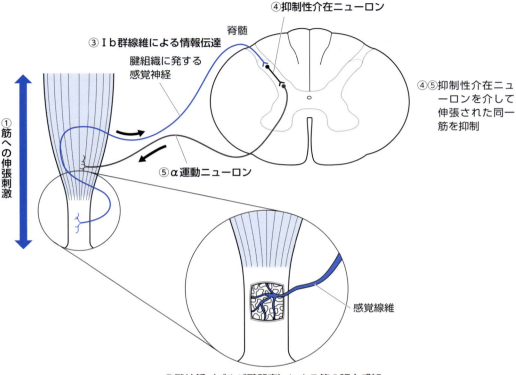

回以上，辛くない程度の緊張があるポイントまでの伸張を行うことが推奨されている。また15～60秒間ストレッチングした状態を維持することとされている。

拘縮によるROM制限では骨格筋や関節包の関与が大きい[9]が，筋内膜や関節包などを構成するコラーゲン線維の増加や線維化が生じている場合には短時間のストレッチングによる即時的な改善は困難である。結合組織の粘弾性特性によって負荷の時間と頻度が組織動態に影響する[3]。組織に長時間の伸張を加えると組織変形が進み，その状態を維持すると時間経過とともに組織の張力が低下する。また組織への反復的な負荷を与えると熱を発生し，組織破壊が始まる降伏点よりも小さい負荷で損傷を起こす可能性がある。そのためストレッチングの負荷量（強度，頻度，時間）を調整した頻回の継続的な治療が必要とされる。通常，持続伸張を実施する際には少ない力で時間をかけて（20分〜数時間まで）伸張を加える[4]。

注意点

ストレッチングは解剖学的・運動学的特徴を考慮して行われる。重要な原則[19]は，①起始部の固定と，②起始と停止とを引き離すことであり，組織の解剖学的・運動学的特徴を考慮することで効率的にストレッチングを実施できる。例えば大胸筋のように付着部が広範囲にわたる筋では部位により筋の作用が異

なる。そのため機能的に区分される鎖骨部，胸肋部，腹部を伸張するためには，肩関節の外転角度を変化させながら筋の起始と停止を引き離し筋の起始部を固定したうえで肩関節水平伸展，外旋，外転方向に伸張を加えることが必要となる。

内部障害とROM運動・ストレッチング

ROM運動・ストレッチングは内部障害においても実施される機会は多い。以下に代表的な疾患との関連を示す。

糖尿病

糖尿病患者では足関節背屈可動域制限や中足趾節関節の可動域制限を生じやすい[20]。足部の変形や足趾・足部のROM制限，足関節背屈可動域制限は歩行時の前足部足底面の足底圧の上昇につながり[21]，足潰瘍発生のリスクが高まる。そのため足潰瘍発生のリスクを減少させるため足関節を含む足部，足趾に対するROM運動やストレッチングが重要とされる[22]。

呼吸器疾患

呼吸補助筋の過剰な使用による頸部，胸郭，肩甲帯，脊柱の運動性低下は呼吸運動に伴う酸素消費量の増大や疲労，呼吸困難感の増悪につながる。そのため呼吸と合わせて行う肋骨捻転，胸郭捻転，胸郭側屈，シルベスター法などの徒手的胸郭伸張法，肋間筋ストレッチ，呼吸筋ストレッチ体操により胸郭可動性を高めることが重要となる[23]。胸郭可動域練習やストレッチング，呼吸練習などは運動療法を効率的に行うための身体の状態を整えるコンディショニングと位置付けられる[23]。入浴動作や更衣動作などのADL動作では上下肢・体幹など身体全体の関節可動性が必要となるため，これらを考慮した全身的なROM運動やストレッチングが必要となる。

循環器疾患

循環器疾患患者では循環の促進・骨格筋障害の予防を目的に，運動療法実施前の準備運

こんな効果も！

ストレッチングによる筋の血液循環

ストレッチングの生理学的効果の1つに血液循環の亢進がある。前腕屈筋群に対する10・30・60秒間の静的ストレッチング時間の違いが筋の酸素飽和度と筋血流量への影響を調べた永澤らの研究では，ストレッチング中に筋組織中の酸素飽和度が減少するが，ストレッチング後にはストレッチング前よりも筋の酸素飽和度が増加するとしている[25]。またストレッチング後には血流増加が15〜60秒程度続いたと報告している。

ストレッチング時の筋循環は協働筋間でも異なるとの報告がある。足関節背屈ストレッチングを多段階で実施した大森らの研究では，足関節底屈の協働筋である腓腹筋とヒラメ筋の筋酸素動態が生じる伸張量には違いがあり，腓腹筋は最大伸張の80％以上で，ヒラメ筋は40％以上で影響が生じたと報告している[26]。

これらの報告は対象とすべき筋を明確にしたうえでのストレッチングの必要性を示すものかもしれない。

動や運動療法実施後の整理運動として，四肢体幹の粗大筋に対するストレッチングを含む軽運動が実施される．準備運動には，運動筋の末梢血管拡張により後負荷を減少させ心負担の軽減を図る，末梢血流改善により局所組織温度を上昇させ血液からの酸素乖離を促す，骨格筋や筋結合組織の伸展性改善により骨格筋を保護する，という効果がある[24]．整理運動には，起立性低血圧を予防する，運動により増加した心拍数と血圧を緩徐に低下させる，疲労した筋の血液循環改善により乳酸を排出させる，上昇した体温の低下を促す，という効果がある[24]．

文献

1) 沖田 実：関節可動域制限．機能障害科学入門（千住秀明 監），213-219，九州神陵文庫，2012．
2) Karen Hortgrefe：Range of Motion. Therapeutic exercise: foundations and techniques. 6th ed.（Kisner, Carolyn, et al.）; 51-71, Fa Davis, 2012.
3) Karen Hortgrefe：Stretching for impaired mobility. Therapeutic exercise: foundations and techniques. 6th ed.（Kisner, Carolyn, et al）; 72-118, Fa Davis, 2012.
4) 道免和久：リハビリテーション治療学．現代リハビリテーション医学 改訂第4版（千野直一，監）; 129-130，金原出版，2017．
5) 奈良 勲 監：理学療法学事典，163-164，医学書院，2006．
6) 板場英行：運動の種類．運動療法総論 第2版（吉尾雅春，ほか編），20-41，医学書院，2006．
7) 竹井 仁：骨・関節の触診．触診機能解剖カラーアトラス 上（岸 清 監），31-37，文光堂，2008．
8) 市橋則明：運動学の基礎知識．身体運動学 関節の制御機構と筋機能（市橋則明 編），12-21，メジカルビュー社，2017．
9) 沖田 実：関節可動域制限とは．関節可動域制限―病態の理解と治療の考え方 第2版（沖田 実 編），2-20，三輪書店，2013．
10) 板場英行：関節可動域障害．Q＆Aによるエビデンスに基づく理学療法 第2版（内山 靖 編），338-351，医歯薬出版，2015．
11) 千住秀明，神津 玲：慢性閉塞性肺疾患（COPD）理学療法診療ガイドライン．理学療法学 43(1)；64-66，2016．
12) Prabhu RK, Swaminathan N, Harvey LA：Passive movements for the treatment and prevention of contractures. Cochrane Database Syst Rev 28(12), 2013.
13) Harvey LA, et al.：Stretch for the treatment and prevention of contracture: an abridged republication of a Cochrane Systematic Review. Journal of physiotherapy 63(2); 67-75, 2017.
14) 森山英樹，ほか：運動器疾患に対するストレッチングの効果．理学療法学 38(1)；1-9，2011．
15) Page P：Current concepts in muscle stretching for exercise and rehabilitation. Int J Sports Phys Ther 7(1); 109-119, 2012.
16) 竹井 仁：肩こり・腰痛とストレッチングの本当の関係－筋の病態生理と運動－．理学療法のとらえ方（奈良 勲 編），73-78，文光堂，2003．
17) 鈴木重行：ストレッチングのための基礎知識．ストレッチングの科学（鈴木重行 編），18-35，三輪書店，2013．
18) アメリカスポーツ医学会 編：運動処方の指針-運動負荷試験と運動プログラム-原著第8版（日本体力医学会体力科学編集委員会 監訳），176-179，南江堂，2011．
19) 市橋則明：関節可動域制限に対する運動療法．運動療法学 障害別アプローチの理論と実際（市橋則明 編），186-220，文光堂，2017．
20) 石黒友康，松葉育郎：理学療法士が行う糖尿病患者に対するフットケアの提案 -糖尿病患者の足部関節可動域制限に関する検討から-．プラクティス 34(6)；672-677，2017．
21) 河辺信秀，田伏友彦，山坂奈奈子，ほか：糖尿病足病変における関節可動域制限および claw toe が歩行時足底圧へ及ぼす影響．日本下肢救済・足病学会誌 7(1)；59-64，2015．
22) 野村卓生：糖尿病性多発神経障害．病態運動学（星 文彦，ほか編），332-335，医学書院，2014．
23) 日本呼吸ケアリハビリテーション学会呼吸リハビリテーション委員会ワーキンググループ，日本呼吸器学会呼吸管理学術部会，日本リハビリテーション医学会呼吸リハビリテーションガイドライン策定委員会，ほか：呼吸リハビリテーションマニュアル― 運動療法―．呼吸リハビリテーションマニュアル―運動療法―第2版，35-52，照林社，2012．
24) 上村さと美：回復期運動療法．内部障害理学療法学（吉尾雅春 編），60-89，医学書院，2013．
25) 永澤 健，白石 聖：静的ストレッチングの伸長時間の違いが伸長部位の筋酸素飽和度および筋血流量に及ぼす影響．体育学研究 56(2)；423-433，2011．
26) 大森芙美子，ほか：最大位までの多段階ストレッチングが筋の循環に与える影響．脈管学 50；483-488，2010．

I 運動療法の種類とその基礎知識

レジスタンストレーニング

古川順光

　レジスタンストレーニング（resistance training）とはいわゆる抵抗（resistance）を用いた筋力トレーニングのことで，筋パフォーマンスの改善が目的である。使用する抵抗には，重り（重錘）を用いたものや自重（自分の重さ）を用いたもの，チューブやバンドなどの器具を用いたもの，等速性運動機器などの機械を用いたものなどがある。

　本項ではレジスタンストレーニングの目的，原理，方法について解説する。

1. レジスタンストレーニングの目的

　レジスタンストレーニングの目的は，筋力・筋持久力・筋パワーの向上，有酸素性運動能力の向上があげられる。

　筋力とは筋が収縮する際に発生する張力のことをいう。一般に筋力は1回の最大抵抗に抗して発揮できる力（1 repetition maximum；1RM）を測定し，これを最大筋力として筋力トレーニングの指標とする。

　筋持久力は繰り返し筋力を発揮することができるかが目安になる。負荷となる抵抗に抗して筋収縮を繰り返し，筋張力を持続して発揮する能力である。

　筋パワーは筋張力の発生により行われる単位時間当たりの仕事のことをいう。仕事は力×距離で表され，これを時間で除したものといえる（筋パワー＝（力×距離）÷時間）。一般的には瞬発力として理解されるものである。

　有酸素性運動能力は，全身持久性能力ともいい，長時間にわたり全身的な運動を継続しうる能力である。身体運動のエネルギーはアデノシン三リン酸（adenosine triphosphate；ATP）であるが，その供給・再合成過程で無酸素性と有酸素性の供給過程があり，有酸素性運動能力は後者の能力を指している。

2. レジスタンストレーニングの原理

筋収縮様態[1)]

　レジスタンストレーニングに使用される筋収縮様態を表1にまとめる。静止性収縮は等尺性収縮ともよばれ，筋長が一定の収縮である。つまり，関節の運動を伴わない状態で筋を収縮させる。筋肥大に効果的であるとされるが，血圧を上昇させる影響もある。求心性収縮は筋長が短縮しながらの収縮で，筋の起始と停止が近づくような収縮であるともいえる。等張性収縮と同義とすることもあるが，実際には張力が一定での収縮は生体ではあり得ない。求心性収縮時には張力は変化しているととらえるべきである。遠心性収縮は筋長が延長しながら収縮している状態である。イメージしにくい収縮様態であるが，例えば上肢を伸ばしてコーヒーカップを静かにテーブ

ルに置く動作をする際の上腕二頭筋の収縮様態と考えればわかりやすいであろう。等速性収縮は上述のものとはやや趣が異なり、筋長という考え方ではなく、収縮のスピードが着目点である。実際には等速性運動機器などを使用したときでなければこのような収縮様態を取ることはできない。

レジスタンストレーニングの原則

レジスタンストレーニングの効果を得るためには，以下の原則[1]に従ってメニューを組み立てる必要がある。

①**過負荷の原則**：効果を得るためには、ある程度以上に強い負荷（過負荷）を筋に与える必要があり、至適強度が存在する。
②**漸進性の原則**：トレーニングプログラムの進行に従い、徐々に負荷を上げていかなければならない。
③**継続性の原則**：トレーニングの効果を上げるためには、1回のトレーニングで止めるのではなく、継続する必要がある。
④**随意刺激の原則**：トレーニング効果を高めるためには、トレーニングを行う筋への意識を集中して行う必要がある。
⑤**転移の原則**：目的としている筋の効果以外にも他の構成要素にもその効果が波及する。
⑥**適合性の原則**：プログラムの内容は、年齢、性別、体力など対象となる個人に合わせたものでなければならない。

レジスタンストレーニングによる効果

レジスタンストレーニングに対する生理的な適応・効果[3]を表2に示した。

まず、レジスタンストレーニングの初期段階では神経系の改善がみられる。トレーニングを開始して間もなくの期間は、筋の横断面積の増加はみられないにもかかわらず、運動単位の動員の増加による筋力の増加が観察される。これまで筋力発揮に関与してこなかった筋線維を筋力発揮に参加させることができるようになり、筋力増強がみられると考えられている。さらにα運動ニューロン発射率上昇や発射の同期化の増加がみられる。これらの変化は中枢神経系の抑制機能の低下、ゴルジ腱器官の感度の低下、運動単位の神経接合部における変化によるものと推測されている[3]。

トレーニングを長期にわたって継続すると筋肥大が生じる。筋肥大は筋原線維の体積の増加である。筋線維の直径が太くなり、筋原線維数の増加、ATP・CP（クレアチンリン酸）など

表1　筋収縮様態

収縮の名称	説明	備考
静止性収縮（static contraction）	筋長に変化がない収縮	＊等尺性収縮（isometric contraction）
求心性収縮（concentric contraction）	筋長が短縮しながら収縮	
遠心性収縮（eccentric contraction）	筋長が延長しながら収縮	
等速性収縮（isokinetic contraction）	関節運動の速度が一定の収縮	
等張性収縮（isotonic contraction）	筋張力が一定の収縮	＊生体では実際には起こりえない収縮様態
遠心性-求心性（plyometric training）	求心性と遠心性の収縮を交互に反復する	

表2 レジスタンストレーニングに対する生理的適応・効果

	可変量	筋力	持久力
骨格筋	・筋線維の肥大 ・筋線維の過形成 ・線維の種類の組成 ・毛細血管床密度 ・ミトコンドリアの密度・容量	・type Ⅱ線維のほうが大きい ・増加（と思われる） ・type ⅡBからtype ⅡAへの再構築，type Ⅰからtype Ⅱへの分布変化はなし ・減少または変化なし ・減少	・最小または変化なし ・増加 ・増加
神経系	・運動単位の動員 ・発射率 ・発射の同期化	・増加 ・増加（収縮時間：減少） ・上昇	
代謝器官	・ATPおよびCPの貯蔵 ・ミオグロビンの貯蔵 ・貯蔵トリグリセリド	・増加 ・増加 ・不明	・増加 ・増加 ・増加
酵素	・クレアチンホスホキナーゼ ・ミオキシナーゼ	・増加	・増加 ・増加
身体組成	・除脂肪体重：増加 ・体脂肪率：低下	・除脂肪体重：増加 ・体脂肪率：低下	・除脂肪体重：変化なし ・体脂肪率：低下
結合組織	・筋の腱・靱帯・結合組織の引張強度 ・骨：骨密度上昇	・上昇 ・変化なしまたは骨量の可能性あり	・上昇 ・上昇；荷重運動による鉱化作用

（文献3, p.158より改変引用）

も増加する。この筋肥大は速筋線維（type Ⅱ）で著しいとされている。この筋肥大の約50%がトレーニング直後に分泌される成長ホルモンの影響が示唆されるとの報告もある[4]。

その他表2に示した代謝器官や酵素，身体組成への効果も認められている。

レジスタンストレーニングの方法

運動処方のポイント

運動を処方する際に4つの観点から考慮する必要がある。すなわち①運動の頻度，②強度，③時間，④種類であり，これらの頭文字をとりFITT（frequency，intensity，time or duration，type of exercise）と略されることもある。

①**運動の頻度**：1日や1週間を単位に設定することが多い。また，日常の活動レベルや身体活動量・日常の運動習慣によっても変化する。例えば運動習慣がない者では週に3～5日（20～30分／日），最低限の生活活動をするレベルでは週に3～5日（30～60分／日），運動習慣がある者は週に3～5日（30～90分／日）など状態に応じて変化させる必要がある[5]。

②**強度**：弱すぎると効果が現れないが，強すぎると継続性がないばかりか，ケガをする危険が増加する。一般には自覚的運動強度（ratings of perceived exertion；RPE）を使用したり，年齢別予測最高心拍数のパーセンテージを用いて強度設定したりする場合が多い。レジスタンストレーニングでは先に記した1RMを基準とした強度設定が有効とされる。

③**時間**：1日に行う運動時間を設定する。①

の頻度に示したように対象者の運動習慣や活動レベルによって調節する必要がある。また，疾患を有し，投薬などの治療を受けている対象者においては，運動を行う時間帯を考慮する必要もある。

④**種類**：エネルギー供給機構の面から有酸素性運動か無酸素性運動なのか，筋収縮様態の面から求心性収縮か遠心性収縮・静止性収縮なのか，また関節可動域のトレーニングなのか，ストレッチングなのかなど，運動の種類を選択することになる。

レジスタンストレーニングで考慮すべきポイント

運動の頻度についてのポイントとして，週2，3回のトレーニングを48時間以上の間隔を空けて実施するのがよいとされている。ここでは対象となる筋を大きな筋群（胸部，肩，上下背部，腹部，臀部，下肢の筋群）に分けて考えると，これらを1回にすべて行っても，部分に分けて数回に分けて行ってもよいとされる[5]。

強度はまずは1RMの60〜80％（目的に応じて変更）に相当する1セット8〜12回反復することが可能な負荷を用いて行う。疲労時には無理をせず終了することを念頭に置く。1日に行う回数はそれぞれの筋群について2〜4セット，各セット間は2〜3分間空けて実施する。トレーニングが進行し，1セット12回が楽に行えるようになってきた場合には負荷量を増加させる[5]。セット数やトレーニング回数を増やすことでも対応することができる。高齢者の場合は10〜15回反復できるやや弱い強度の負荷として実施する。運動の種類としては呼吸を止めることがないようにしながら，関節可動域の全範囲を求心性収縮・遠心性収縮を使用しながら，ゆっくりと動かすことが必要である。または最終可動域で筋持久力の改善がトレーニングの目的となる場合には，1RMの50％程度の強度で，1セットの回数を15〜25回程度に増やし，セット間の時間を短く，セット数を少なくする方が効果的である[3]。

トレーニングにおける身体アライメントと代償運動の対策としての近位関節および遠位関節の安定化が必要である。対象となる各筋群の最も効果的に力を発揮できるアライメントはどのようなものか，関節運動を伴う場合には，運動する関節とその関節運動を補償するために固定に働く筋群をより効果的に働かせるためにどうしたらいいのかを考慮する必要がある。安定化の方法としては外部安定化，内部安定化が上げられる[3]。外部安定化は理学療法士や介助者が徒手的に行うものやベルトなどでの固定によるものがある。内部安定化は前述の可動する関節と固定に働く筋の考え方である。トレーニングの対象とする筋（群）に対する拮抗筋の状態も確認する必要がある。動筋と拮抗筋の筋力のバランスが崩れると，姿勢が崩れて動作に影響するばかりでなく，トレーニング時の予期せぬケガの原因となることが予想される。運動の順序は大きな筋群から小さな筋群へ，多関節筋から単関節筋へ，高強度から低強度への順序で実施する。

セット間の休息も筋疲労の回復や運動誘発性の筋痛などの消失のために，運動の強度や運動する量に応じて取る必要がある[3,5]。中程度の強度における休息はセット間に2〜3分間が推奨され，低強度ではさらに短時間で構わない。休息時間の間に他部位のトレーニングを継続することも可能である。高齢者や患

者においては3分間以上の休息が望ましい．運動の頻度を前述のように設定するのは，48時間の休息時間を取ることにもつながる．

レジスタンストレーニングの方法

レジスタンストレーニングの負荷設定

目的とする効果により1RMを基準に負荷量を設定する（表3）[6]．

自重を用いたレジスタンストレーニングの例

以下に自重を用いたレジスタンストレーニングの例を挙げる．いずれも道具を用いることがなく簡単に行えるトレーニングである．
①腕立て伏せ（図1①）：両手掌と足底前部で全身を支持し，肩関節・肘関節の屈曲-伸展を繰り返す運動である．大胸筋・上腕三頭筋・体幹前面の筋が主に作用する．
②スクワット（図1②）：直立位から股関節・膝関節を屈曲して，大腿が床面と水平になるまで（椅子に座るような姿勢）になり，また元の姿勢に戻る．体幹・下肢の多くの筋が作用する．負荷を軽減する場合には，手で何かの支持物を把持する（例：平行棒や手すりをもつ，テーブルの端に手を着く）などの方法が取られる．
③ヒップエクステンション（図1③）：背臥位で股関節・膝関節を屈曲し，足底を床につけた状態から殿部を持ち上げるようにする（いわゆるブリッジ運動）．別の方法として，四つ這い位から片側の下肢を後上方に持ち上げる方法もある．背部の筋・大殿筋・ハムストリングスが作用する．

重錘などの器具を用いたレジスタンストレーニング

以下に挙げる例は重錘やゴムバンドなど簡便な器具でもできるトレーニングであるが，ジムなどで行ういわゆるマシントレーニングでも同様の運動が行われる．
①アームカール（図2①）：肘関節屈曲運動である．重錘バンドやダンベルを握ったり，ゴムバンドやプーリーを引っぱったりして，抵抗を加えることにより負荷量を設定する．上腕二頭筋などが作用する．
②ベンチプレス（図2②）：ベンチの上で背臥位（膝屈曲位・足は床に着き支持する）でバーベルを持ち上げる運動である．バーベルの重りを増減することで負荷を調節できる．また，ベンチを少し起こして半臥位で行ったり，バーベルの代わりにプーリーやゴムバンドを使ったりすることもできる．大胸筋，上腕三頭筋，前鋸筋などが作用する．
③ニーエクステンション（図2③）：座位で足首に重錘バンドを装着し膝関節伸展運動を

表3 レジスタンストレーニングの負荷設定

効果	RM	1 RMに対する比率（%1 RM）
筋力増強（筋肥大なし）	1	100
	2	95
	3	93
	4	90
筋肥大	5	87
	6	85
	7	83
	8	80
	9	77
	10～12	75
	12～15	70
	15～18	67
筋持久力・有酸素能力向上（筋肥大なし・筋力増強なし）	18～20	65
	20～25	60
	25～	50

（文献6より引用）

図1 自重を用いたレジスタンストレーニング

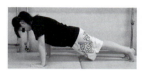
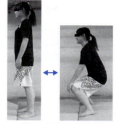
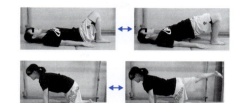

①腕立て伏せ　②スクワット　③ヒップエクステンション（上：ブリッジ，下：四つ這い位）

図2 重錘などの器具を用いたレジスタンストレーニング

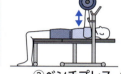
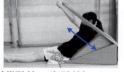
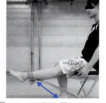

①アームカール　②ベンチプレス（背臥位・半臥位）　③ニーエクステンション

行う。大腿四頭筋が作用する。これも重錘バンドの代わりに，ゴムバンドやプーリーによる抵抗負荷も可能である。

等速性運動機器によるレジスタンストレーニング

運動速度を規定することのできる等速性ダイナモメータを用いるレジスタンストレーニングである。運動速度は角速度を可変することにより規定する。低速は30～60°/秒，中速は60～180°/秒，高速は180～360°/秒以上とされる。運動・動作に必要とされる速度でのトレーニングを可能とする特徴がある。

徒手的抵抗によるレジスタンストレーニング

理学療法士などが徒手的に抵抗を加えることで行う方法である。運動の方向を正確に誘導することで目的とする筋を選択的に収縮させることが可能である一方で，習熟した理学療法士による徒手抵抗でも定量的な負荷を加えることは困難である点も考慮すべきである。

本項ではレジスタンストレーニングの目的，原理，方法について解説した。身体機能にもたらす効果や内部障害に対する運動療法の効果の詳細は，Ⅱ章，Ⅲ章を参照されたい。

文献

1) 中村隆一，齋藤　宏：基礎運動学 第6版，17-42，医歯薬出版，2003．
2) 大井淑雄，ほか：運動療法 第3版，医歯薬出版，1999．
3) Kisner C, et al.：最新運動療法大全（Therapeutic Exercise Fifth Edition）（渡邊　昌ほか監），1-36，148-178，ガイアブックス，2008．
4) McCall GE, et al.: acute and chronic hormoneal responses to resistance training designed to promote muscle hypertrophy. Can J Appl Physiol 24; 96-107, 1999.
5) ACSM 編，日本体力医学会体力科学編集委員会 監訳：運動処方の指針～運動負荷試験と運動プログラム～原著第8版．91，171-176，南江堂，2011．
6) 石井直方：トレーニングする前に読む本－最新スポーツ生理学と効率的カラダづくり，171-172，講談社，2012．

Ⅰ 運動療法の種類とその基礎知識

インターバルトレーニング

信太奈美

インターバルトレーニングとは何か

　インターバルトレーニングとは持久性トレーニングの1つで，高い強度の運動の間に低い強度の運動または運動の停止（休息期）をはさみ，それらを交互に繰り返す運動様式の有酸素運動である。運動の停止を入れるものは間欠的トレーニングとして区別される場合がある（図1）。インターバルトレーニングは持続的運動トレーニングと同様に心肺機能に負荷を加えるが，最大の特性は運動中に休息期を挟むことであり，休息期を挟むことでエネルギー伝達活性の変化を刺激し，運動耐容能を改善させることができる。労作性呼吸困難や疲労感の出現などにより，連続的に運動継続が困難な場合はインターバルトレーニングを採用して休息期を挟むことで回復を図り，運動時間の延長を測ることが望ましいとされている[2]。また，高強度インターバルトレーニング（high-intensity interval training；HIT）は，高強度の運動の間に中・低強度の運動または短時間の運動の停止（休息期）を交互に繰り返すもので，スポーツ選手などのトレーニングに用いられる。近年，心疾患患者の運動療法にも用いられている[3]。

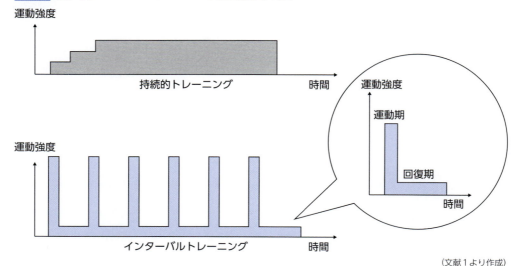

図1　持久力トレーニングにおける運動様式の違い

（文献1より作成）

30

インターバルトレーニングの原理

運動を効果的に行うためには過負荷・特異性・個別性・可逆性のトレーニングの4つの原理（表1）に基づき行う必要がある。インターバルトレーニングは運動と休息を交互に繰り返すが，その間隔は過負荷となる特定のエネルギー伝達系によって異なり，①運動の強度，②運動の持続時間，③休息の持続時間，④運動と休憩の反復数の4つの因子を組み合わせる必要がある。さらに運動の効果には初期の体力レベル，トレーニング期間や頻度が影響する。

運動の強度は，嫌気性代謝閾値（anaerobic threshold；AT）レベルを指標とした有酸素運動負荷レベルのインターバルトレーニングが基本であるが，ATレベルの持続的な運動ができないような低体力者や高齢者では低い負荷と休息を繰り返す運動が推奨される。たとえ断続的な運動であっても合計した運動時間が連続的な運動での時間と同じであれば，効果もほぼ同じであることがわかっている[4]ため，米国リハビリテーション協会では，連続的に運動継続が困難な場合はインターバルトレーニングを採用することで運動時間の延長を図ることが望ましいとしている。

インターバルトレーニングにおいては，強度が高ければ，休息期の比率を多くし運動期の時間を短くしても生体へのストレスは大きくなり，運動の継続は困難となる。運動期に生じたストレスが継続している状態となれば交感神経活動を継続して動員しなければならず，たとえ低負荷の運動であっても運動中止の要因となりうる。

休息期の時間が短い場合は運動開始時に十分な回復が見込めないまま次の運動期へと移行することになるが，休息期を設けることは自律神経活動の速やかな回復に影響する。ここでいう速やかで効率のよい回復とは交感神経活動の抑制と酸素負債の減少である。休息期に強度の低い運動を行うことは，血流の促進や酸素負債と交感神経活動を減少させるのに有効である。

表1 トレーニングの4つの原理

過負荷の原理	通常よりも高い強度で運動することにより，身体をより効率よく動かすために必要な，多様で高度に特殊化した反応を引き起こす
特異性の原理	トレーニングで刺激した機能にのみ効果が現れる。場所特異性，エネルギー供給特異性，速度特異性の3つがある。課された過負荷の種類や動員された筋量に依存した代謝・生理系の適応のことを意味する
個別性の原理	与えられたトレーニングに対して同一に反応するわけではない。多くの要因が反応の個人差に寄与する
可逆性の原理	脱トレーニングに適応されるトレーニング効果の生理的機能と運動能力の有意な低下が起こる

インターバルトレーニングの効果

インターバルトレーニングでは持続的運動トレーニングと同様に循環器系やエネルギー伝達系に過負荷となり，安定した有酸素運動を継続できる必要がある。

長時間の持続的運動トレーニングが運動中の代謝応答に与える影響は，最高酸素摂取量（$\dot{V}O_2$peak）が向上し，骨格筋におけるクエン酸合成酵素などの酸化系酵素の活性およびミトコンドリアの生合成に関与するペルオキシソーム増殖因子活性化受容体γコアクチベーター1α（PGC-1α）[5]の発現や，最高酸素摂取量測定時最大発揮パワーの向上などがある[6]。これらは有酸素エネルギー機構に関する因子であることから，持続的運動トレーニングは有酸素性能力を高める[6]といえる。インターバルトレーニングでも運動時間が等しければこれらと同じ効果が期待できる。

インターバルトレーニングと持久性トレーニングとの違い

インターバルトレーニングは無酸素性メカニズムの高いアデノシン三リン酸（adenosine triphosphate；ATP）利用，ATPとクレアチンリン酸（CP）の枯渇やそれに対する速やかな回復，あるいは乳酸の産生に対して速やかな再合成と乳酸の消去に貢献する。一方，持久性トレーニングは有酸素性メカニズムからATPの生成，酸化過程が優位に作用し，脂肪酸を多く利用する。さらに，ミトコンドリアの酸化酵素やクエン酸の塩の生成に貢献する。すなわち前者は有酸素性能力と無酸素性能力の両能力に作用し，後者は主に有酸素性能力に好影響を及ぼす。また，持久性トレーニングが最大下作業に大きく貢献するのに対し，インターバルトレーニングは最大酸素摂取量の改善に有効である。酸素摂取動態に着目した場合，中強度の持続的トレーニングと比較して，インターバルトレーニングのほうが動脈機能の改善に有効である[7]。

高強度運動後の回復期間に低強度の運動を行うことは，休息による回復に比べ回復を促進させる。これには血中乳酸が蓄積される強度以下で行う必要があるが，乳酸の除去を早め結果的に運動を延長することができる。回復期の身体負荷が大きい場合，運動継続時間やパフォーマンスの低下が報告されている[8]。これは，インターバルトレーニングでは高強度運動を繰り返すことにより，血流による血管のせん断応力が高められることで血管拡張物質である一酸化窒素（NO）の分泌が促進されることが影響していると考えられている[9]。

運動時の反射性調整のうち交感神経活動の促進反応については，運動の因子（運動強度や時間）で異なるものの，インターバルトレーニングは休息を挟むことにより上昇しないといわれている。その理由は，中強度の持続的トレーニングは運動を継続することで迷走神経系の活動が抑制されるが，インターバルトレーニングは休息時に迷走神経系の活動が抑制から賦活化へ転換され，それを繰り返すことによって運動期の迷走神経系の活動が抑制されないとされているからである[8]。

インターバルトレーニングの例

インターバルトレーニング

インターバルトレーニングは，通常トレッドミルや自転車エルゴメータを用いてその負荷強度を設定する．負荷強度は安全性を考慮し，心肺運動負荷試験［cardio pulmonary exercise（CPX）test］などで測定し，$\dot{V}O_2max$，最大心拍数，そしてATなどが指標に用いられる．運動強度はATの1分前の値とし，「1分の運動と2分の休息」を10セット行うものや，$\dot{V}O_2max$の85〜90％と50％程度の強度の運動を交互に行うものなどがある．

心不全患者のケースでは[10]，10分間の最高心拍数60〜70％のウォーミングアップの後，4分間の最高心拍数90〜95％強度の運動に3分間の最高心拍数50〜70％強度の運動を挟んで4セット行い，3分間のクールダウンで終了するトレーニングを12週間行った．その結果通常のATレベルの運動に比較して酸素摂取量，内皮機能は著明に増加し，左室駆出率が減少したとしている．

高強度インターバルトレーニング（HIT）

このトレーニングは長時間の低・中強度を主体としたこれまでの持続的運動トレーニングに対し，1/10の短時間でも同じかそれ以上の持久効果をもたらすことから，効果を最大化する持久性トレーニング法である．運動と休息の比率に決まりはないが2：1が一般的である[11]．HITは前述した長時間の持久性トレーニングの効果に加えて平均発揮パワー，安静時の筋グリコーゲン含有量の増加，運動時グリコーゲン利用（GLUT4も増加）および乳酸生成の低下，全身ならびに脂質酸化の増加，末梢血管構造や機能の向上，そして運動パフォーマンスや$\dot{V}O_2max$も増加させた[12]．HITは運動量・時間が少なく$\dot{V}O_2max$と最大酸素借が飛躍的に増加することから，効率的に有酸素パフォーマンスを向上させる．また，有酸素運動の効果を短時間で得られるという報告もある[13]．HITはいわゆるWingateテスト[※1]を利用した間欠的運動で構成され，「30秒間の最大自転車漕ぎ運動を4〜6セット，4〜5分の休息」を週3回が基本である．Gibalaらは，HITは運動が激しく有疾患者に適応しにくいことから，「最大心拍数の90％で60秒間の自転車漕ぎと60秒の休息」を10セット行うマイルドなHITを考案した．この低容量型のHITでも筋の酸化能を高めるなど基本のHITと同様のトレーニング効果が得られる[14]．有疾患者に適応した別のHITでは，最大負荷1分間くらいと最大負荷の50〜60％を数分間繰り返す方法で，有酸素運動と抵抗運動を組み合わせた効果があると報告されている．HITは持久性向上のトレーニングとして糖尿病，心臓病患者にも効果的とされ[15]，心疾患患者に用いた際の安全性についても報告されている．

※1　Wingateテスト：体重の7.5％のペダル負荷で全力30秒間の自転車漕ぎによりミドルパワーを測るテスト

有疾患者に対するインターバルトレーニング

心疾患

　心疾患患者においてインターバルトレーニングはATレベル以内の運動にとどめる運動処方が行われている。ATを超えるような運動では，乳酸産生を亢進するうえ，代謝性アシドーシスの進行や血中カテコラミンの増加などにより，心筋に影響を与える代謝内分泌系の変化が生じやすい。心疾患患者に推奨されているATレベル以内のトレーニングでは減弱した副交感神経活動ならびに亢進した交感神経活動の是正，収縮期血圧の低下などの効果が報告され，運動時最大酸素摂取量（peak $\dot{V}O_2$）ならびに心筋収縮力，不整脈が改善したとの報告もある。また，運動耐容能，心機能や左室リモデリングの改善に有効である[16]。運動療法の導入期では低負荷から処方すべきであり，低心機能の患者では交感神経の過剰な亢進から血圧が著しく上昇する場合があるため注意する必要がある。運動中も自覚症状を指標としたBorgスケールや客観的な指標となるトークテスト，血中酸素濃度をモニターしながら行う。

慢性閉塞性肺疾患

　慢性閉塞性肺疾患の運動療法における運動の基本の歩行は，全身の筋肉を使った有酸素運動である。慢性呼吸器疾患の肺高血圧症合併症例における運動処方については，$\dot{V}O_2$maxの40〜60％の負荷強度，5〜20分が推奨されており[17]，負荷が強ければインターバルを挟む。インターバルトレーニングは肺動脈圧の上昇，心拍数の上昇，低酸素血症の回避が期待できる。COPD患者では，$\dot{V}O_2$maxの50％の負荷強度，またはATと症候限界による運動中断時の中間の強度がよいが，普段運動をしていない人はATレベルの強度から運動を開始し徐々に負荷を増やす[10]。息切れ感があり歩行が続けられないときは，2〜3分の休息を挟んだインターバルで歩行または上肢の運動を行う。

高齢者の場合

　高齢者については，加齢による最高心拍数の低下とそれに伴う最大心拍出量の低下の結果，最大酸素摂取量は低下する。それによって，同じ強度の運動を行っていても主観的疲労感が高くなる。労作性呼吸困難や疲労感の出現により持久運動を完遂することができない場合や運動の高リスクについては，休息を挟むインターバルトレーニングを採用して運動時間の延長を図ることが望ましい。また，最大酸素摂取量が高い人ほど糖代謝が高いため，BMIの改善やインスリン抵抗性の改善においても効果があり，糖尿病の予防にもつながる[18]。

文献

1) 松本卓也，堀田一樹，松永篤彦：運動療法．循環器理学療法の理論と技術，198-217，メジカルビュー社，2009．
2) Wasserman K, et al.(伊藤春樹 訳)：運動の生理学、運動負荷テストの原理とその評価法(原著大2版)，10-59，南光堂，1999．
3) 高橋仁美，宮川哲夫，塩谷隆信：動画でわかる呼吸リハビリテーション 第2版．中山書店，2007．
4) 柳澤 健：理学療法学 ゴールドマスターテキスト 6 内部障害系理学療法学，メジカルビュー社，2010．
5) Wu Z, et al.：Mechanisms controlling mitochondrial biogenesis and respiration through the thermogenic coactivator PGC-1. Cell 98(1)；115-124, 1999.
6) 水内大祐，李 旼詰，征矢英昭：HITは認知機能も高めるのか？．体育の科学63(9)；689-694，2013．
7) Fox EL, et al.：Frequency and duration of interval training programs and changes in aerobic power, J Appl Physiol 38(3)；481-484, 1975.
8) 花田 智，ほか：心臓リハビリテーションにおけるインターバルトレーニングと持久トレーニング中の自律神経活動の比較検討．生体医工学 49(6)；977-982，2011．
9) 出口憲市，三浦 哉，後藤 強：異なる運動強度のインターバルトレーニングが動脈機能に及ぼす影響．理学療法学Supplement 40 Suppl(2)，2012．
10) 佐藤祐造，ほか編：特定健診・運動指導に役立つ 健康運動指導マニュアル，文光堂，2008．
11) Lausen PB, et al.：The Scientific basis for high-intensity interval training Optimising training programmes and maximizing performance in highly trained endurance athletes. Sports Med 32；53-73, 2002.
12) Gibala MJ, et al.: Physiological adaptation to low-volume, high intensity interval training in health and disease. J Physiol 590(5)；1077-1084, 2012.
13) Guazzi M：High intensity exercise training in heart failure：Understanding the exercise "overdose". Eur J Prev Cardiol 2016 pii：2047487316668150[Epub ahead of print].
14) Little JP, et al.：A practical model of low-volume high-intensity interval training duces mitochondrial biogenesis in human skeletal muscle potential mechanisms. J Physiol 588；1011-1022, 2010.
15) Haram PM, et al.：Aerobic interval training vs. continuous moderate exercise in the metabolic syndrome of rat artificially selected for low aerobic capacity. Cardiovasc Res 81；723-732, 2009.
16) Wisloff U, et al.：Superior cardiovascular effect of aerobic interval training versus moderate continuous training in heart failure patients:a randomized study. Circulation115(24)；3086-3094, 2007.
17) Miyamoto S ,et al.：Clinical correlates and prognostic significance of six-minute walk test in patients with primary pulmonary hypertension.Comparison with cardiopulmonary exercise testing. Am J Respir Crit Care Med 161(2 Pt 1)；487-492, 2000.
18) 田畑 泉：タバタ式トレーニング．扶桑社，2015．

I 運動療法の種類とその基礎知識

その他の運動療法

廣幡健二

本項では，その他の運動療法として体幹安定化エクササイズとスリングエクササイズセラピーについて，その理論と具体的な実施方法について解説する。これらの運動療法はこれまで紹介した運動療法を行うためにも参考になるものである。

体幹安定化エクササイズ

体幹安定化エクササイズは，慢性腰痛をはじめとする疾患を対象とした介入方法の1つとして確立されてきた[1-3]。一般的なエクササイズと比較して，慢性腰痛患者の痛み軽減や身体機能改善に効果が期待できる[4]。特に腰部不安定性を認める腰痛症患者に対しては，体幹安定化エクササイズが効果的である[5-7]。以下に，一般的な腰部体幹安定性の評価方法と体幹安定化エクササイズの方法およびその効果について述べる。

腰部体幹安定性を評価するテスト

股関節伸展テスト

腹臥位における片側股関節自動伸展運動時の腰部運動を観察する[8, 9]（図1）。陽性の場合，股関節伸展運動時に過度な骨盤回旋や腰部伸展運動が確認できる。股関節伸展テストは，過去の報告においてmoderate以上の計測再現性が確認されている[8, 10, 11]。

prone instability test

両脚自動伸展運動時の腰部運動を観察する[10]（図2）。陽性の場合，両脚伸展挙上運

図1 股関節伸展運動テスト

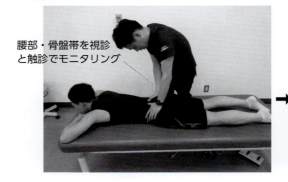

腰部・骨盤帯を視診と触診でモニタリング

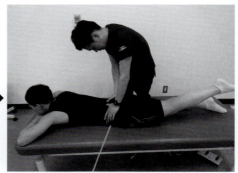

陽性例では，下肢伸展挙上時に腰椎前弯の増強や骨盤回旋運動の出現を認める

図2 prone instability test

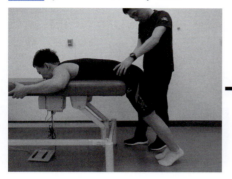
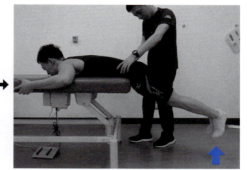

陽性例では，両下肢伸展挙上時に腰椎前弯の増強を認める

図3 the Sahrmann test

①圧フィードバック装置
　STABILIZER（Chattanooga group社）

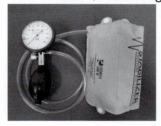

②the Sahrmann test（level 1）の実施風景

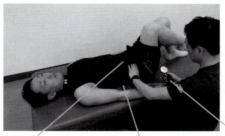

触診で腹部をモニタリング　　圧力値を確認
　　　　腰椎後面に圧フィードバック装置をセット

動時に腰椎の過度な伸展運動が確認できる。股関節伸展テストと同様に，過去の報告においてmoderate以上の計測再現性が確認されている[10, 11]。

the Sahrmann test（level 1）

the Sahrmann testは，背臥位にて圧バイオフィードバック装置を使って腰部体幹不安定性を5段階の順序尺度（level 1〜5）で評価するテストである（図3）[12, 13]。本項では，level 1の方法を紹介する。テストでは，圧バイオフィードバック装置の遠位端が，左右腸骨稜を結ぶ線上に位置するよう腰部にセットする。テスト開始時に，患者には腹部ドローイン（次節の「腹部ドローインエクササイズ」参照）を行わせ，圧力値を40 mmHgまで上昇させる。腹部ドローインの状態を維持して，圧力値を40 mmHgに保持しながら下肢挙上運動を行わせる。圧を保持できず，10 mmHg以上減少した時点で腰部不安定性ありと判断する。

腰部安定化エクササイズ

腹部ドローインエクササイズ

腹部ドローインエクササイズ（以下，ドローイン）は，腹横筋をはじめとする腹部イン

ナーマッスルのトレーニングとして代表的な方法の1つである。ドローインの方法を図4に示す。エクササイズ開始にあたり，患者には「息を吐きながら臍が背骨に近づくようなイメージで腹部を凹ませたまま，息を吸う」ように説明する。適切なドローインでは腰部運動を伴わずに選択的な腹横筋筋活動が得られる。ドローインを正しく継続して腹横筋機能を向上することができれば，腰痛症状の改善が期待できる[14, 15]。また，ドローインの状態を保持した状態で頭部挙上運動（図5）や別項で示すサイドブリッジ運動を行うことで，腹横筋および内腹斜筋の活動をさらに高めることできる[16]。

　ドローインの教育は体幹安定化エクササイズを行う初期段階から実施する。ドローインの学習には，圧フィードバック装置を用いた方法も有効である（図3）。自宅でのエクササイズ継続のため，図6のようなセルフモニタリングの方法を指導する[17]。

フロントブリッジ（プランク）

　フロントブリッジは，体幹安定化を目的とした代表的なエクササイズの1つである。両肘と両前足部で身体を支える「elbow-toe」という姿勢が一般的である（図7）。エクササ

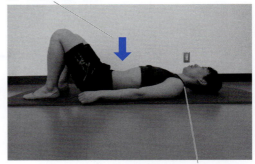

図4 腹部ドローインエクササイズ

呼気に合わせて，臍の部分を凹ませる

頸部および肩甲帯周囲筋の過剰収縮に注意

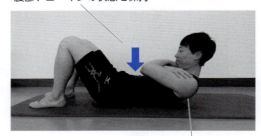

図5 腹部ドローインを保持した状態で頸部・肩甲帯屈曲

腹部ドローインの状態を保持

頸部および胸椎を屈曲させ肩甲骨をベッドから浮かす

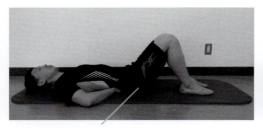

図6 ドローインのセルフモニタリング方法

手を腰部に当て，モニタリング

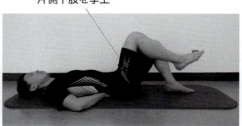

手に加わる圧が減少しないようにドローインの状態を保ちながら片側下肢を挙上

その他の運動療法

イズ中に過度な腰椎前弯や股関節屈曲，胸椎後弯といった代償運動が生じないように注意する。患者には下腹部の疲労感を意識させる。エクササイズ姿勢が適切でない場合には，患者の腹直筋上部や大腿前面に疲労感が生じることが多い。エクササイズは，患者の筋収縮感覚を適宜確認しながら行う。下肢の支持部を膝にすることでレバーアームが短くなるので負荷が減少する。このため，エクササイズに慣れない患者は，両肘と両膝で支持するフロントブリッジである「elbow-knee」（図8）から開始する。

フロントブリッジでは，片側の上肢または下肢（あるいは両方）を挙上することで支持基底面が狭くなり，難易度が高まる。片側下肢を挙上することで，挙上側の外腹斜筋と支持側の内腹斜筋の筋活動が高まる（図9）[18, 19]。

サイドブリッジ（サイドプランク）

サイドブリッジも代表的な体幹安定化エクササイズの1つである。サイドブリッジでは，床側の脊柱起立筋，腹横筋，外腹斜筋の筋活動が高まる[19]。フロントブリッジと同様に「elbow-toe」が基本姿勢となるが（図10），トレーニング初心者では姿勢を保持することが困難なことも多い。その場合，膝屈曲位にて膝外側で支持する「elbow-knee」（図11）の姿勢で行うことで負荷を減少させ

図7 基本的なフロントブリッジの姿勢とエクササイズ中のチェックポイント

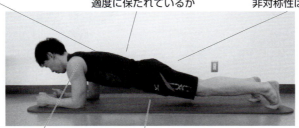

胸椎が過度に後弯していないか
腰椎の生理的前弯は適度に保たれているか
骨盤傾斜・回旋アライメントに非対称性はないか
肩や肩甲帯周囲に過度な疲労感はないか
大腿前面に過度な疲労感はないか

図8 膝支持でのフロントブリッジ

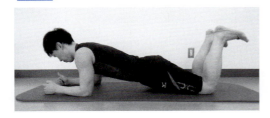

図9 片側下肢を挙上したフロントブリッジ
片側下肢挙上時に腰椎前弯増強や骨盤回旋非対称性の出現に注意

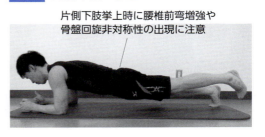

39

る。負荷の漸増方法としては，上側の上肢運動を行う（図12），などがある。

バックブリッジ（ヒップリフト）

バックブリッジは，脊柱起立筋，大殿筋，多裂筋といった背側の筋群の活動を高めるうえで有用なエクササイズである[19,20]。まずは両脚支持（図13）から開始する。バックブリッジでは，腰椎の過度な前弯や骨盤アライメントの非対称性に注意する。片側下肢に機能低下がある場合の両脚バックブリッジでは，荷重非対称性が生じることがある。踵骨の後面から軽度の徒手抵抗を加えた際に，その反応から荷重非対称性を評価する（図14）。両脚バックブリッジで股関節伸展運動を十分に行えない場合には，臀部に枕を置いたりスリングのエラスティックコードを利用したりすることで負荷を適切に調整する（図15）。機能の改善に合わせて片脚（図16）へと進める。

バードドッグ

バードドッグは四つ這い位から片側上肢と反対側下肢を挙上する運動である（図17）。バードドッグでは，下肢挙上側とは反対の腹

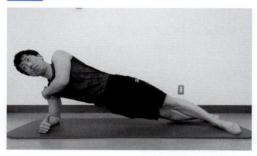

図10 サイドブリッジ elbow-toe

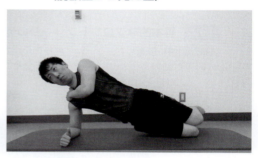

図11 サイドブリッジ elbow-knee（前額面から見た図）

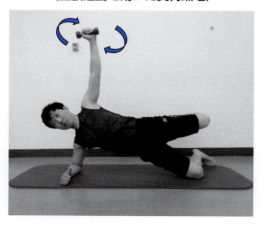

図12 サイドブリッジ（上肢運動を用いた負荷漸増）

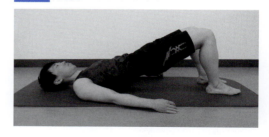

図13 両脚バックブリッジ

横筋[19]および多裂筋[21]の筋活動が高まる。上下肢同時の挙上動作が難しい場合は，片側上側または片側下肢のみの挙上運動から開始する（図18）。腰部骨盤帯を安定させた状態で上肢または下肢の挙上運動ができれば，十分に筋活動を高めることが可能である[21]。

図14 両脚バックブリッジ時の荷重非対称性評価

セラピストが踵骨後面より前方へ軽い徒手抵抗を加え，運動時の荷重非対称性を確認する。

※過剰な徒手抵抗は痛みや怖さを生じる恐れがあるので愛護的に行う。

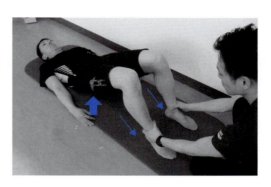

図15 股関節伸展運動が不十分な場合のアシスト例（枕・エラスティックコード）

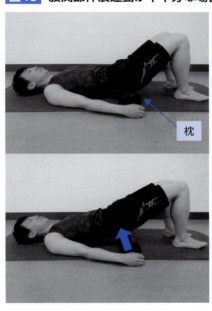
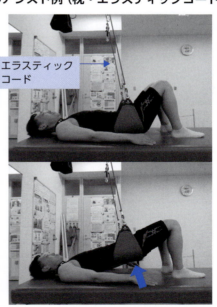

このアプローチはNO！

体幹安定化エクササイズのポイント

体幹安定化エクササイズで重要なのは，「適切なアライメントでできているか？」「四肢での代償運動が生じていないか？」という視点である。闇雲にメニューを決めて，「はい！30秒頑張って！！」という種のエクササイズではない。また，継続的な指導も治療効果を高める重要なポイントである[12]。こまめなチェックを心がけよう。

図16 片脚バックブリッジ

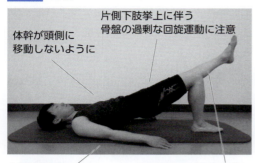

- 体幹が頭側に移動しないように
- 片側下肢挙上に伴う骨盤の過剰な回旋運動に注意
- 上肢を使用した過度な姿勢保持に注意
- 股関節および下腿回旋はニュートラル

図17 バードドッグ

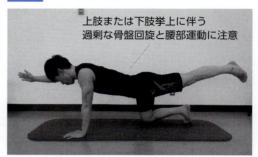

- 上肢または下肢挙上に伴う過剰な骨盤回旋と腰部運動に注意

図18 バードドッグ 上肢または下肢のみの挙上

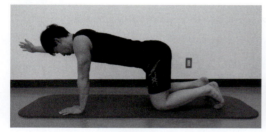
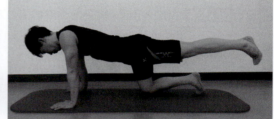

スリングエクササイズセラピー

　スリングエクササイズでは，設定を工夫することで，関節の柔軟性を引き出すことを目的とした低負荷な運動から体幹安定性や筋力の向上を目的とした高負荷な運動まで実施できる。虚弱高齢者からスポーツ選手まで幅広く適応となる手法である。以下の部分でスリングエクササイズセラピーの基本原理と具体的なエクササイズ内容を概説する。

サスペンションポイントの位置変化による運動の性質変化[22]

　スリングエクササイズでは，サスペンションポイントの位置を変化させることで運動の性質（除重力，抗重力運動など）を変化させることができる。これを応用してエクササイズ環境を調整すれば，対象の機能に合わせた負荷調整が可能となる。股関節運動を例に挙げ，以下に解説する。

関節中心に対してサスペンションポイントを尾側あるいは頭側に移動させた場合

サスペンションポイントが関節中心の直上に位置する場合は、よほど大きな運動でなければ、基本的には重力の影響を受けない除重力下での運動となる（図19）。サスペンションポイントを尾側に移動させると（以下、尾側サスペンション）、股関節に牽引力が加わる（図20）。この場合、運動の中間位が最下点となるため、尾側サスペンションでは、中間位からの運動に対して重力による抵抗が加わる。サスペンションポイントを頭側に移動させると（以下、頭側サスペンション）、股関節に圧縮力が加わる（図21）。この場合、股関節運動の中で股関節中間位が最高点となるため、頭側サスペンションでは、中間位からの運動に対しては除重力運動となる。

図19 サスペンションポイントを関節中心の直上とした場合

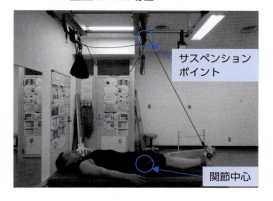

図20 尾側サスペンション

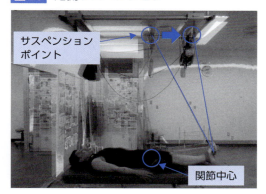

図21 頭側サスペンション

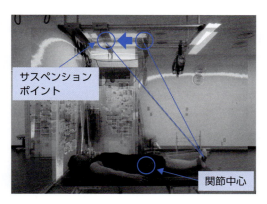

関節中心に対してサスペンションポイントを腹側あるいは背側に移動させた場合

　股関節伸展屈曲運動において，サスペンションポイントを股関節中心よりも腹側に移動させた場合（以下，腹側サスペンション）には，サスペンションポイントから離れる股関節伸展方向の運動に対して，重力の影響で抵抗が加わる。逆に，サスペンションポイントを股関節中心よりも背側に移動させた場合（以下，背側サスペンション）には，サスペンションポイントから離れる股関節屈曲運動に対して，重力の影響により抵抗が加わる（図22）。

目的に応じたスリングエクササイズセラピーの具体例

リラクセーションを目的とした環境設定

　受傷あるいは術後急性期などにおいて痛みや運動恐怖感が強い場合には，ROM運動時に防御性収縮が生じて介入が難しくなるケースも多い。このような場合には，患者に安楽な環境を提供するため末梢のストラップのみでなく近位にスリングを追加する（図23）。これにより，リラクセーションを図る。適切にコードを調整し，患者がリラクセーションを得ることができれば，セラピストの介入も容易になる。

胸椎伸展運動改善を目的としたエクササイズ

　胸椎伸展運動の改善を目的としたエクササイズを行う際には，過剰な腰椎伸展運動による代償を抑制するために，端坐位にて行う。可動性を引き出したい分節に応じてスリングの高さを調整する。スリングを高い位置にするほど，上位胸椎の運動を引き出すことができる（図24）。

弾性（エラスティック）コードを用いた膝伸展運動

　弾性コードを用いた膝関節運動の例を図25に示す。運動開始肢位が膝関節軽度屈曲位となるようにコードを調整する。患者には膝部のスリングを床面に押しつけるように指示する。これにより，選択的な膝伸展運動を引き出すことが可能である。

図22 腹側・背側サスペンション

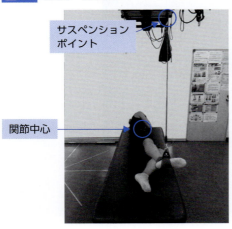
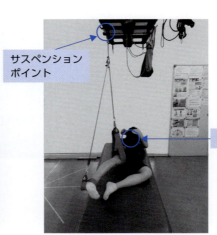

その他の運動療法

図23 リラクセーションを目的とした環境設定

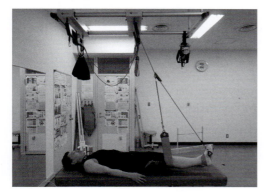

図24 胸椎伸展運動改善を目的としたエクササイズ

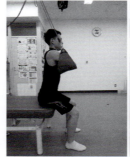
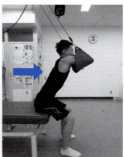

図25 弾性コードを用いた膝伸展運動

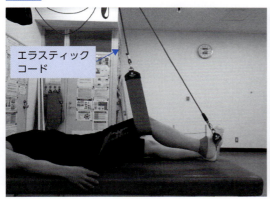
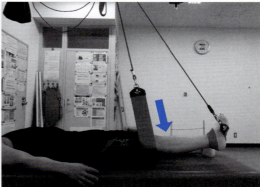

エラスティックコード

文献

1) Rackwitz B, et al. : Segmental stabilizing exercises and low back pain. What is the evidence? A systematic review of randomized controlled trials. Clin Rehabil 20(7): 553-567, 2006.
2) Grenier SG, McGill SM : Quantification of lumbar stability by using 2 different abdominal activation strategies. Arch Phys Med Rehabil 88(1): 54-62, 2007.
3) Coulombe BJ, et al. : Core Stability Exercise Versus General Exercise for Chronic Low Back Pain. J Athl Train 52(1): 71-72, 2017.
4) Wang XQ, et al. : A meta-analysis of core stability exercise versus general exercise for chronic low back pain. PLoS One 7(12): e52082, 2012.
5) Rabin A, et al. : The interrater reliability of physical examination tests that may predict the outcome or suggest the need for lumbar stabilization exercises. J Orthop Sports Phys Ther 43(2): 83-90, 2013.
6) Rabin A, et al. : A clinical prediction rule to identify patients with low back pain who are likely to experience short-term success following lumbar stabilization exercises: a randomized controlled validation study. J Orthop Sports Phys Ther 44(1): 6-B13, 2014.
7) Hicks GE, et al. : Preliminary development of a clinical prediction rule for determining which patients with low back pain will respond to a stabilization exercise program. Arch Phys Med Rehabil 86(9): 1753-1762, 2005.
8) Murphy DR, et al. : Interexaminer reliability of the hip extension test for suspected impaired motor control of

the lumbar spine. J Manipulative Physiol Ther 29(5): 374-377. 2006;
9) Carlsson H, Rasmussen-Barr E : Clinical screening tests for assessing movement control in non-specific low-back pain. A systematic review of intra- and inter-observer reliability studies. Man Ther 18(2): 103-110, 2013.
10) Hicks GE, et al. : Interrater reliability of clinical examination measures for identification of lumbar segmental instability. Arch Phys Med Rehabil 84(12): 1858-1864, 2003.
11) Denteneer L, et al. : Inter- and Intrarater Reliability of Clinical Tests Associated With Functional Lumbar Segmental Instability and Motor Control Impairment in Patients With Low Back Pain: A Systematic Review. Arch Phys Med Rehabil 98(1): 151-164.e6, 2017.
12) Chuter VH, et al. : The efficacy of a supervised and a home-based core strengthening programme in adults with poor core stability: a three-arm randomised controlled trial. Br J Sports Med 49(6): 395-399, 2015.
13) Stanton R, Reaburn PR, Humphries B : The effect of short-term Swiss ball training on core stability and running economy. J Strength Cond Res 18(3): 522-528, 2004.
14) Ferreira PH, et al. : Specific stabilisation exercise for spinal and pelvic pain: a systematic review. Aust J Physiother 52(2): 79-88, 2006.
15) Richardson CA, et al. : The relation between the transversus abdominis muscles, sacroiliac joint mechanics, and low back pain. Spine (Phila Pa 1976) 27(4): 399-405, 2002.
16) Teyhen DS, et al. : Changes in deep abdominal muscle thickness during common trunk-strengthening exercises using ultrasound imaging. J Orthop Sports Phys Ther 38(10): 596-605, 2008.
17) McGill SM, Karpowicz A : Exercises for spine stabilization: motion/motor patterns, stability progressions, and clinical technique. Arch Phys Med Rehabil 90(1): 118-126, 2009.
18) García-Vaquero MP, et al. : Trunk muscle activation during stabilization exercises with single and double leg support. J Electromyogr Kinesiol 22(3): 398-406, 2012.
19) Okubo Y, et al. : Electromyographic analysis of transversus abdominis and lumbar multifidus using wire electrodes during lumbar stabilization exercises. J Orthop Sports Phys Ther 40(11): 743-750, 2010.
20) Imai A, et al. : Trunk muscle activity during lumbar stabilization exercises on both a stable and unstable surface. J Orthop Sports Phys Ther 40(6): 369-375, 2010.
21) Kim CR, et al. : Electromyographic Changes in Trunk Muscles During Graded Lumbar Stabilization Exercises. PM R 8(10): 979-989, 2016.
22) 日本ニューラック研究会：レッドコードニューラックマニュアル，三輪書店，2010.

II

各種運動療法が身体の機能にもたらす効果

II 各種運動療法が身体の機能にもたらす効果

運動による身体への効果：総論

渡辺 賢

　身体運動が身体機能に与える影響は，運動時の筋活動に対する短期的適応によるものと，持続的運動・トレーニングに伴う長期的な適応によるものに分けることができる．本項ではまず運動が骨格筋代謝に与える影響を，次に短期的適応および長期的適応について概説する．

 運動による骨格筋代謝の変化と回復

　骨格筋は体性運動神経支配の随意筋であり，運動時にその活動が極端に亢進する．体重に対する骨格筋重量が占める割合（骨格筋率）は標準的な成人男性で1/3程度，女性で1/4強を占めており，運動に伴い大量のエネルギーが消費される．

運動時のエネルギー供給

　筋収縮の直接的なエネルギー源はアデノシン三リン酸（adenosine triphosphate；ATP）がアデノシン二リン酸（adenosine diphosphate；ADP）と無機リン酸（Pi）に分解された際に放出される11 kcalのエネルギーであり，ミオシンのアクチンフィラメント滑走および筋小胞体へのCa^{2+}再取り込みに使われる．骨格筋のATP量は5 mmol/kg程度存在するが，筋収縮時のATP分解速度は1 mmol/秒を上回り，数秒でATPは枯渇することになる．しかし，実際に骨格筋内で最初に減少するのは，筋内に20 mmol/kg程度存在するクレアチンリン酸である[※1]．クレアチンキナーゼ存在下でクレアチンリン酸のPiはADPのβ位のPiに結合して，ATPは再合成される（ローマン反応）．クレアチンリン酸は20 mmol/kg位存在するので，さらに10秒以上のエネルギー供給が可能である．その後のATP供給はまず解糖系のみにより無酸素的に行われる．この過程で1 molのグルコースより2 molのピルビン酸と2 molのATPが合成され，ピルビン酸はさらに乳酸脱水酵素により乳酸に変換される．1分以上の持続的な筋活動時には解糖系のみではエネルギー供給が間に合わず，内呼吸により行われる．すなわち解糖系で産生されたピルビン酸がミトコンドリア内に輸送され，クエン酸回路および電子伝達系が関与する酸化的リン酸化により，有酸素的にブドウ糖1 molあたり38 molのATPが合成される．

※1　ATP分解が筋収縮の直接的なエネルギー源となることを1940年代初頭にSt.Georgeらが生化学実験により明らかにしたが，筋細胞中では筋収縮時にATP濃度が減少しないことから，A.V.Hillなど生理学者はその概念を受け入れなかった[1]．この論争は，ローマン反応抑制時には筋収縮時でもクレアチンリン酸濃度は変化せず，ATP濃度が減少したことの確認で[2]，最終的に決着した．

運動後の回復

運動後，クレアチンリン酸からローマン反応での嫌気的解糖により産生された乳酸は，遅筋・心筋などに取り込まれて内呼吸の基質（乳酸シャトル）または肝臓で解糖系の逆反応により糖新生の基質となる（Cori回路）。

エネルギー基質

解糖の基質となるグルコース-六リン酸は，主に筋細胞内に貯蔵されているグリコーゲンがアドレナリンまたはグルカゴン依存性にグリコーゲンホスホリラーゼに分解されることにより供給される。一方，血液中のグルコースもインスリン感受性（かつ骨格筋活動依存性の）グルコース輸送体GLUT4により筋細胞内に取り込まれ，グルコース六リン酸にリン酸化された後解糖系に入る。運動後はグルコース-六リン酸はインスリン依存性のグリコーゲンシンターゼによりグリコーゲンに結合されていく。その際，結合のエネルギー源としてウリジン三リン酸の加水分解が必要になる。

脂肪細胞や筋細胞間に存在するトリアシルグリセロールの分解産物である遊離脂肪酸も，酸化的リン酸化の基質として運動時に使われる。運動時には，ホルモン感受性リパーゼがアドレナリン・グルカゴン依存性にトリアシルグリセロール分解を促進する。

一方，後述のように運動時には循環機能が亢進し，1回拍出量および心拍数が増加する。したがって，心筋活動の増加に伴いATPの大量消費が起こる。心筋細胞はそもそも安静時でも1秒間に1回前後の収縮・弛緩を繰り返しており，ミトコンドリアが発達しており，有酸素的なATP合成が主となっている。また，心筋細胞にもインスリン感受性GLUT4が存在している。

ただ，通常は運動による筋細胞内のエネルギー枯渇は起こらない。その前に筋疲労が起こり，筋収縮能が低下する。筋収縮能低下は，筋細胞内疲労物質蓄積によるアクチン・ミオシン相互作用の抑制と細胞内Ca^{2+}代謝抑制，神経筋接合部におけるシナプス伝達の抑制，中枢神経系によるα運動ニューロン活動抑制などさまざまな要因があるが，中枢神経による制御が主であるとされる。なお，筋内疲労物質として働くのはH^+であり，嫌気的代謝によって産生される乳酸（乳酸イオン＋H^+）のうち，乳酸イオンは疲労物質としては働かない。

運動に伴う短期的身体機能変化

運動による骨格筋収縮はストレス刺激となり，交感神経系活動の活性化により，血流・血液ガス・内分泌系機能の変化がみられる。

血流調節

前述のように，運動時には骨格筋における大量のATP消費に伴い骨格筋への大量の酸素の供給が必要となる。その際，心拍数は3倍程度（70→200回／分），1回拍出量は交感神

経刺激及びフランク・スターリングの法則（静脈還流量増加により心筋収縮力が増加する）により約2倍（70→150 mL）に増加し，通常5 L/分の血液循環量が6倍の30 L/分にまで増加する。では，この血流はどのように全身に分配されるのか。

骨格筋そのものについては，交感神経緊張により節後線維終末よりアセチルコリンが筋血管に分泌され筋血管を拡張させる。さらに，骨格筋代謝促進による代謝産物増加（特にpH低下，局所温度上昇なども骨格筋血管を拡張させる。一方，心臓においても心筋活動活発化によるアデノシンなどの代謝因子蓄積，O_2欠乏によるNO産生，さらに交感神経活性化によるアドレナリンβ受容体刺激により冠動脈拡張が起こり，心機能促進に対応できる血流の分配が行われる。

結果として，骨格筋の血流量は安静時の1 L/分から20 L/分に増加する。また，冠血管血流量も250 mL/分から1,000 mL/分に増加する。一方で，消化管や肝臓では安静時の血流の20％以下に減少し，栄養素の吸収・代謝能は運動時に顕著に抑制されることになる。長時間，または強度の運動負荷時にしばしばみられる腹痛・下痢などの消化管症状の原因の1つとして，運動による消化管虚血が考えられている。脳血流は自動調節が行われており，運動にもかかわらずほぼ一定に保持される（ただし，全体の循環血液量は増加しているので，血流比としては低下する）。腎血流についても，少なくとも中等度以下の運動ではほとんど変化しないが，運動強度の増加により低下する[3]。したがって，糸球体濾過量も高運動強度でのみ減少する。

一方，血液循環量の極端な増加にもかかわらず，運動時の血圧上昇はわずかである。その理由として筋血流の増加により末梢血管抵抗が低下することが考えられる。

このような循環機能変化は運動開始前に交感神経が緊張状態になった際にすでに始まっており（予測的循環調節），若干の筋血管の拡張や心拍数の増加がみられる。

血液ガス調節

運動による骨格筋・心筋でのO_2消費増大およびCO_2産生増大

運動により骨格筋・心筋でO_2消費増大とそれに伴うCO_2産生の増大が起こる。CO_2の多くは血漿中の炭酸脱水酵素によりH^+とHCO_3^-に分解されるので，骨格筋毛細血管と心臓毛細血管ではCO_2およびH^+濃度が上昇する。さらに代謝亢進により局所の温度の上昇もみられる。これらすべての要因は，赤血球ヘモグロビンからのO_2解離促進に働く（ヘモグロビン酸素解離曲線の右方移動）。

心拍出量の増加に伴い，肺循環血流量も増加する。右心系は左心系に比べ内圧が低いので，通常座位や立位では重力の影響を受けて心臓より高位にある肺尖部には血流が行きにくいが，運動による肺循環血流量増加により肺尖部への血流が増加し，結果的にガス交換にかかわる肺胞表面積が増加することでガス交換の効率が高まる。

運動による呼吸運動の促進

呼吸運動も運動により促進される。血中CO_2濃度の上昇に伴うpH低下は頸動脈小体，大動脈小体に存在する末梢化学受容器を

※2　末梢化学受容器はO_2濃度に感受性が高いが，pH感受性ももつ。

刺激[※2]し，舌咽神経・迷走神経を介して延髄に入力する。また，筋運動による深部感覚受容器刺激の情報も呼吸中枢に入力して，反射性に呼吸運動を促進する。一方，末梢からの感覚情報が呼吸中枢に入力されていない運動開始時から呼吸運動の促進がみられるが，これは大脳皮質運動野からの出力情報が途中で拡散して呼吸中枢を刺激することによると考えられる[4]。以上のメカニズムにより効率的に肺から骨格筋・心筋へO_2が供給される。

内分泌系

運動により交感神経系活動が促進するので，それに伴いコルチゾール，アドレナリン，ノルアドレナリン，ドパミンなどの分泌が増加する。

体温調節

運動により筋血流が増加すると，皮膚血流が減少する。しかし運動によって筋肉でATP分解により放出されたエネルギーの相当量は熱となるので，体温は上昇する。体熱の放散は，輻射・伝導・対流による物理的放散と，発汗・不感蒸泄による生理的放散に大別されるが，皮膚血流が低下すると物理的放散が抑制される。したがって，発汗による生理的放散が運動時の熱放散の主体になる。発汗は水分脱失を伴うので，運動時には適度な水分補給が必須である。逆に低温環境では震えや随意的運動により筋収縮を行い，体熱産生を積極的に行って体温の低下を防ぐ。

運動による長期的身体機能変化

骨格筋

長期的に運動を行うことにより，筋肥大と筋力増強が起こる。筋肥大の原因は長らく筋線維そのものの肥大によるとされてきたが，それに加え，運動による筋衛星細胞活性化に伴う筋線維数の増加も関与していることが明らかになった。筋力増大は筋肥大のみならず，ある瞬間における活動筋線維数の増加（＝活動する運動単位数の増加）に基づく。

筋線維そのものの性質も変化することが知られている。筋線維タイプはⅠ（遅筋）型，Ⅱa（中間）型，Ⅱb（速筋）型に大別されるが，トレーニングによりⅡb型がⅡa型に移行する。すなわち，嫌気的解糖により速く大きな筋収縮力を発生する速筋から，より酸化的リン酸化によるエネルギー供給が活発になり持続的運動が可能なタイプへと変化する。実際，トレーニングにより筋細胞内AMP-dependent kinase 活性やCa^{2+}/calmodulin-dependent protein kinase Ⅱ活性が上昇し，ミトコンドリア蛋白質合成促進→ミトコンドリア量の増加を引き起こす。このような筋線維の変化は，特に高負荷トレーニングで観察される[5]。なお，ヒトではトレーニングによるⅡ型線維からⅠ型線維への移行は確認できていない。

血流調節

持続的な運動習慣により適応的に心室壁の肥厚・心室内腔拡大が起き，1回心拍出量の増加が起こる。これに伴い昇圧反射が起こり心拍数の低下が生じる（スポーツ心）。一方，運動習慣により動脈硬化の進行が抑制される。

血液ガス調節

運動による機械的刺激，またH^+産生の持続は溶血を引き起こし，代償的に赤血球の新生が促進する。赤血球は老化によりO_2運搬能が低下するので，持続的運動により酸素運搬能が上昇することになる。一方，呼吸筋のトレーニングにより，呼吸筋活動が促進されると胸郭がより拡大し，肺コンプライアンスが上昇する。結果的に持続的運動により血液ガス交換が促進される。

代謝・内分泌

血糖値の低下とインスリン感受性の増大

持続的な運動は，血糖値を下げるとともにインスリン感受性を増大させる（インスリン分泌は運動によりかえって低下する）。この血糖値の低下には，骨格筋細胞内AMP-kinaseの活性化によるグルコース取り込み能の上昇が考えられる[7]。

HDL濃度の増加と中性脂肪濃度の低下

また，運動により高密度リポ蛋白質（high-density lipoprotein；HDL）濃度の増加とトリアシルグリセロール（中性脂肪）濃度の低下が認められる。HDLの増加により動脈から肝臓へのコレステロール輸送が促進されることが，運動による動脈硬化予防のメカニズムとして考えられる[※3][6]。運動によりトリアシルグリセロール濃度が減少するメカニズムとしては，脂肪細胞の機能変化が考えられている。従来トリアシルグリセロールを貯蔵する白色脂肪細胞の機能変化はないと考えられてきたが，最近運動によって白色脂肪細胞の性質が熱産生を行う褐色脂肪細胞様に変化する，または褐色脂肪細胞に置き換わることが報告されている[8]。ただし，このような効果を疑問視する意見もある。

成長ホルモン，テストステロン，マイオカイン分泌の増加

加齢に伴い分泌が低下する成長ホルモンも，トレーニングを行うことにより分泌が増加する。したがって持続的運動は骨・筋肉・肝臓などの組織の増殖を引き起こすことになる。また，運動によってテストステロン（男性ホルモン）分泌は男女ともに増加し，蛋白質合成の促進や情動に働く。ただし，高負荷の運動はかえってテストステロン分泌を抑制する。

運動は筋からのサイトカイン（マイオカイン）分泌を促進する。マイオカインについての詳細は不明であるが，数種類存在すること，筋細胞の寿命，再生，分化[9]，さらに筋細胞への糖取り込みに影響を与えることがわかってきた。

※3　低密度リポ蛋白質（LDL）濃度は運動によって影響を受けないと考えられる[6]。

運動と病態生理

疾病があったとしても適度な運動は身体に好影響を与えると考えられる。

ただし，閉塞性換気障害や間質性肺疾患による拡散障害は肺における血液ガス交換が障害されるので，過度な運動負荷は生命リスクとなる。また，運動開始後数分で起こる運動誘発性喘息は一秒率の低下をもたらすので，適切な処置が必要となる。運動誘発性喘息の原因としては，自律神経興奮バランスの乱れや，気道水分蒸発による気道刺激が考えられている。

また，循環器疾患では運動による血流増加が心機能に対する重大なリスクになるので注意が必要となる。

いずれにせよ，疾病に罹患している場合，罹患前よりも身体活動量が低下していることが多いので，それに対する身体適応がなされている。したがって，疾病罹患者の運動は，その身体適応力に見合った負荷，かつ疾病に運動が悪影響を与えないように注意することが必要である。

文献

1) Hill AV: A Challenge to Biochemists. Biochimica et Biophysica Acta 4, 4-11, 1950.
2) Cain DF, Davies RE: Breakdown of adenosine triphosphate during a single contraction of working muscle. Biochem Biophys Res Commun 8; 361-366, 1962.
3) 鈴木久雄：運動負荷時の腎血行動態．日腎会誌 37(10)：534-542, 1995.
4) Ishida K, Miyamura M : Neural regulation of respiration during exercise :Beyond the conventional central command and afferent feedback mechanisms. J Phys Fitness Sports Med, 1(2): 235-245, 2012.
5) MacInnis MJ, Gibala MJ : Physiological adaptations to interval training and the role of exercise intensity. J Physiol 595(9)；2915–2930, 2017.
6) Patel PN, Zwibel H: Physiology, Exercise. StatPearls［Internet］. Treasure Island（FL）: StatPearls Publishing, 2018.
7) Röckl KS, et al. : Skeletal muscle adaptation to exercise training: AMP-activated protein kinase mediates muscle fiber type shift. Diabetes 56(8): 2062-2069, 2007.
8) Blondin DP, et al.: Contributions of white and brown adipose tissues and skeletal muscles to acute cold-induced metabolic responses in healthy men. J Physiol 593(3); 701-714, 2015.
9) Furuichi Y, Fujii NL : Mechanism of satellite cell regulation by myokines. J Phys Fitness Sports Med 6(5): 311-316, 2017.
10) 能勢　博：運動・体力の生理学．標準生理学 第8版，888-899，医学書院，2014.

II 各種運動療法が身体の機能にもたらす効果

呼吸機能に対する効果

渡邉陽介

内部障害のリハビリテーション（以下，リハ）において，呼吸器疾患患者や心疾患患者を中心に呼吸困難や息切れが運動療法の制限因子となる機会は少なくない。そのため，理学療法士が運動療法をプログラムする際に，各種運動療法が呼吸機能に与える効果を理解することは必須であると考えられる。本項では，呼吸器疾患患者を中心に，運動療法が呼吸機能に及ぼすメカニズムやその位置づけについて理解を深めていく。

身体活動における呼吸機能の基礎知識

身体活動時には組織における酸素需要量が増加する。そのため，心血管系による酸素運搬量の増大に加え，運動負荷に対して換気量を増加させることで，各臓器に十分な酸素供給を図る必要がある。換気の観点からみると，身体活動時には横隔膜や呼吸補助筋は安静呼吸時と比較し過剰な活動を余儀なくされるため，十分な予備力が必要となる。さらに，肺胸郭コンプライアンスの低下などにより換気効率が低下している場合には，その影響はさらに大きなものとなる。一方で，末梢組織の観点からみると，内部障害患者の多くで骨格筋機能異常を呈していることが報告されている（表1）[1,2]。骨格筋機能異常は，筋力低下による身体負荷の増大のみではなく，末梢組織の酸素利用能の低下を惹起し，さらなる換気負荷を身体に要求する。以上をまとめると，運動療法において肺胸郭コンプライアンスや呼吸筋力，骨格筋機能異常の改善を図ることは身体活動時の換気負荷を軽減し，呼吸困難や息切れを軽減するために重要なアプローチと考えられる。以下に，各運動療法別に呼吸機能に与える効果や現在の位置づけをまとめる。

表1 内部障害患者の骨格筋機能異常

- 骨格筋の萎縮，下肢筋優位の筋量低下
- 骨格筋typeⅠ線維の減少，typeⅡ線維の割合の増加
- ミトコンドリア量の減少
- 筋線維に接する毛細血管数の減少
- 酸化活性酵素の低下
- 異化亢進，同化抑制
- 骨格筋の有酸素系代謝に関係する酸化的リン酸化酵素活性の低下
- 酸化ストレスの亢進

（文献1，2を参考に作成）

各種運動療法が呼吸機能へ与える効果

胸郭可動域トレーニング

胸郭可動域トレーニングの概要と呼吸機能へ与える効果

胸郭可動域トレーニングは，徒手胸郭伸張法（図1）や肋間筋のストレッチ（図2），各種呼吸体操などで構成され，主に胸郭の柔軟性の改善を目的にわが国で広く実施される手技をいう。これらの手技を用いて胸郭の柔軟性を改善させることにより，呼吸運動に影響を与える肺胸郭コンプライアンスを改善さ

図1　徒手胸郭伸張法

①上部胸郭の捻転

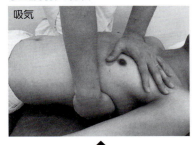

②下部胸郭の捻転

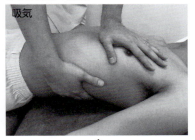

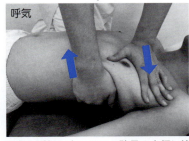

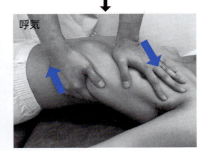

患者の呼気に合わせて，肋骨の走行に注意しながら胸郭を捻転する。

図2　肋間筋のストレッチ

患者の呼気に合わせて，指を引き下げ肋間を伸張する。

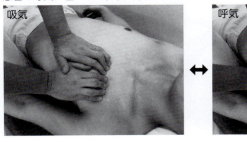

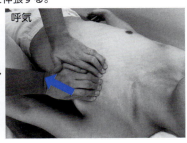

せ，呼吸運動に伴う仕事量を減少させる効果が期待される。また，呼吸筋ストレッチを含む各種呼吸体操（図3）では，胸郭可動域の改善に加え，脳からの呼吸運動に対する指令に対して適切なタイミングで吸気筋・呼気筋の筋紡錘のストレッチを行うことで，中枢と末梢のミスマッチによる呼吸困難を軽減する効果があるとされている[3]。図4に胸郭可動域トレーニングが呼吸機能に与えるメカニズムを示す。

胸郭可動域トレーニングの一般的な適応疾患には慢性閉塞性肺疾患（chronic obstructive pulmonary disease；COPD）が挙げられる。呼吸補助筋の過活動などによって生じる呼吸補助筋の短縮や筋緊張亢進を是正し，換気量の増大や機能的残気量・残気量を減少させ，換気効率の改善や呼吸仕事量の減少を図る。また，胸郭の柔軟性は，COPDに加え拘束性肺疾患においても低下を認めるため，胸郭可動域トレーニングは呼吸器疾患患者の多くが対象になると考えられる。

胸郭可動域トレーニングの位置づけ

胸郭可動域トレーニングは，単独での効果の報告は少なく，さらなる研究が必要であると位置づけられている[4]。しかしながら，慢性閉塞性肺疾患患者においては肺過膨張所見の軽減や運動耐容能の改善効果が報告されている[5]。また，わが国の論文を用いたメタアナリシスにおいては肺活量の増加を認めたことが報告[6]されており，COPD患者で呼吸補助筋の過活動や筋緊張の亢進を認める対象には導入を検討する必要がある。

一方で，急性呼吸不全患者に対する効果に

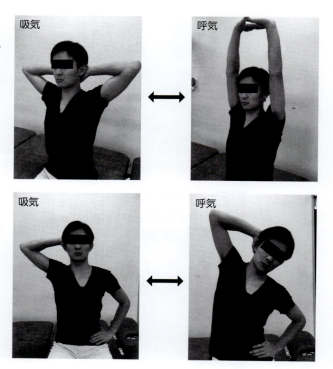

図3 呼吸体操
深呼吸に合わせながら，吸気時に吸気筋を，呼気時に呼気筋をストレッチする。

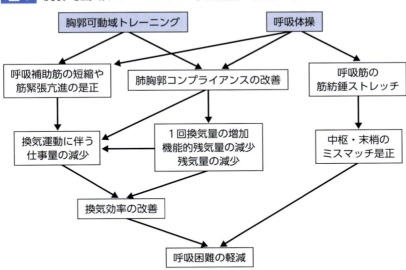

図4 胸郭可動域トレーニングが呼吸機能に影響を与えるメカニズム

関しては，人工呼吸器管理患者に対して肺コンプライアンスの改善効果は乏しかったことが報告されており[7]，その実施に関してはさらなる検討の余地があると考えられる。

呼吸筋トレーニング

呼吸筋トレーニングの概要と呼吸機能へ与える効果

呼吸筋力は換気予備能のなかで重要な位置づけを占める因子である。通常，安静呼吸においては，吸気時には横隔膜や外肋間筋の活動を中心に吸気が行われ，呼気時には肺の弾性作用により呼吸筋を用いずに呼気が行われる。しかしながら，肺胸郭コンプライアンスの低下や気道抵抗の上昇，身体活動による換気需要量の増大などを認める場合においては，安静呼吸の機構に加え，呼吸補助筋が換気量を維持するために重要な役割を担う。特に，呼吸筋力や呼吸筋持久力の低下は，身体

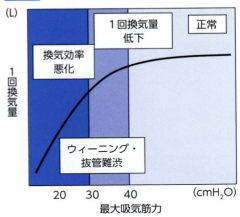

図5 吸気筋力と換気の関係

（文献8より引用）

活動時の呼吸筋疲労を誘発し換気量の維持を困難にする。これは，組織への酸素供給不足や炭酸ガスの蓄積を招来し，呼吸運動の持続を困難にすることであると考えられる。呼吸筋力のなかでも吸気筋力の低下は換気効率の悪化につながり（図5），呼気筋力の低下は咳嗽力などと関連するといわれている[8]。そのため，呼吸筋力のなかでも特に吸気筋力の

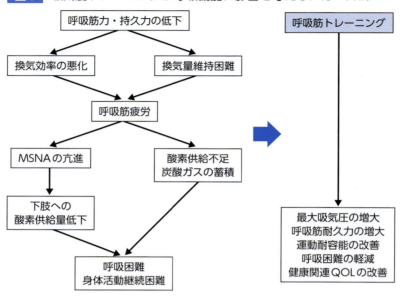

図6 吸気筋トレーニングが呼吸機能に影響を与えるメカニズム

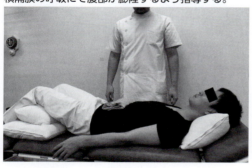

図7 腹部重錘負荷法
横隔膜の呼吸にて腹部が膨隆するよう指導する。

低下を認める症例（慢性呼吸器疾患や神経筋疾患，高位脊髄損傷，慢性心疾患の患者な

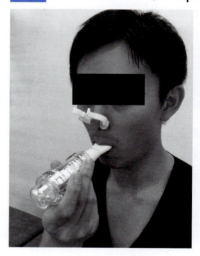

図8 Threshold®IMT（Phillips）

最新の研究

呼吸筋疲労と末梢血管収縮??

　近年，呼吸筋疲労が換気運動の持続困難以外に筋交感神経活動（muscle sympathetic nerve activity；MSNA）を亢進させ，それによって生じる血管収縮により下肢への酸素供給量が低下することが報告されている[9,10]。呼吸筋トレーニングによる呼吸筋疲労の抑制は，換気の観点のみならず，末梢組織への酸素供給の観点からも重要となる可能性があるため，今後，呼吸筋トレーニングの有効性を示すさらなる生理学的研究が望まれる。

呼吸機能に対する効果

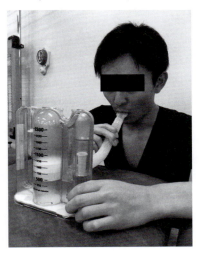

図9　インセンティブスパイロメータ（メドトロニック）

ど）を対象に呼吸筋トレーニングが運動療法に選択される機会も多い。図6に吸気筋トレーニングが呼吸筋力低下症例に与えるメカニズムを示す。

　呼吸筋トレーニングは呼吸筋，特に吸気筋に適度な負荷刺激を加えることでその強化を図り，換気の改善や呼吸困難の軽減を図る方法である。吸気筋トレーニングには，腹部重錘負荷法（図7）や，Threshold®IMT（図8），インセンティブスパイロメータ（図9）などのさまざまなデバイスを用いる方法がある。呼吸筋トレーニングの適応基準に関しては一定のコンセンサスを得られていないものの，呼吸筋力の著しい低下を認めるものや，呼吸筋力の低下が運動耐容能の低下や自覚症状に影響を与えているものが対象となる。

呼吸筋トレーニングの位置づけ

　呼吸筋トレーニングに関して科学的なエビデンスが提唱されているものとして，COPD患者が挙げられる。GOLDのガイドライン[11]では，包括的呼吸リハビリプログラムにおいて，呼吸筋トレーニングを併用すると付加効果があると報告されている。また，近年のメタアナリシスにおいて，最大吸気圧，呼吸筋耐久力，漸増負荷圧，運動耐容能，Borgスケール，呼吸困難，健康関連QOLのすべての項目で有意な改善が得られたことを報告している[12]。

　一方，人工呼吸器管理となった急性呼吸不全患者においては，従来は呼吸筋トレーニングよりも呼吸筋の休息による呼吸筋疲労の改善がウィーニングに重要であるとされてきた。しかし，人工呼吸器離脱難渋症例や集中治療室管理の人工呼吸器管理患者において，吸気筋トレーニングがウィーニングに対し有効であった報告[13]もみられており，呼吸筋力の低下が持続的な換気の維持に影響を及ぼしていると考えられる症例に関しては吸気筋トレーニングの導入が有効な可能性がある。

　また，呼吸器疾患患者以外にも，前述のさまざまな呼吸筋力の低下を認める疾患患者においてその有用性に関する報告がなされてい

臨床への応用

呼吸筋トレーニング導入のコツ!!
　呼吸筋トレーニングの対象患者の多くは，呼吸筋力の低下により運動耐容能の低下や自覚症状に影響が及んでおり，呼吸筋トレーニングにより強い呼吸困難が引き起こされる可能性が高い。そのため，リハ介入の初期の段階から高負荷で呼吸筋トレーニングを導入することは，患者のアドヒアランスの低下を招く危険性を有するため注意が必要である。コンディショニングやその他の運動療法を先行して行い，リハへの意識付けが十分に高まった後に，患者の呼吸困難に合わせ負荷量や実施頻度を調整して導入を始めることが望ましい。

る[14,15]。しかし，呼吸器疾患患者同様にそのエビデンスの構築にはさらなる臨床研究の蓄積が必要な現状がある。

有酸素運動とレジスタンストレーニング

有酸素運動とレジスタンストレーニングの概要と呼吸機能へ与える効果

有酸素運動やレジスタンストレーニングは内部障害患者に対する運動療法の中心を担うプログラムであり，有酸素運動は主に歩行やエルゴメータを用い全身持久力の改善を図るものを，レジスタンストレーニングは四肢・体幹筋を中心に運動負荷を与えることで筋力の向上や骨格筋機能異常の改善を図るものをいう（詳細はp.8,「有酸素運動」，p.24,「レジスタンストレーニング」を参照）。

有酸素運動が呼吸機能に与える効果として，身体活動時の最大分時換気量（$\dot{V}Emax$）や肺拡散能力の向上，呼吸筋の強化が挙げられる。前述のように，身体活動時に酸素需要が高まる状態において，呼吸の観点では換気量を増加させることで十分な酸素供給を図る必要がある。そのため，$\dot{V}Emax$の向上は身体活動時の換気の増大に寄与するため，運動耐用能と関連する重要な因子であると考えられる。一般男性において，$\dot{V}Emax$は安静検査における最大換気量（maximum voluntary ventilation；MVV）の約60～70%までしか増加しない[16]。これは身体活動時に30～40%程度の換気予備能を残していることを意味するが（図10），一般男性においてはこの換気予備能を使用することは通常困難である。しかし，スポーツ選手においては，$\dot{V}Emax$をMVVにより近似した高い水準まで増加させることが可能となる[16]。すなわち，MVVと$\dot{V}Emax$の差である換気予備能は有酸素運動により小さくできることを意味し，換気予備能を利用し分時換気量を増大させることが可能となると考えられる。$\dot{V}Emax$は全身持久力の指標である持久走時間と密接に関係している（図11）[17]ため，有酸素運動で$\dot{V}Emax$を増大させる意義は非常に高い。また，有酸素運動時には1回換気量が増加するような深い呼吸を行うため，有効肺胞換気量が増加する。同時に，身体活動時には肺毛細血管血流量が増加するため，その結果として肺拡散容量の増加に至る。加えて，身体活動に伴う換気の増大は呼吸筋に対する持続的な動的トレーニングになるという側面をもつため，呼吸筋力・筋持久力の改善に伴う呼吸筋疲労の抑制や，換気効率の改善が期待できる。呼吸器疾患患者を例に挙げると，重症のCOPD患者では換気予備能が非常に低いため，身体活動時には換気能力を最大限に利用していることを意味する（図12）[18]。そのため，慢性閉塞性肺疾患患者においては，有酸素運動による$\dot{V}Emax$の向上を図ることは困難であり，後述する末梢要因の効果をより期待する必要

図10 MVVと漸増運動負荷時の$\dot{V}Emax$との関係

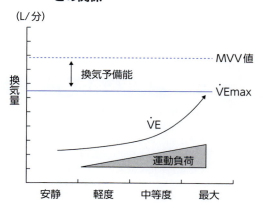

呼吸機能に対する効果

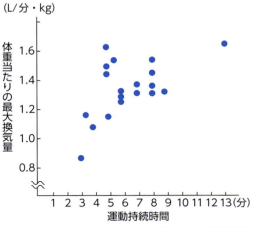

図11 トレッドミルでの持久走時間とVEmaxの関係

(文献17より一部改変引用)

があると考えられる。

末梢組織の観点からみると，有酸素運動やレジスタンストレーニングにより動静脈酸素較差が増大する，すなわち筋肉内における酸素利用能が高まることが呼吸に対し有益な効果をもたらすと考えられる。この生理学的なメカニズムとして，ミトコンドリアの数や大きさが増大すること，筋線維あたりの毛細血管数が増大すること，筋線維のうちtype Ⅱ b線維がtype Ⅱ aに変異すること，type Ⅱ 線維内のミトコンドリア量が増大することなどが報告されている[19,20]。COPD患者や慢性心疾患患者では，筋力低下に加え，筋線維に接する毛細血管数の減少，有酸素性のエネルギー代謝に優れたtype Ⅰ 線維の比率低下，酸化酵素活性の低下などの骨格筋機能異常を呈

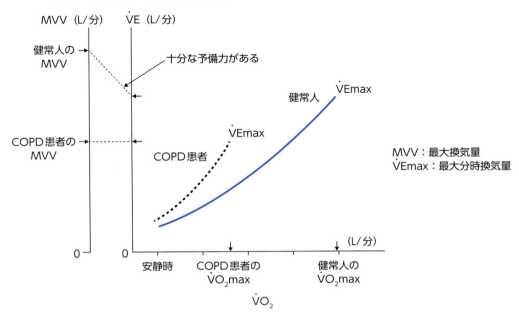

図12 健常者とCOPD患者の運動に伴う換気量の反応の比較
健常者のVEmaxはMVVよりも十分に低く，換気予備能が高い。一方，COPD患者では，VEmaxとMVVが近似するため換気予備能は乏しい。

MVV：最大換気量
VEmax：最大分時換気量

(文献18より引用)

することが報告されている（表1）[1,2]。そのため，有酸素運動やレジスタンストレーニングにより骨格筋機能異常の是正を図り，身体活動の重要な構成因子である筋肉の生理学的な適応により酸素利用能が高まることで，結果として呼吸に有益な効果が得られると考えられる。動静脈酸素較差の増加は，心拍出量の増加以上に最大酸素摂取量に寄与すると報告[21]されており，酸素利用能の改善は運動耐容能に対して重要な因子である。加えて，レジスタンストレーニングによる筋力の向上は，身体活動をより容易に実施可能とするため，乳酸産生の抑制などにより心肺系にかかる負荷を軽減することが可能となる点も重要である。図13に有酸素運動が呼吸機能に影響を与えるメカニズムを，図14に有酸素運動やレジスタンストレーニングが末梢要因に影響を与えるメカニズムを示す。

有酸素運動とレジスタンストレーニングの位置づけ

有酸素運動の有用性は，COPD患者に限らず，さまざまな呼吸器疾患患者や心疾患患者など多くの疾患において高いエビデンスを有する。内部障害患者にとって必須の運動療法であるため，強度や実施時間，インターバルトレーニングなどの運動様式を工夫し，積極的に処方すべきプログラムであることは明らかである。

一方で，レジスタンストレーニングは，呼吸障害を有するCOPD患者において，その単独での効果は十分には実証されてはいない。しかしながら，複数のガイドライン[11,22]において有酸素運動との併用が推奨されているため，特に骨格筋機能異常を呈するような症例では導入が必要と考えられる。また，他のさまざまな内部疾患患者においてもその有効性は明らかであり，われわれ理学療法士が積極的に実施すべき運動療法となる。

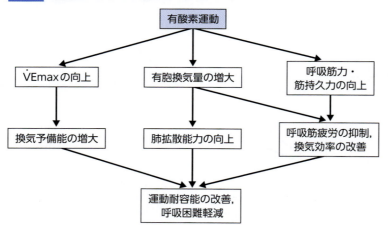

図13 有酸素運動が呼吸機能に影響を与えるメカニズム

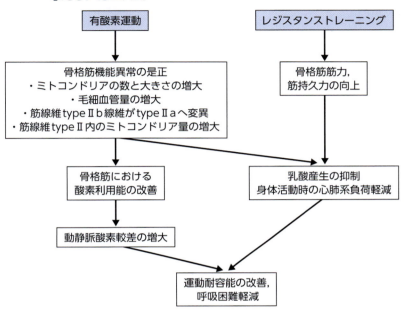

図14 有酸素運動とレジスタンストレーニングが末梢要因に影響を与えるメカニズム

　本項では，各種運動療法が呼吸機能に及ぼす生理学的効果とその位置づけについて述べた．息切れや呼吸困難に対し，実施可能かつ有効性が期待できる運動療法をプログラムすることが，内部障害患者を担当する理学療法士に必要な知識であると考えられる．

臨床への応用

重症患者にはレジスタンストレーニングが重要‼
　換気制限が著しい重症のCOPDや慢性心疾患患者では，持続的な有酸素運動の導入が困難な場面が多い．そのような症例にはインターバルトレーニングを導入し，換気負荷を軽減した有酸素運動が適応となる可能性が高い．また，換気負荷や循環負荷がより少ないレジスタンストレーニングの比重を高めることが呼吸に対し有効なアプローチとなることも多いため，その導入を検討すべきである．

文献

1) 高橋哲也：運動療法の実際－有酸素運動とレジスタンストレーニングについて－. Med Reha 165；56-66, 2013.
2) 山田　深：レジスタンストレーニングの効果と進め方. 臨床スポーツ医学 25(11)；1277-1284, 2008.
3) Yamada M, et al.：Benefits of respiratory muscle stretch gymnastics in chronic respiratory disease. Showa Univ J Med Sci 8(1)；63-71, 1996.
4) 日本呼吸ケア・リハビリテーション学会呼吸リハビリテーション委員会ワーキンググループ, 日本リハビリテーション医学会呼吸リハビリテーションガイドライン策定委員会, ほか 編：呼吸リハビリテーションマニュアル－運動療法－第2版, 照林社, 2012.
5) 高橋仁美：呼吸理学療法のエビデンスを探る　メタアナリシスの見地から. 理学療法のとらえかたPART4－Clinical Reasoning－(奈良　勲, ほか 編), 88-98, 文光堂, 2003.
6) 高橋仁美, 塩谷隆信, 宮川哲夫：呼吸リハビリテーションのガイドラインをめぐって：わが国における呼吸理学療法の科学性 - メタアナライシスを用いて - . 日呼管誌 11；399-403, 2002.
7) 横山仁志, ほか：人工呼吸器装着患者に対する徒手胸郭身長運動が肺メカニクスに及ぼす影響. 総合リハ 38(5)；469-473, 2010.
8) 横山仁志：呼吸筋力－評価と改善方法－. 人工呼吸器管理実践ガイド(道又元裕, 小谷　透, 神津　玲 編), 317-321, 照林社, 2009.
9) St Croix CM, et al.：Fatiguing inspiratory muscle work causes reflex sympathetic activation in humans. J physiol 529(Pt2)；493-504, 2000.
10) Sheel AW, et al.：Fatiguing inspiratory muscle work cause reduction in resting leg blood flow in humuns. J physiol 537(Pt1)；277-289, 2001.
11) Global Initiative for Chronic Obstructive Lung Disease. Global Strategy for the Diagnosis, Management and Prevention of Chronic Obstructive Pulmonary Disease. NHLB／WHO workshop report. Bethesda, National Heart, Lung and Blood Institute, April 2011；Update of the Management Sections, GOLD website(www.goldcopd.com), updated：December 2016.(2018年2月1日時点)
12) Gosselink R, et al.：Impact of inspiratory muscle training in patients with COPD：what is the evidence？ Eur Respir J 37(2)；416-425, 2011.
13) Elkins M, Dentice R：Inspiratory muscle training facilitates weaning from mechanical ventilation among patients in the intensive care unit：a systematic review. J Physiother 61(3)；125-134, 2015.
14) Smart NA, Giallauria F, Dieberg G：Efficacy of inspiratory muscle training in chronic heart failure patients：a systematic review and meta-analysis. Int J Cardiol 167(4)；1502-1507, 2013.
15) Berlowits DJ, Tamplin J：Respiratory muscle training for cervical spinal cord injury. Cochrane Datebase Syst Rev, 2013.
16) 有薗真一, 三川浩太郎：トレーニングの効果. リハビリテーション運動生理学(玉木　彰 監, 解良武士 編), 186-199, メジカルビュー社, 2016.
17) 猪飼道夫, 宮村実晴：心拍出量からみた全身持久性. 体育の科学 17；344-349, 1967.
18) 平賀　通, 栗原直嗣：閉塞性肺疾患管の運動負荷試験. 呼吸器疾患の運動療法と運動負荷テスト 改訂第2版(谷本晋一 編), 克誠堂出版, 2007.
19) Chi MM, et al.：Effects of detraining on enzymes of energy metabolism in individual human muscle fibers. Am J Physiol 244(3)；C276-287, 1983.
20) Jansson E, Kaijser L：Muscle adaptation to extream endurance training in man. Acta Physiol Scand 100；315-324, 1977.
21) Seals DR, et al.：Endurance training in older men and women. I. Cardiovascular responses to exercise. J Appl Physinol 57(4)：1024-1029, 1984.
22) Ries AL, et al.：Pulmonary Rehabilitation：Joint ACCP/AACVPR Evidence-Based Clinical Practice Guidelines. Chest 131(5 Suppl)；S4-S42, 2007.

II 各種運動療法が身体の機能にもたらす効果

循環機能に対する効果

山元佐和子

運動中の心血管系の効果および反応

運動時，筋が収縮するために細胞のエネルギー需要は増加する。細胞のエネルギー需要の充足には，酸素輸送と，細胞内でのエネルギー代謝が必要である。内呼吸は細胞でのガス交換，外呼吸は肺でのガス交換とされ，主に細胞の酸素需要と代謝によって新たに産生された二酸化炭素の除去需要を満たすために行われる。

細胞でのガス交換と肺でのガス交換を，それぞれ末梢循環および肺循環を介して連関させているのが心臓である（p.88, 図1参照）[1]。

循環系中にある血液の60%以上は，通常は静脈内に存在している。運動時，細胞の酸素需要と二酸化炭素の除去需要の増大に伴い静脈還流量が増加する。大静脈から右心房へ戻ってきた血液の80%は右心房の収縮よりも早期に右心室へと流入する。このとき静脈還流量の増加によって右心房壁が引き伸ばされ，洞房結節の伸展および心房の伸展によって心拍数が10〜20%増加する。心房の伸展によって中心静脈系の伸展受容器が刺激されることで交感神経の緊張が増強し心拍数が増加する現象をベインブリッジ反射という。心拍数の増加と，静脈還流量の増加に伴って心室が充満し，心室筋の張力ひいては収縮力が増強されるため，心拍出量が増加する。

運動時，筋の需要を満たす大量の循環血液量の供給には，動脈圧の上昇および交感神経活性の増加が必要である。これにより，末梢循環では末梢血管床の拡張が，肺循環では肺血管の動員と拡張による肺血流量の増加が生じる[2]。

末梢循環

不活動時の筋血流量は750 mL/分であるが，運動時には前述の反応によって不活動時の約20倍に増加する一方で，筋収縮相では血管の圧迫により筋血流量は低下し，一時的に血流がほぼ停止する（このため，運動中の末梢循環の評価は難しい）[2]。

肺循環

肺血管の動員増加および肺血管の拡張は，心拍出量に影響される。左右シャントや肺塞栓のない場合には運動中の心拍出量と肺血流量は同じであることから，呼気終末二酸化炭素濃度（end tidal carbon dioxide；$ETCO_2$）で心拍出量の評価が可能である（図1）。ほかにも呼気ガス分析より，運動中の$\dot{V}E$ vs $\dot{V}CO_2$ slopeおよび$\dot{V}E/\dot{V}CO_2$動態により換気血流比不均衡の評価が可能である。

図1 ETCO₂

20歳代前半の健常男性における運動中のETCO₂のグラフ。

プロトコルは20 wattで4分間のウォーミングアップ，20 watt/分のRamp負荷である。

拡散障害のない限り，血液中の二酸化炭素はほぼ完全に肺胞内に拡散されるため，呼気終末の二酸化炭素濃度（あるいは呼気終末二酸化炭素分圧）の動態を見ることによって，肺血流量の増減を推し量ることができる。

グラフでは4分間の安静の後，運動（ウォーミングアップ）を開始すると肺血流量および換気領域が増大し，ガス交換が行われる領域が増える様子が読み取れる。

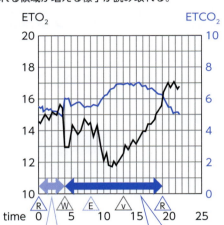

R：安静
W：ウォームアップ
v：嫌気性代謝閾値（AT）
E：漸増運動負荷

安静時
換気領域は上2/3，血流領域は下2/3であり，換気と血流の重なる部分（ガス交換領域）は中1/3ほどである。

換気領域　　血流領域　　ガス交換領域

運動時
運動開始とともに呼吸が深くなるため換気領域は増大，血流も増加するため，換気と血流の重なる部分（ガス交換領域）は増大する。

換気領域　　血流領域　　ガス交換領域
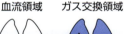

心拍数

心拍数は，運動中の心拍応答評価に用いられる。さらに，運動中の1回拍出量の平定化を心拍数の増加によって代償し心拍出量が維持されているかどうか，安静時〜中等度運動時にかけての副交感神経活性，および中等度以上の運動における交感神経活性の大まかな評価も可能である。

酸素摂取量

酸素摂取量は，Fickの式より，分時心拍出量と動静脈酸素較差の積で表される（図3）。このことから，運動中の酸素摂取量の動態は心拍出量の間接的な評価に用いられる。

酸素脈

酸素脈は，酸素摂取量を心拍数で除した値である。心拍出量が心拍数と1回拍出量の積で表されることから，酸素摂取量を心拍数で除した酸素脈は1回拍出量の間接的な指標として用いることができる（図4，5）。また，運動負荷試験において十分な負荷が実施できた場合，最高酸素摂取量および最高酸素脈の年齢別標準値に対する比率を比較することで，運動の制限因子が循環機能であるか否かを判別することも可能である（図6）。

循環機能に対する効果

図3　Fickの式

$C(a-v)O_2$ dif. は，通常，大きな変化のないものとされているため，$\dot{V}O_2$ の増加からCO（心拍出量）の増加を類推することができる。エルゴメータ負荷を用いた場合，負荷 10 watt/分の増加に対し，$\dot{V}O_2$ 100 mL/kg/分増加が通常とされる。

$$CO = \frac{\dot{V}O_2}{C(a-v)O_2\,dif.} \quad \text{より,} \quad \dot{V}O_2 = CO \times C(a-v)O_2\,dif.$$

図4　酸素摂取量と心拍出量

$$CO = SV \times HR \quad \text{より,} \quad \dot{V}O_2/HR \fallingdotseq SV$$

Fickの式より，
$$\dot{V}O_2 = CO \times C(a-v)O_2\,dif.$$

$C(a-v)O_2$ dif. ＝動静脈酸素較差

動静脈酸素較差は動脈と静脈の酸素含有量の差であり，疾患によらずほぼ一定といわれている（※諸説あり）。
したがって，$\dot{V}O_2$ の増加動態≒CO（心拍出量）の増加動態と考えることができる。

図5　$\dot{V}O_2$/HRとSV

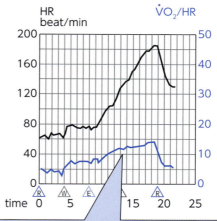

Fickの式より，
$$\dot{V}O_2 = CO \times C(a-v)O_2\,dif.$$

また，
CO（心拍出量）＝SV（1回拍出量）×HR（心拍数）

以上より，HR（心拍数）に影響する内服および事象のない場合は
$$\dot{V}O_2 / HR \fallingdotseq SV$$

Tips

内部障害と認知症，ときどき変形性膝関節症

「認知症はありません」…申し送りで見たり，聞いたりすることの多いこの一言だが，根拠となるはずの検査結果がどこにも記されていないことがある。急性期を脱してきた高齢患者の情報は，控え目に言っても偏っていることが多い。例えば，「左室駆出率37%，洞調律で120回/分の頻脈時も自覚症状に乏しく…」と記されている患者が脳梗塞や失語症を合併していたり，「6分間歩行距離は120mで息切れスケール7」の患者は両側の変形性膝関節症だったり。高齢化が何かと問題視される昨今，内部障害を有する患者もまた，例外なく年齢を重ねていく。疾患と目の前にいる患者…理学療法士が向き合わなければならないのは，どちらだろうか。

図6 心肺運動負荷試験報告書の1例（健常男性）

十分な負荷がかかっていたか，運動の制限因子は循環器か呼吸器か，または骨格筋かを読み取り，運動処方のターゲットを決めていく。図にはないが，COPDなどの呼吸器疾患がある症例や，薬剤性の肺線維症も起こりうることから，SpO_2を経時的にモニタリングする場合もある。

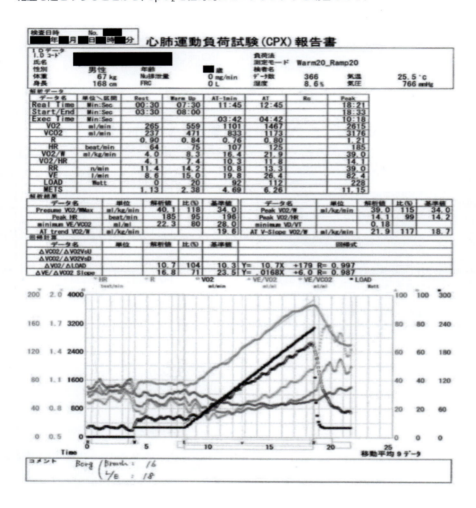

有酸素運動が循環機能にもたらす効果

ここではいわゆる持続性トレーニングの効果について述べる。

有酸素運動は，安静時においては1回拍出量の増加および心拍数の低下をもたらす。運動時においては心拍出量の増加および1回拍出量の増加をもたらす[8]。

typeⅡ線維内で，より酵素活性が高くかつ解糖系の活性が低いtypeⅡa線維へと組成が変化することがある。これはミトコンドリア内での酵素濃度や，ミトコンドリアの数やサイズの変化によると考えられている。

また，typeⅠ線維では，トレーニングによってミオグロビン量の変化を認める。これらの変化により筋の酸素抽出効率が増加し，末梢循環の効率が改善する[9]。

そのほかに心血管系の変化として，冠血流量の増加，動脈コンプライアンスの増大，心臓の心室壁肥厚，心室腔拡大，動静脈酸素較差増大がある[10]。

インターバルトレーニングが循環機能にもたらす効果

持続的トレーニングの効果と解糖系トレーニングの効果がある。心拍数，内分泌，インスリン抵抗性および血糖値，乳酸値，代謝，自律神経系への効果が報告されている[11, 12]。

留意すべき点

多くの報告がされている運動様式だが，報告によって運動負荷およびインターバル時間が異なるため，実際に処方する際は高強度および休息（低強度）の負荷・時間の設定に注意が必要である。

また，近年では対象者の高齢化や重症化のため，極低負荷の運動であっても持続可能時間が3〜5分となることが少なくない。こうした場合に，次善の策としてインターバルトレーニングの様式を用いることもある。

プラスαのアプローチ

「とりあえず有酸素運動」にアドオンすべき運動は？ これからの運動処方

患者への運動療法導入期，貴重な情報源となるのが心肺運動負荷試験（cardiopulmonary exercise test；CPX）testである。有酸素運動を嫌気性代謝閾値（anaerobic threshold；AT）時の負荷量で処方しておけば患者は良くなる…漠然とそう考えてはいないだろうか。そもそも制限となったのが運動器か循環器かで運動処方は異なる。心機能の動態，筋力やミトコンドリア機能の低下，呼吸器や神経系の異常反応…運動療法とは，CPXから得られるこれらの情報を駆使して処方するべきものである。CPXを実施しない場合は？ もちろん，運動に伴って生じる現象に細心の注意を払い，心身への影響を想像し，情報を得るためにあらゆる努力をする。これこそが従来の，そしてこれからの運動処方の『当たり前』である。

レジスタンストレーニングが循環機能にもたらす効果

運動負荷として最大握力の25〜30％のハンドグリップを用いた研究では，3〜5分の運動で心室性期外収縮や心室頻拍の出現（図7）[13]，左室拡張末期圧の上昇[14]，収縮期血圧の上昇[15]などの報告がある．このため，1990年代になって，持続的な等尺性収縮を避けるよう運動様式を工夫したレジスタンストレーニングのエビデンスが認知されるまでは，心疾患患者に対する筋力強化は禁忌であるとされてきた．

近年では，安静時血圧に対する効果[16]，橈骨動脈のリモデリング[17]，末梢血管反応に対する効果などが報告されている（表1）[16]．

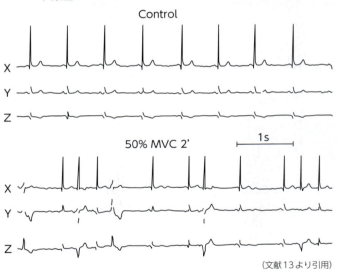

図7　ハンドグリップ負荷による有害事象
等尺性ストレステストにより認めた不整脈の一例．上室性に加えて多原性での心室性不整脈を認める．50%MVC2'とは，最大収縮の50%でのハンドグリップを2分間維持した状態である．

（文献13より引用）

留意すべき点

フレイルやサルコペニア合併例に対する日常生活活動（activities of daily living；ADL）の維持および改善目的の抵抗運動，運動導入期における筋力強化や筋萎縮の予防，筋量の増加や代謝改善を目的とした運動といった筋に対するこれらのアプローチについて，筋の収縮様態および目的に基づいて整理された語を正しく使う必要がある。

表1 有酸素運動とレジスタンストレーニングの効果の比較

	有酸素運動	レジスタンストレーニング
骨密度	↑	↑↑↑
体組成		
脂肪量	↓↓	↓
筋肉量	↔	↑↑
筋力	↔	↑↑↑
ブドウ糖代謝		
ブドウ糖負荷に対するインスリン反応	↓↓	↓↓
基礎インスリン量	↓	↓
インスリン感受性	↑↑	↑↑
血清脂質		
HDL	↑↔	↑↔
LDL	↓↔	↓↔
安静時心拍数	↓↓	↔
安静時血圧		
収縮期	↓↓	↓
拡張期	↓↓	↓
身体持久性	↑↑↑	↑↑
基礎代謝	↑	↑↑

↑：増加　↓：減少　↔：わずかな影響

（文献16より翻訳引用）

歩行訓練が循環機能にもたらす効果

留意すべき点

　歩行は日常生活に最も取り入れやすい運動様式であり，継続にかかるコストも低いため，非監視型の運動として歩数や持続時間で処方されることが多い．しかし，トレッドミルなどの機器を使用しない場合，運動場所のセッティングにより天候や信号あるいは交通量によるインターバルの有無がある，快適歩行速度に個体差があるなど，運動様式が一定とならず，定量負荷が困難である．

　以上より運動が循環機能に与える効果をまとめると，最大酸素摂取量の増加，同一の最大下負荷強度における心筋酸素消費・心拍数・血圧の減少，骨格筋における毛細血管の増加，血中乳酸蓄積の運動閾値および疾患の徴候と症状を生じさせる運動閾値の増大となる（図8）[17]．心筋梗塞などの冠動脈疾患に対しては，一次予防・二次予防とも死亡率が減少した．特に二次予防の心臓血管死の減少は心臓リハの効果である．一方で，非致死性の再梗塞発症率については，過去には効果が明らかでないとした報告もある．

Tips

もう古い？　今は誰もやらない？：ハンドグリップ負荷と心血管系有害事象

　心疾患のリハビリテーション（以下，リハ）においてレジスタンストレーニングが推奨され始めたのは2000年代以降になってから．1970年代，最大握力の20〜50％のハンドグリップ負荷，つまり等尺性収縮を行った際の心血管系の有害事象が相次いで報告されたことが21世紀になるまで敬遠されてきた一因である．現在広く実施されているレジスタンストレーニングは等張性収縮であり，有害事象が報告されたハンドグリップ負荷とはまったく別のもの．等尺性収縮を数分間続けるようなハンドグリップ負荷なんて，今となってはもう誰もやらない…本当に？　心不全の対象者においても高齢化が進み，サルコペニアやフレイルが問題視される今日，われわれはハンドグリップ負荷と本当に無縁でいられるだろうか？

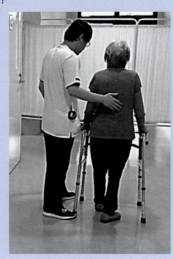
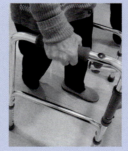

効果とリスクを慎重に見極め，運動に関連した事故および有害事象の徴候について運動を行う当事者を含めた全員が情報を共有し対応することが，運動の効果を最大限に得るための条件である。

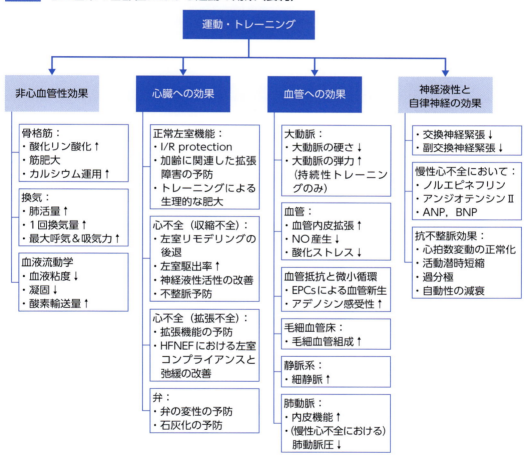

図8 心血管系の各部位における運動の効果（要約）

HFNEF：heart failure with normal ejection fraction（正常駆出率の心不全）
ANP：atrial natriuretic peptide（心房性ナトリウム利尿ペプチド）
BNP：brain natriuretic peptide（脳性ナトリウム利尿ペプチド）

（文献17より翻訳引用）

文献

1) Wasserman K, et al. : Principles of exercise testing and interpretation. Fifth edition, Williams & Wilkins, 2012.
2) 御手洗玄洋 監訳:ガイトン生理学 原著第11版, エルゼビア・ジャパン, 2010.
3) 安達 仁:CPX・運動療法ハンドブック 改訂3版, 中外医学社, 2015.
4) 日本体力医学会体力化学編集委員会 監訳:運動処方の指針 運動負荷試験と運動プログラム 原書第8版, 南山堂, 2011.
5) 斎藤宗晴:運動負荷試験入門, 中外医学社, 2001.
6) Astrand PO, et al. : Cardiac output during submaximal and maximal work. J Appl Physiol 19(2) ; 268-274, 1964.
7) Donald KW, et al. : The effect of exercise on the cardiac output and circulatory dynamics of normal subjects. Clin Sci 14(1); 37-73, 1955.
8) Leon AS, et al. : Cardiac rehabilitation and secondary prevention of coronary heart disease: an American Heart Association scientific statement from the Council on Clinical Cardiology (Subcommittee on Exercise, Cardiac Rehabilitation, and Prevention) and the Council on Nutrition, Physical Activity, and Metabolism (Subcommittee on Physical Activity), in collaboration with the American association of Cardiovascular and Pulmonary Rehabilitation. Circulation 111(3) ; 369-376, 2005.
9) Clausen JP, et al. : Central and peripheral circulatory changes after training of the arms or legs. Am J Physiol 225(3) ; 675-682, 1973.
10) Haykowsky MJ, et al. : A meta-analysis of the effect of exercise training on left ventricular remodeling in heart failure patients: the benefit depends on the type of training performed. J Am Coll Cardiol 49(24) ; 2329-2336, 2007.
11) Boutcher SH : High-intensity intermittent exercise and fat loss. J Obes 2011:868305, 2011
12) Wisløff U, et al. : Superior cardiovascular effect of aerobic interval training versus moderate continuous training in heart failure patients. A randomized study. Circulation 115 ; 3086-3094, 2007.
13) Atkins JM, et al. : Incidence of arrhythmias induced by isometric and dynamic exercise. Br Heart J 38(5) ; 465-471, 1976.
14) Kivowittz C, et al. : Effects of isometric exercise on cardiac performance. The grip test. Circulation 44(6) ; 994-1002, 1971.
15) Lind AR, McNicol GW : Muscular factors which determine the cardiovascular responses to sustained and rhythmic exercise. Can Med Assoc J 96(12) ; 706-715, 1967.
16) Braith RW, Stewart KJ : Resistance exercise training: its role in the prevention of cardiovascular disease. Circulation 113(22) ; 2642-2650, 2006.
17) Maiorana AJ, et al. : The impact of exercise training on conduit artery wall thickness and remodeling in chronic heart failure patients. Hypertension 57(1) ; 56-62, 2011.
18) Gielen S, Schuler G, Adams V : Cardiovascular effects of exercise training: molecular mechanisms. Circulation 122(12) ; 1221-1238, 2010.

II 各種運動療法が身体の機能にもたらす効果

代謝機能・腎機能に対する効果

浅野貞美

##〈代謝機能に対する効果〉

代謝とは，生体内で起こる化学変化または化学反応の総体であり，生体内で起こるさまざまな化学反応の過程を意味している[1]。われわれは食事によって栄養素を摂取し，それを消化・吸収して肝臓や筋などで代謝し，生命を維持するためのエネルギーとしている。また，運動を行うためにもエネルギーが必要である。運動は，短時間で膨大なエネルギーを必要とする運動や持続的に少ないエネルギーを必要とする運動など幅広い範囲に及んでいる。

本項では生体内でエネルギーがどのように産生されるのかを簡潔に説明する。また，運動中のエネルギー産生のために必要となる栄養素は，糖質，脂質，蛋白質であるが，これら栄養素の代謝や運動による代謝変動，運動療法が代謝機能にもたらす効果について概説する。

 エネルギー

筋収縮におけるエネルギー源

筋収縮の直接的なエネルギー源であるアデノシン三リン酸（adenosine triphosphate；ATP）は，細胞が活動するためのエネルギーを供給する高エネルギーリン酸化合物であり，最も重要なものの1つである。ATPは，アデニンとリボースにより形成されたアデノシンに3つのリン酸基が結合したものであり（図1①），アデノシン二リン酸（adenosine diphosphate；ADP）と無機リン酸（Pi）に分解される際にエネルギーが放出される。この放出されたエネルギーを用いて細胞は活動できる（図1②）。

ATPはほぼすべての細胞，特に筋細胞に貯蔵されているが，体内に貯蔵されているATP量は非常に少なく，また，ATP1分子から得られるエネルギーはわずかなため，短時間であっても筋収縮を継続することはできない。すなわち骨格筋の持続的収縮を行うためにはATPの分解と同時にATPを再合成しなければならない。ATPを分解するときにはエネルギーが放出されるため，ATPの再合成にはエネルギーが必要となる。このATP再合成のためのエネルギーは，クレアチンリン酸（creatine phosphatase；CP）および3大栄養素である糖質，脂質，蛋白質の分解から得られる（図1③）。

エネルギー供給機構

ATPを再合成するエネルギー供給機構は，ATP-CP系，解糖系，有酸素系の3つに大別され（表1），運動の種類，時間，強度

75

によって影響を受ける。3つのエネルギー供給機構のうち、ATP-CP系と解糖系は化学反応過程に酸素を必要としないため、無酸素系とよばれる。

図1 ATP

①ATPの構造

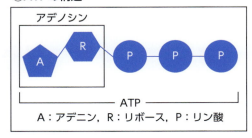

②ATPの分解

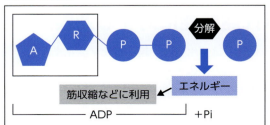

③ATPの再合成

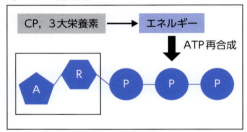

表1 各エネルギー供給機構の特徴

	ATP-CP系	解糖系	有酸素系
エネルギー源	CP	糖質	糖質，脂質，蛋白質
ATP供給速度	非常に速い	速い	遅い
運動継続時間	8秒	33秒	無制限

Tips

動作再獲得のコツ

日常生活活動訓練において動作の再獲得に難渋するときは、セラピスト側に問題がある場合が少なくない。

例として、立ち上がり動作を獲得するためには体幹の前傾が必要であるが、その際に口頭指示のみだと・・・患者は、「前傾角度や手足をどこに置いたらよいかわからない」→「イメージが浮かばない」→「動作できない」という状況に陥ってしまう。

「やってみせ、言って聞かせて、させてみせ、ほめてやらねば人は動かじ」は連合艦隊司令長官・山本五十六氏の名言であるが、この言葉のなかには動作再獲得のためのコツが見事に表現されている。

動作を再獲得してもらうためには、「まず自らが手本を示す」→「口頭で指示する」→「患者に実際に動作をしてもらう」→「褒める」の過程が必要である。

「百聞は一見に如かず」という言葉がある通り、細かく口頭指示をする前に、セラピスト側が手本を示すことは大変有効である。また結果だけでなく、その過程も褒めることも重要である。

ATP-CP系

CPは，ATPのように筋細胞に貯蔵されている高エネルギーリン酸化合物である。ATP-CP系は，CPがクレアチンとPiに分解するときに放出されるエネルギーを用いてATPを再合成する代謝機構であり，瞬時に大量のエネルギーを供給できるが，供給時間は非常に短い。100m走やジャンプなどエネルギーを瞬時に利用でき，数秒間行われる運動で主に用いられる。

解糖系

解糖系の「解糖」とは，糖の分解を示すものである。解糖系は，グルコースを分解し，ピルビン酸や乳酸を生成する代謝経路であり，この過程でATPを産生するが，ATP供給時間は30秒程度と短い。400m走や800m走のような最大努力で数十秒間程度行われる運動で主に用いられる。

有酸素系

有酸素系は，糖質，脂質，蛋白質をエネルギー源としてATPを再合成する。酸素存在下のミトコンドリア内において，トリカルボン酸回路（tricarboxylic acid cycle；TCA回路），電子伝達系で代謝を受ける経路で多量のATPを産生する。マラソンのような長時間にわたってエネルギーの産生が必要な運動で主に用いられる。

運動開始直後はATP供給速度が最も速いATP-CP系が動員されるが，CPの貯蔵量には限りがありすぐに枯渇するため，解糖系が少し遅れて動員される。運動時間の経過に伴い，次第に有酸素系が動員され，筋疲労のために解糖系の割合は減少していく。有酸素系は身体に多く貯蔵されている脂質や酸素を供給源とするため，長時間安定してエネルギーを供給することができる。

図2は3つのエネルギー供給機構によって再合成されるATPの割合を％で示したものである。ATP-CP系と有酸素系は鏡像関係にあり，一方の系によるATP供給の％が上昇すると，他方は低下する。解糖系は，短時間高強度および長時間低強度の運動時には，ATP供給はごくわずかであるが，これらの中間の運動時には解糖系がATP供給に大きな割合を占めている。

運動中のATP再合成のメカニズムを理解することは，適切な運動処方の作成や運動療法を指導するうえで非常に重要である。

図2 運動時間，運動強度とエネルギー供給機構の関係

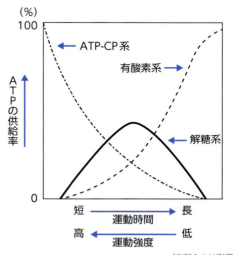

（文献1より引用）

糖代謝

グルコースとグリコーゲン

糖質には、グルコースやフルクトースなどの単糖類、スクロースやマルトースなどの2糖類、デンプンやグリコーゲンなどの多糖類が存在するが、本節では、これらのうち最も重要なエネルギー源であるグルコース、グリコーゲンについて述べる。

グルコース

食事から摂取されたほとんどすべての糖質は、いったんグルコースに変換される。グルコースは細胞のエネルギー源として不可欠な低分子物質である。血液中のグルコースが骨格筋で利用されるためには、細胞内へグルコースを取り込まれなければならないが、細胞を取り囲む細胞膜は脂質2重層を基本構造としているため、親水性物質であるグルコースは細胞膜を容易に通過することができない。そのため、糖輸送担体（glucose transporter 4 ; GLUT4）といわれる膜蛋白質が糖の輸送を媒介する。

グリコーゲン

グリコーゲンは、動物性の貯蔵グルコース（糖）である。グリコーゲンは主に筋と肝臓で貯蔵され、必要なときに解糖という代謝過程により分解される。臓器によってグリコーゲンの分解される目的は異なり、肝臓では、血糖の維持に利用される[2]。すなわち、血液中のグルコース濃度が過剰なときは肝臓でグリコーゲンに合成され、グルコースが必要になったときはグリコーゲンを分解してグルコースが生成され、血液中へ放出される。一方、骨格筋に貯蔵されているグリコーゲンは、主に運動時のエネルギーとして利用される。血液中のグルコースは筋に取り込まれ、ATPを得るために分解される。グルコースを供給できる臓器は、グルコース-6-ホスファターゼを有する肝臓と腎臓である。筋内にはグルコース-6-ホスファターゼがないためグルコースが生成できず、筋内のグリコーゲンはすべて筋で消費される。

グルコースの取り込み

骨格筋は人体で最大の糖代謝器官であり、血糖の80％以上は骨格筋により取り込まれる。骨格筋でのグルコース取り込みの機序は、①インスリンを介してグルコースを取り込む機序、および②インスリン作用に依存せず、筋収縮によりグルコースを取り込む機序の2通りが存在する（図3）。

インスリンによるグルコース取り込み

血液中のグルコース濃度が上昇すると、膵β細胞からインスリンが分泌される。インスリンが骨格筋の細胞膜表面にあるインスリン受容体に結合すると、その刺激は、インスリン受容体基質（insulin receptor substrate ; IRS）→phosphatidylinositol-3 kinase（PI3K）→Aktなどの情報伝達物質を介して細胞内へ伝えられる。このシグナル伝達の結果、細胞内のGLUT4が細胞膜表面上にトランスロケーションし、糖輸送が促進されて細胞内へグルコースを取り込む。

図3 インスリンおよび筋収縮による糖取り込みの機序

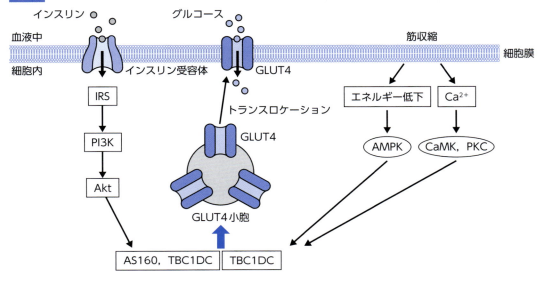

インスリン非依存的なグルコース取り込み

インスリン作用に依存しないグルコースの取り込みは，筋収縮の際に，細胞内エネルギー低下によって活性化するAMP依存性プロテインキナーゼ（AMP-activated protein kinase；AMPK）と，筋小胞体から放出されるカルシウムイオンによって活性化するプロテインキナーゼC（protein kinase C；PKC）やカルモジュリンキナーゼ（calmodulin kinase；CaMK）によって引き起こされる。AMPK，PKC，CaMKがグルコースの取り込みにおいて重要な役割を担っていることは明らかであるが，その下流の伝達経路については不明な点が多い。現在わかっている最下流のシグナル伝達分子としては，substrate of 160 kDa（AS160）やその相同体であるTBC1D1がインスリン刺激によるグルコースの取り込みと筋収縮によるグルコースの取り込みに関与していることが示されている[3]。

運動と糖代謝

運動時のエネルギー源

運動時の主なエネルギー源は糖質と遊離脂肪酸であるが，それぞれが用いられる比率は常に一定ではなく，運動時間や強度，種類，摂取した食物によって異なる。糖質の役割が大きくなるときは脂肪酸の役割は小さくなり，逆に糖質の役割が小さくなるときは脂肪酸の役割が大きくなるといった相互関係にある。

安静時のエネルギー源

安静時は，脂肪組織より動員された遊離脂肪酸が主なエネルギー源である。運動初期は主に筋内に貯蔵されているグリコーゲンが利用されるが，やがてグリコーゲンが枯渇すると，血中グルコースが細胞内に取り込まれエネルギー源となる。運動が長時間に及ぶと血中の脂肪酸が主要エネルギー源となる。

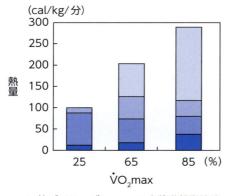

図4 運動強度とエネルギー供給源の比率の変化

(文献4より引用)

Romijinら[4]は，自転車競技選手を対象に，相対的運動強度を示す最大酸素摂取量（$\dot{V}O_2max$）25％，65％，85％の3段階の運動強度と運動時のエネルギー代謝の関連を比較検討した。その結果，運動強度の上昇に伴い糖質をエネルギー源として用いる比率は上昇し，脂質を用いる比率は65％ $\dot{V}O_2max$ の運動で最大となり，25％，85％ $\dot{V}O_2max$ では低下していたことを報告している（図4）。

運動療法の効果

運動と糖代謝を考えるときは，1回の運動で得られる急性効果と，運動を一定期間継続することによって得られる慢性効果に分けて考える必要がある。

運動の急性効果

運動の急性効果には，血糖降下作用がある。運動中は筋のグルコースに対する透過性が亢進することに加え，血液循環の増大に伴って骨格筋へのグルコース供給が増加するため，グルコースの取り込みは亢進するが，運動終了後2～3時間経過すると元の水準に戻る。しかし，運動によって消費した筋グリコーゲンを早期に回復させるために，骨格筋は持続的にグルコースを取り込む必要がある。そのため，骨格筋では運動終了から数時間経過した後においてもインスリン感受性は増加しており，一定濃度のインスリン刺激に対してグルコース取り込みを増強させる[5]。Devlinら[6]は，運動終了後10時間程度は骨格筋におけるグルコースの取り込みが続くことを報告している。

運動の慢性効果

運動療法を繰り返し行うことにより得られる慢性効果には，インスリン感受性の亢進，インスリン抵抗性の改善がある。長期的な運動は，PGC-1α（peroxisome proliferator-activated receptor γ coactivator-1α）の発現亢進を介して骨格筋のミトコンドリア数の増加を引き起こし，酸化能力を向上させる。また，GLUT4の発現量の増加により，血液中のグルコース取り込み能力が増加する。GLUT4発現量の増加は糖の取り込み速度を上昇させ，運動によって消費した筋グリコーゲンを早期に回復させるのに貢献する。

しかし運動を中止すると運動による効果は3日以内に低下し，1週間ほどでほとんど消失することが知られている[7]。

運動療法が耐糖能，インスリン感受性に及ぼす効果

有酸素運動の効果

耐糖能に及ぼす有酸素運動の効果として，

インスリン感受性の改善が多くの先行研究により示されている。また，運動時にはグルコースの需要が高まり，グリコーゲン分解を促進するカテコールアミンが分泌されることで，膵臓からのインスリン分泌が抑制されることが知られている。

レジスタンストレーニングの効果
男子大学生を対象に10週間にわたる筋力トレーニングを行った結果，耐糖能の改善が報告され，その理由として筋量の増加が示されている。また，青年と高齢2型糖尿病患者，高齢者における一過性のレジスタンストレーニングの影響を検討した結果，青年と高齢2型糖尿病患者ではインスリン反応の低下を認め，インスリンのクリアランスを増加させる可能性のあることが示唆された[8]。

脂質代謝

リポ蛋白

血液中の脂質には，コレステロール，トリグリセリド（triglyceride；TG），リン脂質，遊離脂肪酸（free fatty acid；FFA）がある。脂質は水に不溶性のため，FFAはアルブミンと結合し，その他は蛋白質と結合しリポ蛋白として血液中に存在している。リポ蛋白は，中心部にトリグリセリドやコレステロール，その周りを親水性のリン脂質やアポ蛋白に覆われ，球体構造となって血液中に溶け込んでいる。リポ蛋白は超遠心法により分離され，比重の違いによりカイロミクロン，超低比重リポ蛋白（very low density lipoprotein；VLDL），中間比重リポ蛋白（intermediate density lipoprotein；IDL），低比重リポ蛋白（low density lipoprotein；LDL），高比重リポ蛋白（high density lipoprotein；HDL）の5種類に分類される。

脂質の機能，脂質代謝

脂質はエネルギー源としてのみでなく，細胞膜や核膜などの生体膜構成成分であり，脂質メディエーター（生理活性物質）の前駆体としての機能がある。

脂質代謝には，食事由来の脂質を処理する外因性経路と，肝臓で合成された脂質を代謝する内因性経路の2つの経路がある。

外因性経路
食事から摂取された脂質は小腸で吸収されカイロミクロンとなり，リンパ管を通って大循環に入る。リポ蛋白リパーゼ（lipoprotein lipase；LPL）の作用により，TGの加水分解が亢進し，グリセロールと遊離脂肪酸に分解される。血中に放出されたFFAは，骨格筋に取り込まれ，ミトコンドリア内でβ酸化[※1]される。その後アセチルCo-Aを経てTCA回路内に入りATPを産生する。LPLによってTGが加水分解されたカイロミクロンは粒子が小さくなり，カイロミクロンレムナント

※1　脂肪酸がミトコンドリアで分解される過程のこと

となって肝臓に運ばれる。

内因性経路

　肝臓で合成された脂質は，VLDLとして血中に分泌された後，LPLの作用により代謝されIDLとなる。さらに肝性リパーゼ（hepatic lipase；HL）の作用によりLDLとなる。LDLは肝臓に取り込まれるが，一部は末梢組織に運ばれる。LDLはコレステロールを多量に含み，末梢の細胞はLDLレセプターを介してコレステロールを取り込んでいる。

　一方，コレステロールを末梢組織から回収し肝臓へ輸送する「逆転送系」が存在し，この経路にはHDLが関与している。HDLは末梢組織のHDLレセプターを介してコレステロールを取り込み，コレステロールエステルを生成する。コレステロールエステルは血漿中に存在するコレステロールエステル転送蛋白（cholesterol ester transfer protein；CETP）により，VLDLやLDLへ転送され，その際にTGがHDLに移送されると考えられている。

運動・脂質代謝

　運動時にエネルギー源として脂質が用いられる比率は，55% $\dot{V}O_2max$ 程度の運動，かつ長時間の運動において最も高く，骨格筋における脂肪酸のβ酸化は，低強度～中等度強度の間では運動強度に依存して増加する。このメカニズムは，運動強度の上昇に伴って脂肪分解を促進するアドレナリンの分泌が高まり脂肪動員[※2]が起こることに加え，血液循環の増大によって骨格筋への脂肪酸供給が増加するため脂肪酸の取り込みが亢進し，ミトコンドリア内での脂肪酸β酸化が高まることが考えられる。一方，乳酸が蓄積するような高強度の運動においては，脂質が用いられる比率は低下する。すなわち，運動強度が上昇すると脂肪の分解が抑制され，運動時の主なエネルギー源は脂質から糖質へシフトするということである。したがって，運動により脂肪を燃焼させるためには，一定時間継続して行うことができるジョギングやサイクリングなどの有酸素運動が適している。

運動療法の効果

　運動による脂肪燃焼効果は運動中だけでなく運動終了後も持続することが報告されている。高強度の運動を短時間行った場合，運動時の脂肪燃焼量はそれほど高くなくても，安静時と比較して運動後を含めた脂肪燃焼量の増加が期待できる。有酸素運動の20分前にレジスタンス運動を行った場合，持久性運動時の脂肪燃焼はさらに増加することが報告されている[9]。

　運動療法を繰り返し行うことにより，運動時のエネルギー源として脂肪酸が用いられる比率は次第に上昇し，グルコースやグリコーゲンが用いられる比率は低下する。これにより運動時の主要なエネルギー源である糖質の消費を節約できることになる。Despresら[10]はsedentaryやインスリン抵抗性を有する症例に対し持続的な低強度の有酸素運動を行った結果，良好な脂質特性を得られたことを報告している。有酸素運動は，LDLコレステロールやリポ蛋白などを減少させ，HDLコレ

※2　運動時などに脂肪細胞に蓄えられた脂肪が加水分解され，グリセロールとFFAとなって血中へ放出される現象

ステロールを増加させることにより、動脈硬化性心血管疾患の危険因子を改善させる効果がある。

蛋白質代謝

蛋白質の機能，蛋白質代謝

蛋白質の機能
蛋白質は，遺伝子情報に基づいてアミノ酸が特定の配列順序でペプチド結合した高分子化合物である。

蛋白質は，筋や骨，血液，皮膚などを構成する主成分である。また，解糖系やTCA回路，脂肪酸のβ酸化などの酵素・補酵素として科学的エネルギーの産生に関与し，また筋収縮蛋白として機械的エネルギーの発生に直接関与している[11]。

蛋白質代謝
食事から摂取された蛋白質は胃と小腸でアミノ酸まで消化され，小腸で吸収される。アミノ酸は門脈を通って肝臓に入り，大部分のアミノ酸は蛋白質として結合した形で存在するが，一部は遊離アミノ酸として存在する。遊離アミノ酸は，食事摂取により消化・吸収されたものと，体を構成している蛋白質（体蛋白質）の分解により生じるものが存在し，これらが混合されてアミノ酸プールを形成している。アミノ酸プールの70〜80％は骨格筋中に存在し，骨格筋は人体最大のアミノ酸貯蔵器官であることはいうまでもない。アミノ酸プールの残りの多くは血液と肝臓に存在する。必要に応じて，体蛋白質や生体構成成分の合成に用いられる。アミノ酸プールは一定量を超えると過剰分は分解され，エネルギーとして用いられる。

成人男性の場合，1日に60g程度の蛋白質を食事から摂取しているが，蛋白質は常に合成と分解を繰り返しており，体内では1日に160〜180gの蛋白質が合成されている。合成量とほぼ同等量の蛋白質がアミノ酸に分解されている。蛋白質の分解により生成されたアミノ酸の75〜80％は蛋白質の再合成に用いられる。

また，飢餓時には生体のエネルギー需要に対する十分な栄養が供給できないため，蛋白質を分解したアミノ酸をケトン体やグルコースに変換して，エネルギー源として利用することができる。

運動・蛋白質代謝

蛋白質からのエネルギー供給の利用比率は糖質や脂質と比べ小さく，高強度の運動ではほとんど利用されず，持続的な運動を行っているときで全体の2〜5％程度である。

一方，レジスタンストレーニングにより筋肉を増強するためには，筋蛋白質の合成を促進する必要がある。通常，運動中はエネルギー代謝の亢進に伴い，筋蛋白質の分解が促進される。そのため，栄養素を適切に摂取し，可能な限り蛋白質分解を抑制しながら蛋白質の合成を亢進できれば，運動療法の効果を得ることができる。

運動療法の効果

運動により筋蛋白質の合成が増大するのは運動終了後であり，運動様式にかかわらず筋蛋白質の合成が増大することが明らかになっている。1回の運動が筋蛋白質の合成を高める効果は，運動後48時間程度継続する[12]。一般的に筋肥大を誘導するためのレジスタンストレーニングは週に2～3回の頻度が推奨されているが，その科学的な根拠はここにある。

また，運動後の筋蛋白質の合成増大効果は運動後時間の経過に伴い徐々に低下するため，筋肉の肥大を誘導するためには，運動後に蛋白質や必須アミノ酸を複数回に分けて摂取することが有効である。Mooreら[13]は，レジスタンストレーニング後の筋蛋白質の合成速度は蛋白質の摂取量に比例して増加するが，蛋白質20gの摂取で最大となることを明らかにしている。

Burdら[14]は，低強度のレジスタンス運動でも疲労に至るまでの運動を行うことによって，運動後の蛋白質やアミノ酸の摂取により筋肉の肥大を誘導できることを報告している。

高齢者では食事摂取による骨格筋に対する蛋白質の合成反応が低下しており，食事に対する筋蛋白質の同化抵抗性が存在することが示されている[15]。レジスタンストレーニングには蛋白質の合成を増大させる効果があるため，高齢者に認められる食事に対する筋蛋白質の同化抵抗性は，運動によって改善される可能性がある。

〈腎機能に対する効果（運動が腎機能に及ぼす影響）〉

運動やトレーニングを行うと，一時的あるいは長期間にわたって生体諸機能がそれぞれの状況に応じて調節され，適応していく。

運動生理学領域における腎機能の研究は，循環器系や呼吸器系，代謝系などと比較し十分ではない。しかし，運動により腎血流量（renal blood flow；RBF）や糸球体濾過量（glomerular filtration rate；GFR）が低下すること，激しい運動後には蛋白尿が出現することは古くから知られている。

わが国では，超高齢社会の到来とともに生活習慣病を基盤とした腎疾患が急速に増加しており，成人人口の13％を占めている。しかし，運動療法の対象者には腎疾患を合併している症例は少なくない。適切な運動処方を作成するうえで，運動における腎臓の生理的反応を理解することは非常に重要である。

本節では，運動による腎血流量，糸球体濾過量，蛋白尿の変化について概説する。

腎血流量（RBF）

心臓のポンプ機能によって体内を循環する血液は，生体の置かれた状況に応じて身体の各器官へ配分されている。左右の腎臓は体重の0.5～0.6％の小さな臓器にもかかわらず，安静時には心拍出量の約20％（毎分約1,000mL）の血液が供給されている。これは各臓器の重量に対する血液供給量と比較すると，突出した血流量である。

腎臓は，血液内の老廃物の排泄や体液量，血圧の調節など，生命の維持に非常に重要な

役割を担っている。腎臓がその役割を果たすためには、腎臓への十分な血液供給が必要である。

運動療法による影響

運動時の心拍出量は運動強度に比例して直線的に増加し、激しい運動時には安静時の5倍程度まで増加する。この増加した心拍出量の80％が骨格筋へ再配分されるため、内臓器官への供給量は減少し、腎臓への血液供給も大きく減少する。

運動処方の内容には運動頻度、運動強度、運動時間、運動種類の4つがあるが、これらのなかで運動強度は腎血行動態に最も影響を与えることが明らかになっている。RBFと相対的運動強度を示す％$\dot{V}O_2max$との関連を検討した研究において、50％$\dot{V}O_2max$程度の中等度の運動では、RBFは約30％減少し、65％$\dot{V}O_2max$程度の激しい運動では、RBFは安静時の約25％まで減少することがいわれている[11]。

腎血漿流量（RPF）

腎血漿流量（renal plasma flow；RPF）とは、単位時間当たりの腎臓を流れる血漿量であり、臨床上、パラアミノ馬尿酸クリアランス（para-aminohippuric acid clearance；CPAH）によって評価される。Grimby[16]は、15名の健常男性に対し、背臥位にて45分間の自転車エルゴメータを行った結果、運動強度の上昇に伴い、RPF（CPAH）が低下したことを報告している。Tidgrenら[17]は、背臥位にて自転車エルゴメータを行った結果、運動強度の上昇に伴い腎血管抵抗が増加したことを報告している。すなわち、運動中のRBFは強度依存的に直線的に下降する。しかし、運動中に低下したRBFは、運動終了後には比較的早期に元の水準まで回復する。

運動強度に伴いRBFが低下する機序は、交感神経活性の亢進や副腎髄質からのカテコールアミンの分泌、レニン・アンジオテンシン系の亢進が関与するとされている。

Tips
セラピストなら身に覚えがある患者のリハ拒否

リハビリテーション（以下、リハ）を拒否する患者に対して一方的に疾患や運動についての知識を述べたり、「運動方法のパンフレット」を配布したりしていないだろうか？　また、運動療法の必要性を自覚できていない患者に対し、「1日1万歩を目標に歩きましょう」のような現実性・具体性に欠ける声掛けをしていないだろうか？　これらは筆者の失敗談でもある。

患者のリハ拒否には理由がいくつもある。

まず、患者の考えや感情を十分に傾聴しよう。身体面に問題があるのか、精神面に問題があるのか、もしくは両方による問題なのかを把握できる。

身体面に問題がある場合には、その原因（熱発、不眠、疼痛、栄養不良など）を追究し、原因の改善に向けすばやく対応しよう。精神面に問題がある場合には、患者が不安に感じている点や抱えていることをセラピスト側がきちんと把握することが大切である。そのうえで、運動療法の必要性を説明し達成可能な目標を立てると、運動は強制されるものではなく自主的に実施するものだと認識してもらうことができる。

患者の行動を変えることを目的とした「行動変容」の要素を取り入れた指導が必要なことも多いため、行動変容理論の1つである「トランスセオレティカルモデル」についても勉強することをお勧めしたい。

糸球体濾過量（GFR）

運動療法による影響

RBFは運動強度に依存して直線的に減少するが，GFRと運動強度間の関連性は若干異なる。

GFRの指標には，クレアチニンクリアランス（creatinine clearance；Ccr）やイヌリンクリアランス（inulin clearance；Cin）が用いられる。鈴木ら[18]は，Ccrと運動強度との関連を検討した結果，43～61％ $\dot{V}O_2max$ の運動ではCcrの有意な変化は認められなかったが，83％ $\dot{V}O_2max$ および100％ $\dot{V}O_2max$ の運動直後には，それぞれ前値の47％，45％に低下したことを報告している。しかし，いずれにおいても30分後には概ね前値に回復している。Poortmans[19]は，軽度から中等度の運動ではCinの変化は認めず，中等度の運動強度から低下することを報告している。すなわち，RBFは軽度の運動強度から低下するが，GFRは中等度から高強度の運動強度で低下することが示されている。RBFの低下に比較し，GFRが比較的保たれる機序は，レニン・アンジオテンシン系の亢進，交感神経系が関与することが示唆されている[11]。

蛋白尿

運動療法による影響

運動性蛋白尿は，激しい運動後にみられる蛋白尿であり，疾患を伴わない健常人でも出現することがある。運動性蛋白尿は運動期間よりもむしろ運動強度と関連しており[19]，鈴木ら[20]は，60％ $\dot{V}O_2max$ 以上の運動強度で認められると報告している。また，Poortmans[21]は，乳酸産生などで示される運動強度と尿中への蛋白排泄量間の関連を報告している。

尿中への蛋白質排泄量が最大となるのは運動終了後20～30分であり，運動後1時間程度で半減し，4時間程度で運動前値まで回復する。また，トレーニングによりアルブミンを始めとする蛋白排泄量が減少することが示されている[11]。

運動性蛋白尿が出現する機序として，運動時の腎血行動態やレニン・アンジオテンシン系の亢進，交感神経系の亢進により糸球体毛細血管の透過性が亢進すること，および尿細管の高分子再吸収能力が低下することが考えられている。

文献

1) エドワード・フォックス 著，朝比奈一男 監訳，渡部和彦 訳：選手とコーチのためのスポーツ生理学，大修館書店，1999.
2) 杉江秀夫：グリコーゲン代謝：筋肉から脳へ．脳と発達 47；94-98, 2015.
3) Taylor EB, et al.：Discovery of TBC1D1 as an insulin-, AICAR-, and contraction-stimulated signaling nexus in mouse skeletal muscle. J Biol Chem 283(15)；9787-9796, 2008.

4) Romjin JA, et al.：Regulation of endogenous fat and carbohydrate metabolism in relation to exercise intensity and duration. Am J Physiol 265(3)；380-391, 1993.
5) Gulve EA, et al.：Reversal of enhanced muscle glucose transport after exercise: roles of insulin and glucose. Am J Physiol 259(5)；685-691, 1990.
6) Devlin JT, Horton ES：Effects of prior high-intensity exercise on glucose metabolism in normal and insulin-resistant men. Diabetes 34(10)；973-979, 1985.
7) Nagasawa J, Sato Y, Ishiko T：Effect of training and detraining on in vivo insulin sensitivity. Int J Sports Med 11(2)；107-110, 1990.
8) 浅野勝巳 編著：運動生理学概論，杏林書院，2013.
9) Goto K, et al.：Effects of resistance exercise on lipolysis during subsequent submaximal exercise. Med Sci Sports Exerc 39(2)；308-315, 2008.
10) Després JP, Lamarche B：Low-intensity endurance exercise training, plasma lipoproteins and the risk of coronary heart disease. J Intern Med 236(1)；7-22, 1994.
11) 中野昭一，竹宮 隆：運動とエネルギーの科学，杏林書院，1996.
12) Phillips SM, et al.：Mixed muscle protein synthesis and breakdown after resistance exercise in humans, Am J Physiol 273(1)；99-107, 1997
13) Moore DR, et al.：Ingested protein dose response of muscle and albumin protein synthesis after resistance exercise in young men. Am J Clin Nutr 89(1)；161-168, 2009.
14) Burd NA, et al.：Muscle time under tension during resistance exercise stimulates differential muscle protein sub-fractional synthetic responses in men. J Physiol 590(2)；351-62, 2012.
15) Volpi E, et al.：The response of muscle protein anabolism to combined hyperaminoacidemia and glucose-induced hyperinsulinemia is impaired in the elderly. J Clin Endocrinol Metab 85(12)；4481-90, 2000.
16) Grimby G：Renal clearances during prolonged supine exercise at different loads. J Appl Physiol 20(6)；1294-1298, 1965.
17) Tidgren B, et al.：Renal neurohormonal and vascular responses to dynamic exercise in humans. J Appl Physiol 70(5)；2279-2286, 1991.
18) 鈴木政登：運動負荷時の腎機能判定法─とくに健常成人における腎濃縮能と運動強度との関連─. 慈恵医大誌 102；89-105, 1987.
19) Poortmans JR: Exercise and renal function. Sports Med 1(2)；125-153, 1984.
20) 鈴木政登，井川幸雄：運動性蛋白尿出現機序─激運動後の尿蛋白と尿中乳酸排泄との関連─. 日腎誌 33(4)；357-364, 1991.
21) Poortmans JR：Postexercise proteinuria in humans. Facts and mechanisms. JAMA 253(2)；236-240, 1985.

II 各種運動療法が身体の機能にもたらす効果

筋力・筋持久力向上に対する効果

中山恭秀

1 有酸素運動が筋持久力にもたらす効果

運動持続のための要素

　Wassermanの歯車（図1）で説明されるように，運動を継続するには「骨格筋」，「心臓・血液」，そして「肺」という3つの要素が重要になる。この3つがそれぞれ適切に作用することが運動の「持続」に大きく関係する。酸素は肺に取り込まれ，心臓から血液が運搬されて骨格筋で消費される。ミトコンドリアでアデノシン三リン酸（adenosine trophosphate；ATP）が産生され，二酸化炭素が体循環により肺に送られて呼出される。つまり，運動には酸素が必要になる。この酸素の供給と消費が円滑に行われることが「持続」を意味している。

有酸素運動と無酸素運動

　有酸素運動（aerobic training）は好気的代謝，いわゆる円滑に供給と消費が営まれ，脂質や糖質をエネルギーに変換する中・長時間継続が可能な比較的軽めの運動を指し，十分に酸素が供給される状況で行う運動である。これに対比される無酸素運動（anaerobic training）とは，嫌気的代謝により酸素の供給がない状態で行う運動で，力んだり息を止めたりして力を入れる必要がある運動をいう。図1の3つの要素のうち骨格筋だけを強調して行う運動と考えればよい。有酸素運動は歩行や体操など，そして無酸素運動はベンチプレスやスクワットといった運動である。

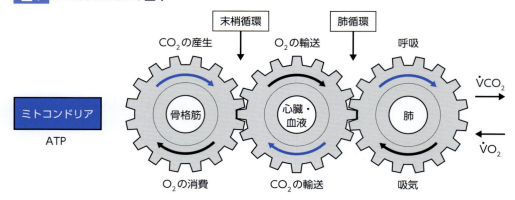

図1　Wassermanの歯車

持久力とは

持久力は全身持久力と筋持久力とに分けて解釈される。

全身持久力

全身持久力は主に全身運動を意味する場合が多く，関節運動や筋群といった局所ではなくからだ全体を使う運動の耐久性を指す。そのため，筋力のみでなく心肺機能なども関係してくる。長時間のランニングや登山のような運動がこれに相当するため，有酸素運動により鍛えられる持久力といえる。

筋持久力

筋持久力は，本来単一の筋もしくは上半身や下半身といった広い範囲にかかわらず，筋に着目して表現される持久力のことである。一般的には一定時間，一定の負荷をかけた場合に筋が活動できる状態を指し，反復運動が可能な力を指す場合もあれば，できるだけ長く収縮を保つ力，いわゆる張力を指す場合もある。例えば膝関節を屈伸させる場合が前者に相当し，伸展させたまま保持する，重錘を手で持って空間で止めておくといった運動が後者にあたる。

持久力向上のための運動とは

有酸素運動により全身持久力を向上させる過程で，筋力はある程度変化するものの，ほとんど影響を受けないとされている。運動の種類によって筋持久力も緩やかに向上する。筋力が向上することで乳酸が蓄積しにくくなり，無酸素性作業閾値が観察される運動強度は高まる。例えばヨガのような緩やかな動きで同じ構えをとり続ける全身運動は持久力を高める作用が期待され，水中歩行のような水の抵抗による高い運動強度とゆっくりとした運動には筋持久力強化が期待される。

持久力向上のための運動処方

運動は強度，時間，頻度でその大きさを決める。健康増進や体力改善のための強度としては中等度の運動強度が推奨され，時間は10〜30分程度を目安に設定される。時間を30分と設定した場合，頻度を週5日程度に設定する。強度が高い運動であれば時間を調整する。頻度は，中等度の運動［最大酸素摂取量（maximal oxygen uptake；$\dot{V}O_2max$）の40〜60%］であれば少なくとも週5日，強度が高い運動の場合（$\dot{V}O_2max$の60%）は少なくとも週3日行うよう設定する。また，中等度と高度を組み合わせた持久力トレーニング

Tips

最大酸素摂取量

最大酸素摂取量（$\dot{V}O_2max$）は全身持久力を評価する基準である。運動中に摂取可能な酸素の量の最大値を意味し，心臓の疾患や代謝系の疾患を有する患者の指標として，また，予防や健康増進の指標として重要視されている。肺から取り入れられた酸素はWassermanの歯車に示されるように心臓に送られ骨格筋に運ばれる。$\dot{V}O_2max$は心臓のポンプ作用である最大心拍出量と骨格筋における酸素の利用量によって決まってくる。

最大酸素摂取量［$\dot{V}O_2max$］（L/分）＝最大心拍出量（最大心拍数（拍/分）×最大1回拍出量（L/分）
　　　　　　　　　　　　　　×動静脈酸素格差

では，週に3〜5回の設定が推奨されている。

安静に対して運動は非常な状態であり，ストレスにもなる。血流を上げ心拍数を高める（理学療法士はその点を理解して患者と疾病を理解したうえで運動処方を行う必要がある）。

有酸素運動と最大筋力の関係

有酸素運動と無酸素運動の違い

有酸素運動と無酸素運動は相対的な関係にある。有酸素運動では最大筋力を発揮することがあまりなく，無酸素運動はいわゆるレジスタンストレーニングであり，最大筋力を基準にして意識的に強い力を費やすため，筋収縮を継続する状態とは区別される。最大筋力の30％以上の力が使われる有酸素運動は筋力の維持や向上につながることが示されている。トレーニングの三大原則の1つである「過負荷の原理」に当てはめると，最大筋力の6割以上を目安にした負荷を与えることが最大筋力向上に必要である。よって最大筋力の3〜6割程度とされる筋持久力の増加を目的とした有酸素運動では6割を上回る最大筋力の向上は難しい。

有酸素運動におけるエネルギー源は「炭水化物の利用」から「脂質の分解」へシフトする。乳酸性作業域値（lactate threshold；LT）はエネルギー源が脂質から炭水化物へ変わる点であり，有酸素運動を継続することで，運動強度の上昇した点で有酸素運動が行えるようになる。

有酸素運動と無酸素運動の順番

有酸素運動とレジスタンストレーニングのどちらを先に行うほうがよいのかというディスカッションもある。筋力トレーニング群と有酸素運動群，コントロール群で最大歩行時間や$\dot{V}O_2max$を比較したRCTデザインの研究によると，有酸素運動群では最大歩行時間

図2 有酸素運動は最大筋力を強化するか？

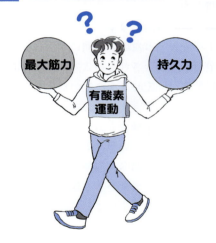

Tips

遊離脂肪酸とグルコース
- **遊離脂肪酸（free fatty acid；FFA）**
血中に存在しコレステロールに代表されるようなエステル，つまり化合物になっていないものを指す。そのため，非エステル化脂肪酸ともよばれる。有酸素運動を開始すると最初は糖が優先的に利用されるが，血中にある遊離脂肪酸も使われる。体脂肪の分解には時間がかかる。
- **グルコース（glucose）**
代表的な単糖であり，体内のブドウ糖である。血糖値とはこのグルコースの量を示している。空腹時は一般的に80〜100 mg/dL程度とされている。食後の血糖値の上昇はインスリンが制御するが，この機能が破綻した状態が糖尿病である。

遊離脂肪酸とグルコースは酸素供給によりエネルギー源となる。

の増加やV̇O₂maxの改善がみられたが，筋力トレーニング群では有意な改善はみられなかったとしている[1]。Wassermanの歯車からわかるように，肺と血液，そして骨格筋の調和がとれて酸素の運搬が円滑な状態が理想的な有酸素運動ということになる。無酸素運動でによる筋力強化はこの骨格筋のみを高めるトレーニングに相当する。いわゆる有酸素運動に代表されるジョギングやウォーキングなどで，低い強度であれば主に血中の遊離脂肪酸とグルコースにより有酸素系の代謝が中心に行われる。しかし，身体活動強度が高まりATPの供給が追いつかなくなると解糖系により糖質から酸素を必要としないATPの合成が優先される。そのため，有酸素運動で最大筋力を強化することは難しい。

ストレッチングと筋力の関係

最大筋力を得る大きな条件として十分な筋の伸長がある。筋長が十分得られていない場合は強い筋力が発揮できない。そのため，筋の伸長を行うストレッチング（stretching）は重要である。ストレッチとは，「伸張」を意味する。ストレッチングの主な効果には，柔軟性向上や筋緊張軽減，疲労回復の促進，怪我の予防，リラクゼーションなどが挙げられる。そして効率的にこれらの効果を得る方法として，スタティックストレッチング（static stretching），ダイナミックストレッチング（dynamic stretching），バリスティックストレッチング（ballistic stretching），PNFストレッチング（PNF stretching）の4つが定義されている。

スタティックストレッチング

筋を伸張する肢位をとり，そのまま一定時間静止させるものである。セルフストレッチングとセラピストなどによるストレッチングがあり，後者のほうが筋の緊張が抑制されるため理想とした伸長効果が得られる。一般的にイメージされるのはこのストレッチングである。Depinoら（2000）[2]はストレッチングの効果が6分程度しか持続しないことを報告しており，スタティックストレッチングによる効果が運動全般に影響するわけではないことも確かである。

Tips

プレコンディショニングとウォームアップ

整理運動もしくはウォームアップが主運動の前に行われる目的は，①主運動の効果を最大限に発揮する，②怪我や事故の予防，③メンタルを整える，などである。前述のストレッチングもその1つと考えてよい。静的ストレッチングには即時的ではあるものの関節可動域を拡大させる効果があり，それにより最大筋力を発揮できる効果が期待される。一方で動的ストレッチングには体温上昇や酸素利用の前段階になることなどが挙げられる。健常者に対するストレッチングの効果は一般的に30秒以上が理想とされているが，痛みや最終可動範囲に不快感がある患者の場合は防御反応として筋の緊張が高まるため，リラックスした状態でストレッチングができているか確認すべきである。そもそもPTの固定がぐらついて安定していない場合は患者の緊張をとることはできない。会話などでリラックスさせることも意識する。そのため，初めてストレッチングを行う場合や緊張が強い患者の場合は会話も含めて2～3分をかける場合も少なくない。

ダイナミックストレッチング

スタティックストレッチングを基礎として行うことが理想であり，制止せず動かし続けて伸ばすことが特徴である。目的とする競技に類似した動作を選んで行われることが多い。

バリスティックストレッチング

動きに弾みをつけ，1回の運動を短時間で繰り返す，いわゆる柔軟体操がこれに当たる。バリスティックストレッチング（ballistic stretching）とは，運動前にストレッチングをすることで関節可動域の拡大，血液循環を高めたうえで主運動が行え，リラックス効果などが得られる。ストレッチングを行わないで運動を行うと柔軟性が低下した状態で最大筋力を発揮することになる。筋力は最大限筋が伸張した状態から短縮することで最も出力を高める。関節可動域が狭くなれば必然的に筋力低下が進む。ストレッチングを行うことは最大筋力を保つことに大きく貢献する。

PNFストレッチング

PNFとはproprioceptive neuromuscular facilitation（神経筋促通手技）を意味する。主動作筋と拮抗筋のアイソメトリックならびにコンセントリックな収縮を取り入れ，交互に収縮と弛緩を繰り返す方法である。

上記のストレッチング方法を組み合わせ，しっかり時間をとって行うことで，その後の主運動に最大の効果を発揮することが期待される。そのため，ストレッチングは主となる運動前に行う必要がある。ACSM（American College of Sports Medicine）は，1回の体力トレーニングセッションは5～10分の準備運動と20～40分の主運動，そして5～10分の整理運動としている。

筋力を適切に発揮させるうえで体温を上昇させることは有効である。そのため，ストレッチングを主体としたプレコンディショニングは重要になる。プレコンディショニングが主運動のトレーニング効果を高めることは明確であり，主運動後に行う整理運動と合わせて適切なケアを行うことが必要である。

 # インターバルトレーニングと筋力・筋持久力の関係

トレーナビリティ

トレーナビリティ（trainability）とは，トレーニングによるヒトの形態・機能・能力および伸びる可能性をいう。ドイツの動物発生学者であるRouxは，一定の強度を超えたトレーニングによる刺激なくして身体の向上はなし得ないと述べており，トレーニングにおける基本原則の1つとなっている。トレーニングはその人に合わせて行うことが重要である。トレーニングは質と量とでその効果が変わることが示されているが，なかでもインターバルを設けたトレーニングが有効であることが示されている。

インターバル

　インターバル（interval）とは，負荷をかける運動期を分けて間欠的に設定することを意味する。運動期と運動期の間に休息期を設ける，挟むものを総じてインターバルトレーニングという。トレーニングは，負荷をかける時間（time）と負荷の強度（intensity），休息時間（rest time），そして反復するセット数を規定する。

　高強度（high-intensity）インターバルトレーニングは強度を高めて行うトレーニング方法である[3]。田畑が発表したプロトコルでは，運動期には高強度サイクル運動（170% $\dot{V}O_2$max）を20秒間，10秒間の休息期をインターバルとして20分間を8セット，これを6週間行った結果，$\dot{V}O_2$maxが10％増加，最大酸素借が28％増加したと報告されている。Tabata protocolとして紹介されているこの方法は，高強度でのインターバルトレーニングが有酸素運動による持久力と無酸素性の筋力の両方を強化できる根拠となっている。しかし一方で，この強度，休息の見誤りにより逆効果となる場合もある。これはオーバーリーチング，その後に続いて起こるオーバートレーニングとして最も注意すべき展開である。オーバーリーチングとはいわゆるプラトー期を指し，オーバートレーニングの前兆とされている。

ランニングにおけるインターバルトレーニング

　ランニングでは速く走ることとゆっくり走ることを交互に行うようにプランすることもインターバルトレーニングに含まれる。一般的に早く走るフェーズ（急走期）の運動強度は心拍数が160〜180回/分程度，緩やかに走るフェーズ（緩走期）は120〜130回/分程度とし，これを基準として次のフェーズに移る，といったように設定される[4]。強い負荷をかけることで，短期間での心肺機能の向上が期待できる。大きな1回拍出量が休息期に起こるため，負荷期の心拍数が170 bpm以上の負荷刺激を設定することで全身持久性の向上が期待できる。1つの運動を20〜30秒程度全力で行うように設定することで，持久力のみでなく筋力や筋パワーの向上も期待できる。インターバルトレーニングは心臓病へのリハビリプランにも応用されている。

Tips

プラトー期

　プラトー（plateau）とは，高原や大地の平らになっている状態を意味する。平らになった状態，つまり変化がない，停まった状態を指す。運動は変わっていないが効果が出ていない状態ということになる。プラトーを見誤るとオーバーリーチング（オーバートレーニングともいう）に入るため，十分な回復が得られないまま積み重ねた負荷により慢性疲労症候群や精神的ストレスを生むことにつながる。競技成績の不振などが生じると事故にもつながることがあるため，プラトー期の判断には細心の注意が必要である。

　また，脳血管疾患などにより運動麻痺が出現し，その麻痺の回復が止まる時期を同じようにプラトーとよぶ。脳卒中の場合は一般的に発症から6カ月とされているが，さまざまな状況によりその期間が異なることも知られている。

文献

1) Hiatt WR, et al. : Superiority of treadmill walking exercise versus strength training for patients with peripheral arterial disease. Implications for the mechanism of the training response. Circulation, 90(4): 1866-1874, 1994.
2) Glen M, et al.: Duration of maintained hamstring flexibility after cessation of an acute static stretching protocol. J Athl Train 35(1); 56-59, 2000
3) Tabata I, et al. : Effects of moderate-intensity endurance and high-intensity intermittent training on anaerobic capacity and VO2max. Med Sci Sports Exerc; 28(10): 1327-1330, 1996.
4) Fox EL: Sports physiology, Saunders College Pub, 1984.

柔軟性改善に対する効果

来住野健二

柔軟性とは

　柔軟性の定義は「柔らかいさま」とされており，さまざまなものを表現するために使われている。医療の分野においても，精神領域から整形領域など広い領域で使用されており，リハビリテーション（以下，リハ）に関するものだけでも多様である。

　本章は，各運動療法が身体の機能にもたらす影響に関する内容であるため，やはりここで扱うべき身体機能，特に解剖生理学，運動生理学に関する点を述べる。

　まずは柔軟性といえば「身体の柔らかさ」を挙げることが容易であろう。「身体の柔らかさ」とは，どのような定義であるか。まずあげられるのは，リハにおいて身体の柔軟性を評価するテストバッテリーである指足尖間距離（finger to tip of toes distance；FTD），下肢伸展位挙上（straight leg raising；SLR），Ober testなどである。これらは筋骨格系を形成する部位の可動性を検査するものであり，関節構成体の柔軟性をみている。関節を構成する筋や筋膜，腱，靱帯，関節包，皮膚は，同時にその可動性を制限しているが，その割合は関節包47％，筋・筋膜41％，腱10％，皮膚2％といわれている[1]。また，神経系にも滑走性と伸展性があり，その他の結合組織にもコラーゲン線維とエラスチン線維が組になって伸張性を有している。さらに骨に関しても，その構造は鉄筋コンクリートに模されるように，骨の重量当たり約20％，体積当たりでは50％を占めるコラーゲンの影響でわずかな柔軟性を有している[2]。このように，われわれの身体は柔軟性をもつことで，さまざまな環境に適応している。

　では，なぜ柔軟性を評価しなければならないのか。それは，柔軟性の程度によって，われわれの身体の機能，能力が変化するからである。例えば胸郭を構成する肋間筋や肋椎関節周囲組織の柔軟性が低下すれば，胸郭の可動性は低下し換気量は減少する。または，短縮や萎縮により腸腰筋の柔軟性が低下すれば，腰椎の可動性も減少することで，腰椎前弯により腰痛の発生リスクが高くなるであろう。このように，柔軟性の変化は，機能・能力のみならず，障害予防の観点からも重要になる。

　ここでは，Ⅰ章で挙げられている運動療法のなかから，特に柔軟性に関連する項目について述べる。

ストレッチングが柔軟性に及ぼす効果

ストレッチングとは

　まず，柔軟性と聞いて思い浮かべるのは，ストレッチング（伸張運動）であろう。ストレッチングとは，一般的に「軟部組織を伸張して柔軟性を向上させるために，他動的に，あるいは自己で筋を引き伸ばす運動方法」である。これは，柔軟性や運動パフォーマンスの改善を目的として臨床のさまざまな場面で行われている。前述の通り，関節の可動性を制限している周囲組織の割合は関節包47％，筋・筋膜41％，腱10％，皮膚2％とされており，ストレッチングは特に筋・筋膜の制限に効果的といわれている[1]。

スタティックストレッチング

　より一般的に周知されているストレッチングは，反動や弾みをつけることなく緩徐に筋や腱を伸張して，その状態で静止させるスタティックストレッチングである（図1）。手軽で安全性も高く，さまざまな効果を期待できる点から，臨床からスポーツの場面まで実施されていることが多い。その効果については諸説あるが，主なものとして①関節可動域の維持・増大，②血液循環の向上，③傷害予防，④疲労回復の促進，⑤疼痛の軽減，⑥リラクセーション，⑦筋萎縮の抑制などが挙げられる。これらは，ストレッチングの継続によって得られる柔軟性改善に伴う効果と神経筋機構に対する作用によって得られる筋緊張の緩和に伴う効果であると考えられる。

筋に対する効果（図2）

　筋は常時ある程度の緊張を保っていることで急激な伸張に対する防御や瞬発的な筋収縮への準備をしている。また，単純な関節運動であっても，主動作筋の収縮に伴う共同筋の収縮，拮抗筋の弛緩など複雑なプログラムが備わっており，円滑な運動が可能となっている。そのセンサー的役割をしているのが筋紡錘，腱紡錘である。

筋紡錘

　筋紡錘は筋内に存在する6〜8mmの非収縮性の固有受容器である。両端には収縮性の錘内筋線維があり，これを通して錘外筋線維と結合している。筋紡錘のらせん型終末からはⅠa群の求心性線維が出ており，散型終末からはⅡ群線維が出ている。筋紡錘は，主に筋の長さを検出する。

腱紡錘

　腱紡錘は筋線維の終末近くの腱に存在する長さ約1mm，直径0.2mmの紡錘型の受容

図1 スタティックストレッチング

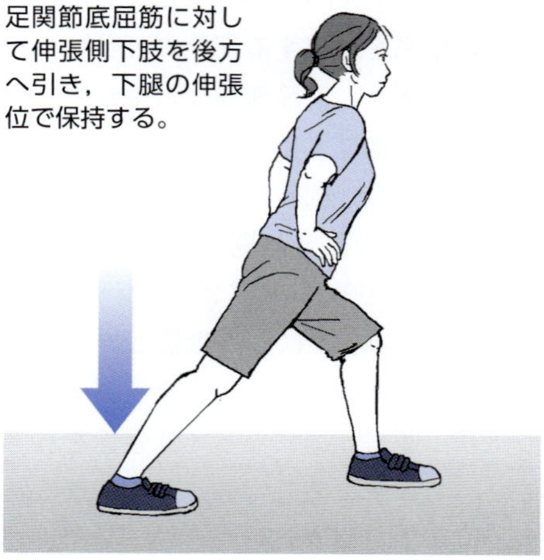

足関節底屈筋に対して伸張側下肢を後方へ引き，下腿の伸張位で保持する。

柔軟性改善に対する効果

図2 脊髄反射の反射経路（大腿四頭筋と大腿二頭筋の反射経路）

固有受容性反射である脊髄反射の反射回路には，伸張反射，Ⅰa抑制（相反性抑制），Ⅰb抑制（自己抑制）の3つがある。

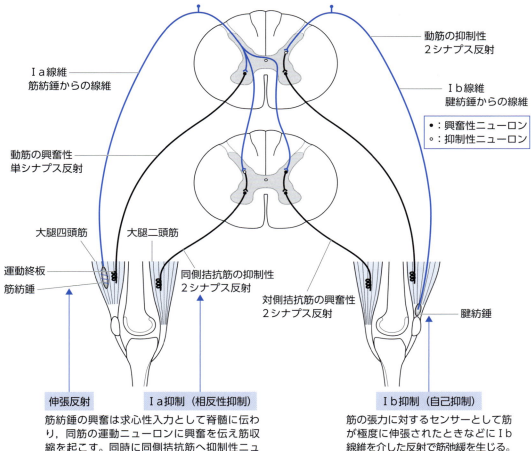

（文献5より作成）

器である。腱紡錘からはⅠb群線維が出ており，腱に加わる張力を検出している。Ⅰa群およびⅡ群線維からの入力によって，その筋のα運動ニューロンは興奮し，Ⅰb群線維からの入力によって抑制される。腱紡錘の閾値は筋紡錘の閾値より高いため，筋は急激に伸展されると伸張反射が起きるが，極度に伸ばされると腱紡錘の興奮により筋活動は抑制され弛緩する。スタティックストレッチングでは，伸張反射の閾値以下での持続的伸張を加えるため，ゴルジ腱器官からの求心性インパルスによりⅠb抑制を生じることになる。

結合組織に対する効果

結合組織は，抗張力の強いコラーゲン線維，伸張性の高いエラスチン線維が組み合わ

97

さった構造をとる（図3）。これらの塑性変形には、スタティックストレッチングのような、持続的伸張が適する。これは、コラーゲン線維の伸張応力と変位の力学的特性が関係している。粘弾性をもつコラーゲン線維は、加えられる応力と変位の関係が時間によって変化する。1つはクリープ現象とよばれ、物体に外力を加えると時間の経過とともに物体が徐々に変形する現象である。定量応力に対し変位が時間とともに一定限界まで増大する現象であり、持続的伸張の有効性を示す（図4）。また、変形させた物体を一定に維持するために必要な応力が時間とともに減少していく現象を応力緩和（stress – relaxation）とよぶ（図5）。これは漸増的伸張法において有効な現象である。物体にある程度以上の時間

図3 結合組織のイメージ図

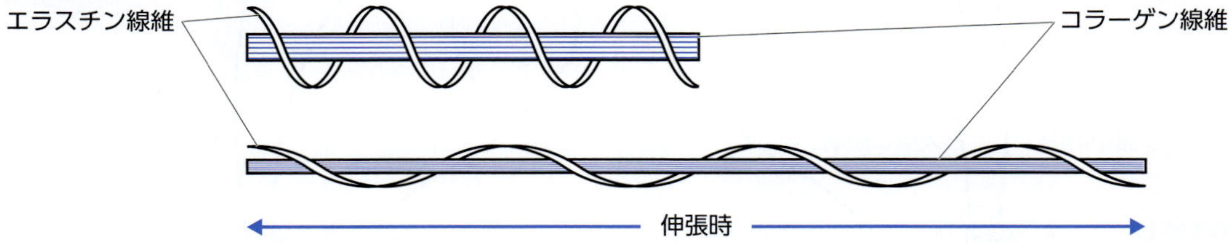

図4 クリープ現象

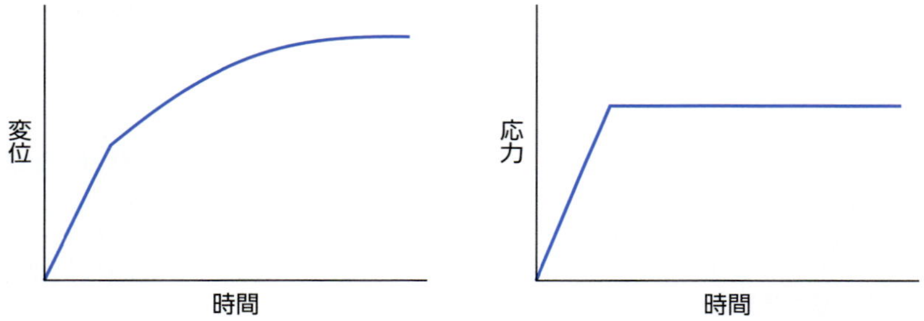

（文献6より翻訳引用）

図5 応力緩和

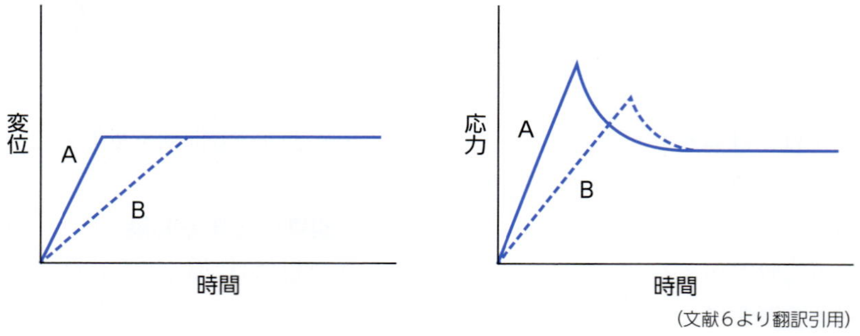

（文献6より翻訳引用）

98

にわたって外力を加え続けた場合に外力を除去しても完全には元の形態に戻らないヒステリシスという現象も、粘弾性の特徴といわれている。

神経系に対する効果

筋骨格系以外の組織として、神経系もストレッチングにより伸張されるといわれている。神経は大脳のある頭部から下肢遠位の末梢神経までつながっており、四肢体幹の関節運動に伴って滑走と伸張を呈し、最大10cmの差を生じるといわれている[6]。神経系は中枢神経が硬膜、クモ膜、軟膜に、末梢神経は神経外膜、周膜、内膜に、ともに結合組織で覆われている。神経に隣接する組織の病変により神経を直接圧迫したり異常な伸張を生じることで、関節運動に対する神経の適応を制限する可能性を有する。また、神経細胞への栄養や酸素供給不全を生じることで神経系の機能不全を生じる可能性もある。これらの状況に対してニュートラルな神経の状態へ改善を図るためにも、ストレッチングによる神経の伸張や、滑走を狙った関節運動を組み合わせた神経モビライゼーションが行われる。

以上のような機序を経て、スタティックストレッチングの治療効果として、軟部組織を構成する膠原線維自体の経時的なストレス軽減が得られることになり、同時に血液循環も促進される。それによりATP合成が助けられ、また発痛物質や疼痛増強物質が除去されることで筋緊張が緩和する。また、筋緊張の緩和が上位中枢の興奮も軽減し、全身のリラクセーションが得られる。また局所的ではあるが筋温が上昇し、さらなる伸張作用が増強される。

ダイナミックストレッチング

スタティックストレッチングに対し、筋の収縮を伴い、関節運動を繰り返すことで伸張効果を得ることを目的としたものにダイナミックストレッチングが挙げられる（図6）。具体的には、関節運動により筋の短縮と伸張を繰り返すことで筋の伸張効果を狙うものである。これはスポーツの場面などでいわゆるウォーミングアップとして行われるようなものが多く、実際に運動パフォーマンスの向上効果について報告しているものも少なくない。しかし、筋腱構造への実際の作用、変化については十分な解明はされておらず、エビデンスとしてはまだ不十分であるといえる。このストレッチングでは、関節可動域の最終域まで、反動を使わずに大きく動かすことが基本とされている。したがって、関節運動をさせることで、主動作筋の収縮を感知した筋紡錘がⅠa線維から求心性に興奮を脊髄へ伝

図6 ダイナミックストレッチング

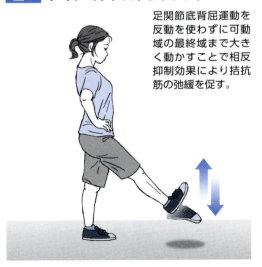

足関節底背屈運動を反動を使わずに可動域の最終域まで大きく動かすことで相反抑制効果により拮抗筋の弛緩を促す。

え，脊髄内の介在ニューロン（Ⅰa抑制ニューロン）を介して，拮抗筋を支配するα運動ニューロンを抑制する。これは相反抑制と言われ，Ⅰa抑制効果により拮抗筋に弛緩を促すことで，さらなる伸張効果を得られるとされている。

バリスティックストレッチング

一方，適度にリズミカルな弾みをつけて動的に筋を伸張し，最終域で反動を用いるストレッチング方法をバリスティックストレッチング（ballistic stretching）という（図7）。これは伸張反射を利用している。筋が急速に伸張されると，筋紡錘が興奮する。興奮はⅠa線維を通して求心性に伝導し，単シナプス反射としてα運動ニューロンを経て同筋の収縮を生じる。つまり，筋を一定の長さに保とうとする自己調節環を有している。バリスティックストレッチングはこのような伸張反射を引き出すことで運動の切り替えを早くすることが可能となるため，スポーツの領域などで用いられている。一方伸張反射を引き起こすぶん筋への負担は大きく，筋損傷の誘因ともされている。しかし，関節可動域の最終域付近で実施すれば伸張反射の増加はなく，筋の伸展性の増加に効果があるという報告もある。

以上のような，機序および手法の異なるストレッチングの筋・腱への作用を明らかにしようとした報告もある。超音波画像診断装置により足関節底屈筋群のストレッチング効果を調査した研究では，スタティックストレッチングにより筋厚の変化や筋腱移行部が遠位方向へ移動し筋の伸張を示唆している一方，ダイナミックストレッチングでは筋厚などに変化はみられず，筋腱移行部が近位方向に移動したことから，アキレス腱の伸張を示唆している。両ストレッチングによる筋腱伸張性が異なる可能性を報告しており，また，ダイナミックストレッチングでは，心拍数や深部体温の増加も認めたとしている[9]。

スタティックストレッチングの直接的な傷害予防効果としては否定的な見解も多い。有効と報告しているもののなかにも，ストレッチング単体ではなく，ウォーミングアップのなかでその他の運動も同時に行われていたことから，ウォーミングアップ効果として筋温や血流増加が傷害予防に影響していた可能性もある。一方で，ダイナミックストレッチングによる傷害予防効果については不明である。スタティックストレッチングに比べて関節運動の反復による血流循環や筋温の増加が得られるダイナミックストレッチングの効果について，機序の解明を期待したい。

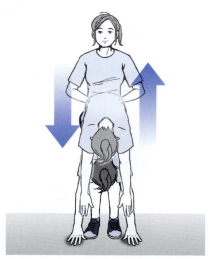

図7　バリスティックストレッチング
関節可動域の最終域で反動をつけることで伸張反射を引き出しやすくする。

疾患特異性－萎縮筋に対するストレッチング

これまで述べてきた効果に関しては，基本的に健常者の生理的反応である．しかし，実際の臨床で対応する症例は何かしらの病態を有している．例えば関節拘縮や筋萎縮などが挙げられるが，その病態によっては生理的反応の変化を有するため注意が必要である．

萎縮筋に対するストレッチングは，伸張に対する疼痛発生に注意しなければならない．筋の線維性変化や粘弾性の低下を生じている場合，伸張に対する疼痛閾値は低下しており，疼痛逃避的な伸張反射を生じる可能性が考えられる．または，筋緊張が低下しているような場合はover actionにも留意しなければならない．

萎縮などにより短縮した筋に対してストレッチングを行うことで筋の伸展性が増加し，粘弾性の変化，可塑性の変化，筋節の増加，神経筋リラクセーションが得られるとされている．短縮した筋を物理的に伸張させることで柔軟性を増大させることはもちろん，その後に血流が改善し，筋硬結などの状態を正常化すること，その自動的および他動的な伸縮性を回復することも，ストレス軽減の治療目的とする．しかし，粘弾性の変化は一過性で持続性はないとされており，可塑性変化についてもエビデンスが乏しい．

筋力トレーニングが柔軟性に及ぼす効果

筋力トレーニングはその方法によって筋の収縮様態が変わってくる．一般的には，求心性（concentric），遠心性（eccentric），等尺性（isometric），アイソリティック（isolytic），など速性（isokinetic）収縮が挙げられる．関節運動を伴う求心性および遠心性収縮に関しては，前節で取り上げたダイナミックストレッチングと同様の効果が期待できる．つまり，筋の収縮・弛緩により筋長の変化が得られ，直接的に筋の可動性が維持されることが考えられる．併せて，関節構成体の動きを生じるため，関節包や皮膚などの柔軟性も維持される．

負荷量

筋力トレーニングで留意しなければならない点に，負荷量が挙げられる．一般的に筋力トレーニングでは1回のみ関節運動を行うことのできる最大負荷量を意味する1 repetition maximum（以下，1 RM）を利用し，目的に

プラスαのアプローチ

温熱効果だけで筋力が上がる!?
筋温の上昇は，ストレッチングの効果を増幅させる可能性が着目されているが，筋力向上における効果も報告されている．一般的に，物理療法である温熱は，痛みや痙縮の軽減，循環の改善などに使われてきた．諸家の報告によると，あらかじめ温熱刺激を筋細胞に与えることで，運動負荷時の筋肥大効果が向上することや，温熱効果だけでも筋力が向上するという報告もある[10]．廃用性筋萎縮の発生やその進行を抑えられることが示されている．萎縮筋に対するストレッチングあるいは筋力増強運動において，温熱療法の有効性は着目すべき点かもしれない．

応じた運動強度を設定する（表1）。このなかで40〜50% of 1 RMは，コラーゲン線維に対し線状の刺激を与えることで柔軟性の向上に効果があるとされている。

一方で，筋肥大を狙うような負荷量の大きなトレーニングになると，一定時間後に遅発性の筋損傷が誘発されることがある。筋に強い物理的刺激が加わると筋線維が断裂し，微細構造の破損を生じる。その後，食細胞の浸潤を伴う炎症反応が起こり損傷部位の修復を行う一方で，痛みや水分貯留を引き起こす。また，化学的要因としても，運動中の活性酸素種などの代謝物の影響で炎症反応を促進する。これら物理的および化学的ストレスが原因となり，蛋白質分解酵素の活性化，食細胞浸潤を伴う炎症が引き起こされる。このような状態のなかで炎症性の組織癒着を生じ，柔軟性の低下をきたす可能性を考慮しなければならない。

また，運動時の筋損傷に伴って発生した炎症により，血管の硬化を生じることが報告されている。一般的に，日常的な有酸素運動などの運動負荷では血管の硬化が一時的に低下することが知られているが，筋損傷を伴うほどの運動では，逆に血管硬化を高める。これは，心血管疾患の予防の観点からすると，運動の負荷量には注意が必要なことを示している。

表1 運動強度の違いによる効果

運動強度の目安		
循環	30〜40% of 1 RM	筋血流量の増加，血圧調整
協調性	40〜50% of 1 RM	神経筋の協調性
柔軟性	40〜50% of 1 RM	コラーゲン線維には線状の刺激が必要
持久力	50〜60% of 1 RM	局所筋耐久力
筋力	60〜90% of 1 RM	筋容量増加
パワー	90〜100% of 1 RM	スピードを伴う爆発的筋力，筋容量増加なし

（文献1より引用）

文献

1) 竹井　仁，黒澤和生：系統別・治療手技の展開改訂第3版．協同医書出版社，2014．
2) 斎藤　充：骨脆弱化のメカニズム．Geriatric Medicine 54(8)；773-777，2016．
3) 今井覚志，松本秀男：スタティックストレッチングの効果．臨床スポーツ医学 32(5)；446-451，2015．
4) 宮村実晴：ニュー運動生理学Ⅰ．新興交易株式会社医書出版部，2014．
5) 中村隆一，斎藤　宏，長崎　浩：基礎運動学第6版補訂．医歯薬出版，2003．
6) 山田拓実，山田千鶴子：拘縮と関節可動域訓練．Medical Rehabilitation 10；14-20，2001．
7) 名倉武雄，松本秀男：ストレッチングのバイオメカニクス-超音波診断装置による効果判定-．臨床スポーツ医学 32(5)；440-444，2015．
8) 名倉武雄，松本秀男：ストレッチ効果の筋柔軟性に与える影響-超音波による評価-．臨床スポーツ医学 33(1)；8-11，2016．
9) 寒川美奈：ダイナミックストレッチングの基礎と効果．臨床スポーツ医学 32(5)；452-455，2015．
10) 中野治郎，ほか：温熱刺激による筋力増強．理学療法 24(7)；920-921，954-958，2007．

Ⅲ

内部障害に対する運動療法の効果

III 内部障害に対する運動療法の効果／心血管疾患に対する運動療法と効果

狭心症，心筋梗塞

猪熊正美

狭心症，心筋梗塞のリハの流れと運動療法の種類

急性期のリハの流れ

急性期の安静臥床の目的は身体労作や交感神経刺激による心拍数や心筋酸素消費量の増加を抑制するためであるが，過剰な安静臥床は身体的deconditioningが生じるので有害である[1]。急性期の血行再建術が成功し病態が安定していれば，安静臥床期間は必要最小限にとどめるべきである。繰り返す心筋虚血，遷延する心不全，重症不整脈などを合併する例を除いては，ベッド上安静時間は12〜24時間以内[2]として，**表1**の急性期クリニカルパスに準じて日常生活活動（activities of daily living；ADL）を拡大していく。それぞれの段階における次の段階に進むための判定基準は**表2**を参考にして進める。

Tips

患者教育のために行動変容ステージモデルを知っておく
　患者の行動変容ステージを変えるためには，現在どのステージにいるかを把握し，そのステージに合わせて患者に共感したほうがよいのか，再発時に必要な情報提供や運動療法の重要性を提供するかを決める。

①無関心期
（6カ月以内に行動を変えようと思っていない）
　↓　運動療法の効果を知る
②関心期
（6カ月以内に行動を変えようと思っている）
　↓　運動習慣のなかったことをネガティブに，運動している自分（患者）をポジティブにイメージする
③準備期
（1カ月以内に行動を変えようと思っている）
　↓　運動を実施するという自信をもち，運動を開始することを宣言または目標にする
④実行期
（行動を変えて6カ月未満である）
　↓　運動を継続することに称賛を与える
⑤維持期
（行動を変えて6カ月以内である）
　　　運動の効果を実感させる

表1 急性心筋梗塞6日間クリニカルパス（群馬県立心臓血管センター）

病日	負荷検査リハビリテーション	安静度	食事	看護ケア	運動療法	患者教育	冠動脈疾患 risk factor check
PCI後1日目		圧迫帯除去後、ヘッドアップ30°	飲水量指示				□脂質異常症（TC, TG, HDL, LDL） □糖尿病/食後高血糖（HbA1c, OGTT） □高尿酸症 □高血圧症 □腎機能障害 □冠動脈疾患家族歴 □喫煙 □睡眠時無呼吸症候群（PUSOX, PSG） □肥満 □ストレス □運動不足
2日目	・午前：自動座位（5分） ・午後：2分間歩行（70 m/分, 2METs）	室内自由	・循環器疾患普通食（1,800kcal, 塩分6g） ・飲水制限なし	・尿留置カテーテル ・排便：ポータブル便器	上下肢自動他動運動（監視下）	・パンフレットを渡す ・狭心症、心筋梗塞、安静について	
3日目	200 mを4分かけて歩行（2.5 METs）	病棟フリー		・下半身シャワー ・体重測定 ・検査は車椅子	200 m歩行×2回（監視下）CPXを実施するまでは病棟での歩行練習	合併症、冠危険因子、発症しやすい状態、栄養指導の予定を立てる	
4日目						心リハ、日常生活	
5日目	CPX	CPX終了後 ・4METs以上→院内フリー、入浴可（抗血小板内服、残存病変なし） ・4METs以下→元のADLで判断			CPX処方で実施	医師から心リハの説明、日常生活	
6日目						日常生活	

表2 急性心筋梗塞に対する急性期リハ　負荷試験判定基準

①胸痛、呼吸困難、動悸などの自覚症状がないこと
②心拍数が120 bpm以上にならないこと、または40 bpm以上増加しないこと
③危険な不整脈が出現しないこと
④心電図上1 mm以上の虚血性ST低下、または著明なST上昇がないこと
⑤室内トイレ使用時までは20 mmHg以上の収縮期血圧の上昇・低下がないこと
　（ただし、2週間以上経過した場合は血圧に関する基準は設けない）

急性期のリハの介入時期と運動療法の処方

リハの介入は身体機能・ADLに障害がある患者では経皮的冠動脈形成術（percutaneous transluminal coronary angioplasty；PCI）後1日目より開始する。200 m歩行負荷試験を終了し判定基準に該当しなければ心臓リハ室での運動療法を開始する。急性期での合併症は不整脈（心室性期外収縮，心室細動，心室粗動，房室ブロック），乳頭筋断裂，心破裂，心室瘤がある。負荷試験時には合併症を防ぐことは難しいが，これらの合併症があることを十分に理解し危険発症時の対処準備をする必要性がある。

心筋梗塞の一般的な臨床判断基準[3]を図1に示す。

回復期の運動療法

回復期では①運動負荷試験による予後リスク評価を実施する。亜最大運動負荷試験は発症4日目以降，症候限界性負荷試験は14日目以降に実施される。運動負荷試験による運動処方が明確化したら，②運動処方に基づく積極的な運動療法を実施する。運動療法の処方を表3に示す。

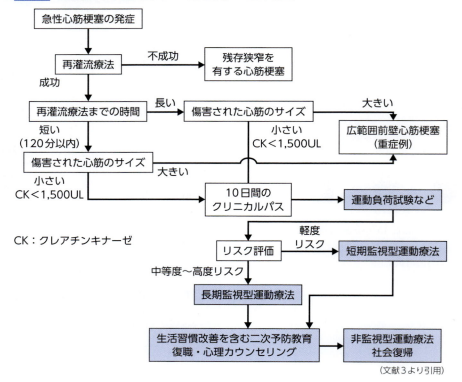

図1 軽症急性心筋梗塞（PCI成功例）の臨床判断

CK：クレアチンキナーゼ

（文献3より引用）

狭心症, 心筋梗塞

表3 心筋梗塞に対する運動処方

有酸素運動	種類	ウォーキング（トレッドミル（図2），屋外） 自転車エルゴメータ（図3）
	強度	peak $\dot{V}O_2$ の60% 最大運動強度の50% 最大心拍数の70% 無酸素性作業閾値（anaerobics threshold；AT） Borg指数11〜13（自覚的疲労度「中程度〜ややつらい」）
	時間	20〜60分
	頻度	週2〜5回，可能なら毎日
レジスタンストレーニング （図4，5）	強度	最大1回反復負荷量（1 RM）の40〜60%
	反復回数	1セット：12〜15回 2〜3セット
	頻度	週3回，1日置き
インターバルトレーニング	強度	①高強度：最高心拍数の90〜95% 　低強度：最高心拍数の50〜70% ②5〜10分でBorg指数18（自覚的疲労度「非常につらい」まで漸増 　到達したら10 wattまで漸減
	時間	①高強度4分，低強度3分のインターバル 　合計運動時間20〜25分 ②3セット繰り返し，合計運動時間40〜50分
	頻度	週3回，1日おき

図2 トレッドミル

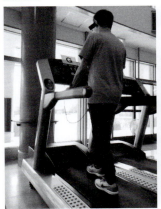

図3 自転車エルゴメータ

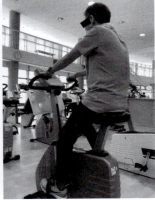

図4 レジスタンストレーニング（レッグプレス）

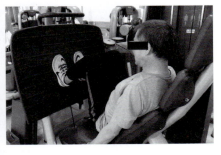

図5 レジスタンストレーニング（レッグエクステンション）

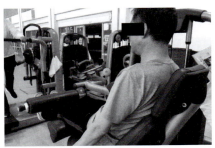

残存狭窄を有する心筋梗塞における注意点

　残存狭窄を有する心筋梗塞では心筋シンチグラムなどで残存狭窄の部位や程度を把握し，残存狭窄に対する治療方針（PCIや開胸による冠動脈バイパス術か）や治療時期を把握する必要がある．運動量療法中のモニタリングは心拍数，血圧，心電図のST変化，不整脈（心室性期外収縮，心室細動，心室粗動，房室ブロック）に注意する．虚血発作は心筋酸素需要量に対して血液が供給できないことによって生じる．心筋酸素需要が増加する要因として心筋収縮力，心筋張力（＝血圧），心拍数が関与する．そのため，ダブルプロダクト（二重積＝心拍数×収縮期血圧）が重要であり，運動負荷試験による虚血閾値のダブルプロダクトを事前に把握しモニタリングすることが重要である．中枢神経系や整形外科的疾患がありADLが低い患者では，歩行による動作だけでも血圧が上昇しやすいので注意が必要である．

　心筋梗塞に特徴的な血液検査項目とその経時的推移を表4に示す．

　残存狭窄を有する心筋梗塞患者に運動療法を実施する際には残存狭窄部位を把握しておき，胸痛発作や心筋梗塞の症状が出現したらすぐに12誘導心電図を測定し評価する必要がある．12誘導心電図を測定するときには，経時的変化を追跡することを想定しあらかじめ残存部位を把握していると心電図変化も同定しやすい．梗塞部位・範囲と心電図変化の推定・不整脈のチェックを行う．表5に梗塞部位と心電図変化の関連を示す．図6，7には広範囲前壁心筋梗塞患者（CK＞6,000，PCI to #6）の心電図を示す．

Tips

認知行動療法セルフエフィカシー（自己効力感）を用いる
　患者の習慣的行動（行動パターン・癖）を把握し患者に介入する．日常生活のなかで繰り返される「癖」で患者が織り上げていることを理解する．感情面，認知面，行動面を結び付けるように意識する．患者教育において，患者のサポートを提供するために次のようなストラテジー分類がある．
①患者の経験を認める
　（冠危険因子を是正せず狭心症・心筋梗塞になった経緯を傾聴する）
②患者の行為や行動を励まし，患者の実行可能な行為を明確にする
　（自宅での運動療法を開始したことを称賛し，運動時間や方法を明確にする）
③患者にフィードバックを行う
　（患者の筋力，運動耐容能，体組成結果などを用いてフィードバックする）
④介入ストラテジーについて患者に説明する
　（運動療法の進め方について説明する）
⑤患者と話し合う
　（患者の意志などを確認する）
⑥患者の行動への取り組みを構造化する
　（体重，運動時間などの目標設定をする）
⑦適切な方法で患者を指導する
　（運動の頻度・強度・持続時間・種類を明確にする）
⑧患者を励ます
　（実施した運動について称賛する）
⑨物理的サポートを提供する
　（リハ評価，CPX，体組成計などを用いて評価を行い成果を実感させる）

表4 急性心筋梗塞における血液検査値の経時的変化

	異常値発現	ピーク	正常化
白血球数	発症後2～3時間	1～3日	1週間
H-FABP	発症後1～2時間	5～10時間	12～24時間
ミオグロビン	発症後1～3時間	6～10時間	2～3時間
CK，CK-MB	発症後4～6時間	12～24時間	4～6日
AST	発症後3～6時間	12～30時間	3～5日
LDH	発症後4～8時間	2～3日	1～2週間
トロポニンT	発症後3～4時間	12～18時間	約10日以降
BNP	発症後直後	約20時間 3～5日後に第2ピークあり	

表5 梗塞部位と心電図変化の関連

梗塞部位	I	II	III	aVR	aVL	aVF	V1	V2	V3	V4	V5	V6
前壁中隔							○	○	○	○		
前壁									○	○		
側壁	○				○						○	○
高位側壁	○				○							
前側壁	○				○				○	○	○	○
広範囲前壁	○				○		○	○	○	○	○	○
下壁		○	○			○						
後壁							△	△				
右室	下壁梗塞像のほかに，V1，V3R～V6RでST↑，Q波がみられる											

図6 広範囲前壁心筋梗塞の心電図

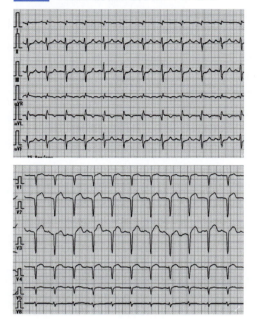

図7 広範囲前壁心筋梗塞の心電図（ST上昇）

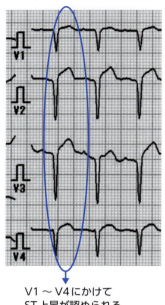

V1～V4にかけて
ST上昇が認められる

心筋梗塞に対する運動療法の効果

心機能

心疾患に対する運動療法は，運動中の心ポンプ機能を改善させる。運動療法は血管拡張能や運動中の血圧反応を改善すると同時に末梢骨格筋ポンプ機能を改善することにより，前負荷・後負荷の変化を介して心ポンプ機能を改善する。虚血心では側副血行の発達を介した心機能改善や，拡張能の改善も認められている。

左室リモデリング

心筋梗塞症例に対する運動療法が左室リモデリングに与える影響については，心筋梗塞症例において改善したとする報告もあるが，影響がなかったとする報告が多い。一方，前壁梗塞例では早期の運動療法はBNPの回復を遅らせるとの報告や，心室瘤形成を伴った例では運動療法により左室容積が増加したとする報告もある。また，運動療法により左室機能が改善し，リモデリングが減弱する可能性も示唆されている。急性心筋梗塞後左室機能低下（LVEF＜40％）患者を対象としたELVD（exercise in left ventricular dysfunction）試験[4]において，非運動療法群では左室容積が増加し左室リモデリングが進んだのに対して，6カ月間の運動療法を実施した群では左室拡大は認められず左室駆出率（left ventricular ejection fraction；LVEF）が有意に改善したと報告されている。

自律神経・体液性因子

心筋梗塞や心不全患者の生命予後，特に突然死に関連して，自律神経バランスの異常が指摘されている．Kleigerらは心筋梗塞患者のHolter心電図でR-R間隔の標準偏差（standard deviation of the NN intervals；SDNN）を副交感神経の指標として用い，これが50 ms以下の群ではそれ以上の群に比べ明らかに予後が悪いことを示した[5]．運動療法は心筋梗塞や心不全例は元より，高血圧例においても副交感神経活性を改善し，心室細動閾値を上昇させることが知られており，生命予後も改善する．

冠危険因子

インスリン感受性に対する効果

運動療法によりインスリン非依存性糖尿病や，肥満で低下している骨格筋などのインスリン感受性を改善する．これには筋肉量の増加，筋インスリン受容体数増加，親和性の改善，レセプターキナーゼ活性亢進などの受容体性因子の関与が考えられ，さらに骨格筋の解糖系，TCA回路の酵素活性，糖輸送担体の変化などの受容体以降にも関与し改善するとされている．

高血圧に対する効果

高血圧患者に対する運動療法のRCTでは，12週間の運動療法を実施した群はコントロール群と比較して有意に収縮期血圧を下げる効果がある（図8）[6]と報告している．その効果に関しては後に述べる交感神経活性低下や副交感神経活性の増加などの自律神経のバランスや，プロスタグランジンなどの血管拡張物質の増加，循環血液量の減少，インスリン感受性改善などの機序が指摘されている．

脂質代謝に対する効果

運動療法はリポ蛋白リパーゼ（lipoprotein lipase；LPL）の合成促進により超低密度リポ蛋白質（very low density lipoprotein；VLDL）の増加を抑制し，中性脂肪（カイロミクロン）からHDLコレステロールへの変換を促進し，中性脂肪を低下させるとされている．また，運動によるLCATの増加により，VLDLからHDLコレステロールへの変換の増加などが促進される．運動療法によりHDLコレステロールは増加する報告[7]が多いが，運動療法だけではLDLコレステロールは約10％程度の減少，HDLコレステロールは5％程度の増加しか得られないといわれており，多角的な介入が必要である．

血管内皮機能に対する効果

心不全時や血圧維持の時の代償機転の1つとして，血管収縮作用がある．この機序に関して伊藤[8]は交感神経活性やレニン・アンジオテンシン系，ADH系などが亢進し，血管抵抗を高めることによる血圧上昇機転が働き，長期にわたると血管内皮機能低下，血管

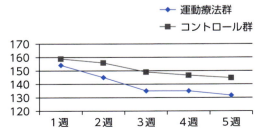

図8　運動療法群とコントロール群との収縮期血圧の比較

平滑弛緩能低下および浮腫など血管周囲組織自体の変化が起こり，血管拡張能が低下すると述べている。運動療法により一酸化窒素（nitric oxide；NO）が増加し血管拡張能の改善に関与するとされている。また，血管内皮機能の改善を介して，比較的短期間に血管拡張能を改善する[9]ことが報告されている。

生命予後に対する効果

心筋梗塞に対する運動療法による予後改善効果についての報告も多く知られている。包括的心臓リハについてのメタアナリシスでは心血管系死亡が20～25％減少した（図9），運動療法単独だけでも15％減少することが明らかとなっている[10]。

さらに，2004年に米ミネソタ州の心筋梗塞患者を対象にした検討では，運動療法を中心とした心臓リハ実施群は非実施群と比較して56％死亡率を減らし，28％心筋梗塞再発を減少させたと報告されている（図10）[11]。心筋梗塞に対する運動療法が心事故の発生や生命予後も改善させると証明されており，治療の第一選択として運動療法を実施することは必須と考えてよい。

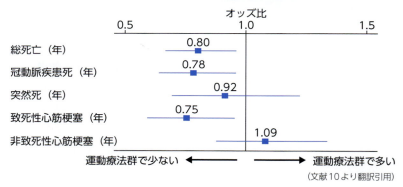

図9　運動療法が心筋梗塞患者の予後に及ぼす影響
4,554名の心筋梗塞患者を対象とした22の無作為割付け前向き研究のメタアナリシスの結果，3年間の観察で，総死亡，冠動脈疾患死，致死性心筋梗塞の発生において20～25％の減少効果が認められた。

（文献10より翻訳引用）

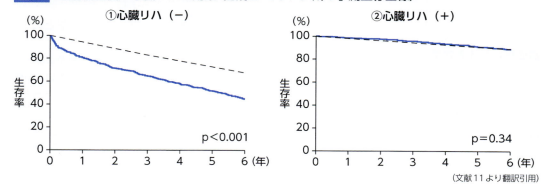

図10　心筋梗塞後の心臓リハの効果（破線はミネソタ州の予測生存曲線）

（文献11より翻訳引用）

こんな症例には一工夫

肥満に対する運動療法の工夫

　50歳代前半，男性，BMI 35，体重120 kgの高度肥満患者に対しての運動療法は，自重によるトレッドミルや平地を利用したウォーキングは膝への負担が増大するため，自重を支えながら有酸素運動を実施するのが難しかった．また，体重を考慮し自転車エルゴメータを使用した運動を実施したが，リカンベント型であるとペダルの回転時に腹部が圧迫され連続した運動が困難であることや，リカンベント型であると制限体重が100 kgまでに設定され自転車エルゴメータでの運動を断念せざるを得ない状況であった．そこで，肥満症例に対しての運動療法では，上肢エルゴメータを用いた有酸素運動や股・膝関節保護しながらレジスタンストレーニングを実施した．また，低周波を用いた電気刺激療法も併用し運動療法を実施した．

文献

1) Chobanian AV, et al.: The metabolic and hemodynamic effects of prolonged bed rest in normal subjects. Circulation 49(3); 551-559, 1974.
2) Antman EM, et al. : 2007 Focused Update of the ACC/AHA 2004 Guidelines for the Management of Patients with ST-Elevation Myocardial Infarction; A report of the American College of Cardiology/ American Heart Association Task Force on Practice Guidelines; Developed in collaboration with the Canadian Cardiovascular Sciety endorsed by the American Academy of Family Physicians: 2007 Writing Group to review New Evidence and Updated the ACC/AHA 2004 Guidelines for the Management of Patients with ST-Elevation Myocardial Infarction Writing on Behalf of the 2004 Writing Committee. Circulation 117(6); 296-329, 2008.
3) 高橋哲也：循環器 軽症急性心筋梗塞（PCI成功例）の臨床判断．今日の理学療法指針（内山　靖 ほか編），385-386，医学書院，2015．
4) Giannuzzi P, et al. : Attenuation of unfavorable remodeling by exercise training in postinfarction patients with left ventricular dysfunction : results of the Exercise in Left Ventricular Dysfunction（ELVD）trial. Circulation 96(6); 1790-1797, 1997.
5) Kleiger RE, et al. : The independence of cycle length variability and exercise testing on predicting mortality of petients surviving acute myocardial infarction. The Multicenter Postinfarction Research Group. Am J Cardiol 65(7); 408-411, 1990.
6) Maruf FA, Akinpelu AO, Salako BL : Effects of aerobic exercise and drug therapy on blood pressure and antihypertensive drugs : a randomized controlled trial. Afr Health Sci 13(1); 1-9, 2013.
7) 由本明子，ほか：心筋梗塞発症6カ月目までのATレベル運動療法の血清脂質への影響．日本心臓リハビリテーション学会誌 3；145-149，1998．
8) 伊藤春樹：運動療法の効果とその機序．心臓 39(3)；252-259，2007．
9) Akashi Y, et al. : Short-term physical training improves vasodilatory capacity in cardiac patients. Jpn Heart J 43(1); 13-24, 2002.
10) O'Connor GT, et al. : An overview of randomized trials of rehabilitation with exercise after myocardial infarction. Circulation 80(2); 234-244, 1989.
11) ExTraMATCH Collaborative : Exercise training meta analysis of trials in patients with chronic heart failure（ExTraMATCH）. BMJ 328(7433); 189, 2004.

III 内部障害に対する運動療法の効果／心血管疾患に対する運動療法と効果

心不全

田屋雅信

　運動療法を実施する前に心不全の病態の基礎となる収縮不全と拡張不全，左心不全と右心不全を理解することが重要である。

　心不全とは，心臓が障害を受けポンプの機能が低下し血液（酸素）を送り出せなくなる状態（心拍出量低下）をいう。すなわち，心臓の病気（基礎疾患）が根底にあり，その影響で臓器不全を起こすということである。心不全には左室駆出率（left ventricular ejection fraction；LVEF）が低下した（LVEF＜40％）心不全（heart failure with reduced ejection fraction；HFrEF）とLVEFが保持された（LVEF≧50％）心不全（heart failure with preserved ejection fraction；HFpEF）がある。前者を収縮不全，後者を拡張不全とよぶ。昔は収縮不全に対して運動療法を行っていたが，今では収縮不全だけでなく心臓が拡張する機能の低下（拡張不全）をきたす病態にもスポットが当たってきている。

　LVEFは40％未満でリスクが高くなるが，さらに低い重症な収縮不全（30％未満）は致死性不整脈や頻脈性不整脈が生じやすくなるとされている。また，骨格筋への血流供給が不足するため，容易に筋疲労を起こし息切れが生じる。

　一方，拡張不全は高齢者に多い。加齢に伴い心筋の間質が線維化し脂肪組織が増加することが拡張不全の原因である。特に高齢者は高血圧性心疾患や大動脈弁狭窄症を有することが多く左室の壁厚が増加しているため，心臓が拡張しづらくなっている。左室が拡張しづらいことで左房がより代償的に収縮することや心拍出量を心拍数増加で代償するようになる。拡張不全患者が頻脈になると左房が機能不全となるため容易に心不全をきたすので，注意が必要である。

左心不全と右心不全

　心不全には左心不全，右心不全（両方であれば両心不全）という病態がある。肺循環，体循環のどこに障害をきたすかで症状や現象が異なってくる（図1）。左心室が障害を受けると全身の臓器に血液を供給することが難しくなる。そのため，左心室の前方にある脳，消化器，腎臓，骨格筋への血流が低下し臓器が機能不全を起こす。そこで血液量を増やすためにさまざまな代償機構（①神経体液性因子の変化，②前負荷の増大による心拍出量の増加，③心室肥大による収縮能の増加）

最新の研究

HFmrEF
近年，HFrEF，HFpEFの間の病態が注目されている。LVEFが軽度低下した（40％≦LVEF＜50％）心不全（heart failure with mid-range ejection fraction；HFmrEF）とよばれ，HFrEFとHFpEFのどちらも臨床的側面が認められるため，個々の病態に合わせて治療がなされている。

心不全

図1　左心不全と右心不全

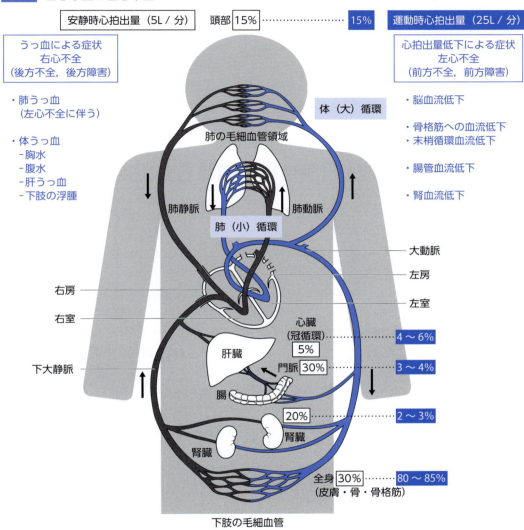

が働くが，それが破綻すると左心房，肺静脈に負担がかかり（圧が上昇する），肺がうっ血してくる。ここまでくると肺のガス交換に影響が出現し酸素化障害を呈する。

さらに進行すると今度は肺動脈の圧も上昇し，右心室にも負担がかかるため代償が効かなくなると右心不全となる。右心室の負担により全身の静脈系がむくむため，全身の浮腫（代表的な症状は下腿浮腫）が生じてしまう（体うっ血）。このように右心不全は左心不全に付随して生じることが多いが，右室心筋梗塞や肺高血圧（肺動脈の高血圧）によって右心に障害や負担がかかると右心不全が単独で生じることもある。

左心不全と右心不全の症状と所見を表1にまとめた。

表1 左心不全と右心不全の症状と所見

左心不全	肺うっ血	症状：呼吸困難，息切れ，頻呼吸，起坐呼吸 所見：湿性ラ音，喘鳴，ピンク色泡沫状痰
	低心拍出症候群	症状：意識障害，不穏 所見：冷汗，四肢チアノーゼ，低血圧，乏尿，身の置き場がない様相
右心不全	体うっ血	症状：右季肋部痛，食欲不振，腹満感，易疲労感 所見：肝腫大，肝胆道系酵素の上昇，頸静脈怒張，下腿浮腫

理学療法の流れ（急性増悪期から安定期）

心不全は徐々に増悪と寛解を繰り返しながら進行していく症候群である（図2）[1]。心不全に対する理学療法プログラムは，病態や背景疾患の多様性から一律に設定することが困難であり施設間で差が大きい。どの時期に理学療法が処方されるかで介入の方法は変わってくるため，心筋梗塞発症後，心臓外科手術後のような何日目といった区間で介入内容を決めることが難しい。

一般的には急性心不全から治療によって心不全が代償したころに理学療法が処方されることが多いが，近年のガイドラインでは急性期の段階からコンディショニングを整えるリハビリテーション（以下，リハ）介入について言及されるようになってきた。早期からのリハの目的は，①早期離床による過剰な安静の弊害（身体的・精神的デコンディショニング，褥瘡，肺塞栓症など）の防止，②迅速かつ安全な退院と社会復帰プランの立案・共有と実現，③運動耐容能の向上によるQOLの改善，④患者教育と疾病管理による心不全再発や再入院の防止である。また，心不全患者では，長期安静臥床による身体的・精神的デコンディショニングや廃用症候群，さらには低栄養や炎症性サイトカイン上昇による骨格筋萎縮（心臓性悪液質［cardiac cachexia］）をきたしやすいことから，急性心不全早期から理学療法・運動療法と教育・カウンセリングからなる心臓リハビリテーションを導入することが重要である，と明記されている[2]。

急性増悪期から安定期までのリハの流れを図3に示す。欧州心臓病学会（European Society of Cardiology；ESC）の心不全ガイドライン[3]によると，心不全増悪期の段階から表2に示す状況でなければ，低強度の運動，早期離床を図り，低強度レジスタンスト

Tips

脳性ナトリウム利尿ペプチド（brain natriuretic peptide；BNP）

心不全の重症度を表すバイオマーカーである。一般的に月1回測定が可能である。18.4 pg/mL以下が標準値となる。40〜100 pg/mLで軽度の心不全の可能性があり，精査・経過観察が必要である。100〜200pg/mLで治療対象となる心不全の可能性がある。200 pg/mL以上で入院加療が必要となり600 pg/mL以上で重症化しやすく予後が悪い。前回の測定よりも100 pg/mL以上の増加で運動負荷が過大であったことを示唆するため，運動療法前に心不全症状の悪化を評価する必要がある。ただし，重症例では増減が大きくなるので医師に運動療法の可否を相談しながら行うとよい。

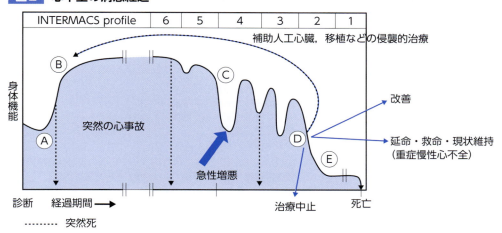

図2 心不全の病態経過

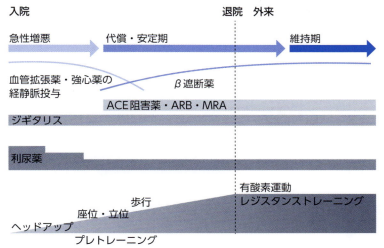

図3 心不全治療の治療経過と心臓リハビリテーション

レーニングを開始することを推奨している。

リハ段階を進めるにあたって心不全の状態（うっ血や低灌流）を評価しながら行う。まずはForresterの分類[4]に当てはめ、その後フィジカルアセスメントによりNohria-Stevenson分類[5]で評価する。

Swan-Ganzカテーテルによる検査で心不全の状態を評価し、Forrester分類に応じた治療がなされる（図4）。心係数（cardiac index；CI）は心拍出量を体表面積で除した値で基準値は2.5〜4.0 L/分/m^{2}である。肺動脈楔入圧（pulmonary capillary wedge pressure；PCWP）は12 mmHg以上で異常、18 mmHg以上で肺うっ血が始まる。Forrester Ⅳ群の状態は強心薬を投与されていることが多く、その場合には投与量が理学

表2　ESC心不全ガイドラインにおける運動療法別の禁忌

(A) 運動負荷試験と運動療法の禁忌	1. 急性冠症候群の初期 2. 未治療の致死性不整脈 3. 急性心不全（血糖動態が不安定な発症初期） 4. コントロールされていない高血圧症 5. 高度房室ブロック 6. 急性心筋症と急性心膜炎 7. 症状のある大動脈弁狭窄症 8. 重症な閉塞性肥大型心筋症 9. 急性全身性疾患 10. 心内血栓
(B) 運動療法のみの禁忌	1. 運動耐容能の低下，または最近3〜5日間の安静時呼吸困難感 2. 低強度運動（＜2 METs，＜50 W）中の有意な虚血 3. コントロールされていない糖尿病 4. 最近の塞栓症 5. 血栓性静脈炎，新規の心房細動，心房粗動
(C) 運動療法によるリスクが高い	1. 最近1〜3日間で1.8 kg以上の体重増加 2. 同時，連続または断続的なドブタミン療法 3. 運動中の収縮性血圧の低下 4. NYHA分類　クラスⅣ 5. 安静時または努力性労作で出現する複雑な心室性不整脈 6. 安静臥位での心拍数が100 bpm以上 7. 既存の併存疾患による運動耐容能の制限

(文献3より翻訳引用)

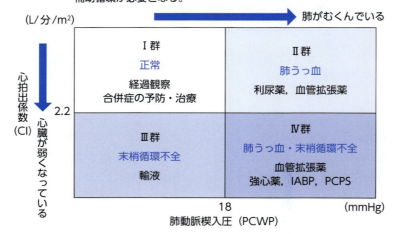

図4　Forresterの病型分類による心不全病態の推定

IABP：intra-aortic balloon pumping
PCPS：percutaneous cardiopulmonary support

療法を進めていく判断材料となる（表3）。

Forresterの分類はあくまでSwan-Ganzカテーテル検査の実測値から得られる分類である。実測値が得られない場合，どの分類のどの辺に位置しているかは薬物などの治療状況からの推測に留まる。そのため，実際にはフィジカルアセスメントによる評価を行うことが必要となる。フィジカルアセスメントからNohria-Stevenson分類に当てはめてうっ血所見（右心不全），低灌流所見（左心不全）の有無を評価し，心不全の状態が前回のリハと比べてどのように変化しているかをみることができる（図5，6）。Forresterの分類と同じ4つの分類であるが，必ずしも一致しない。ただ，重症度のとらえ方と序列は同様である（右下に状態が変化するほど重症）。1日ごと（外来や在宅では1週間〜1カ月ごと）に変化がないかを評価し，問題がなければ段階を徐々に上げていく（表4，5）。

表3 強心薬投与状況による理学療法内容

強心薬	目的		理学療法
ノルエピネフリン	昇圧（強力）		中止またはヘッドアップ，関節運動
ドパミン	昇圧（5〜10 μg/kg/分=γ以下）		ベッド上〜端座位
	利尿促進（3 μg/kg/分以下）		歩行
ドブタミン	肺毛細血管拡張・心収縮力増強	10 μg/kg/分以下	ベッド上〜端座位
		3 μg/kg/分以下	歩行（臨床的に安定していれば有酸素運動）

図5 Nohria-Stevenson分類

肺がむくんでいる（うっ血）→

心臓が弱くなっている（低灌流）↓

A Warm & Dry	B Warm & Wet
L Cold & Dry	C Cold & Wet

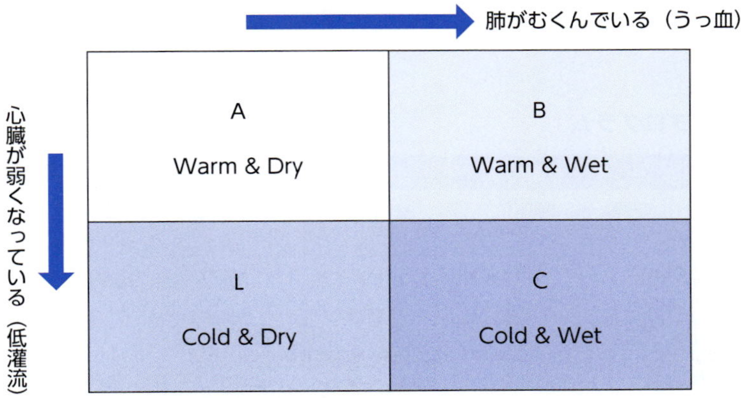

Wet（うっ血所見）：起座呼吸・頸静脈圧上昇・浮腫・腹水・肝頸静脈逆流
Cold（低灌流所見）：低い脈圧・四肢冷感・傾眠傾向・低Na血症・腎機能低下

図6 フィジカルアセスメント（聴診・触診）

血圧だけでなく体に現れる現象を評価（フィジカルアセスメント）し，病状を前日と比較しながら確認する。

聴診
心臓だけでなく肺の状況も評価する。

浮腫の確認
心臓が調子悪いと体に水が溜まっていくのでむくみとして現れることがある。
また手足の冷感がないかも併せて評価する。

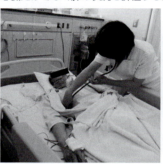
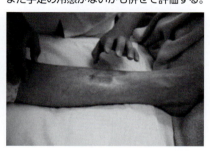

表4 心不全に対する理学療法介入前の評価

項目		問診・フィジカルアセスメント（日常や前日との比較が重要）
両方の所見		・尿量が少なくなっているかどうか？（利尿状況）
うっ血所見	肺うっ血	・眠れているかどうか？（起座呼吸，寝不足による交感神経活性の亢進） ・咳や痰が増えてないか？（肺うっ血，感冒症状） ・労作時息切れが強くないかどうか？（PCWPの上昇）
	体うっ血	・食欲が落ちていないかどうか？（腸管浮腫，栄養状態） ・手足のむくみが悪化してないかどうか？（浮腫） ・同姿勢で頸静脈が怒張していないか？（頸静脈圧上昇） ・腹部が張っていないか？（腹水，肝うっ血）
低灌流所見		・手足が冷たくないか？（低灌流所見） ・めまいがしないか？（低灌流所見，低血圧） ・全身の倦怠感がないかどうか？（低Na血症） ・動悸がしないかどうか？（交感神経活性の亢進，貧血，不整脈）

表5 急性期離床プログラム

	stage 1	stage 2	stage 3	stage 4	stage 5	stage 6
許可される安静度	ベッド上安静	端座位	室内自由	トイレ歩行	棟内自由（80mまで）	棟内自由
リハ実施場所	ベッド上	ベッドサイド	ベッドサイド	病棟	病棟（リハ室）	病棟（リハ室）
目標座位時間（1日総時間）	ギャッジアップ	1時間	2時間	3時間	3時間	3時間
ステージアップ負荷試験	端座位	歩行テスト（自由速度）10m	歩行テスト（自由速度）40m	歩行テスト（自由速度）80m	歩行テスト（自由速度）80m×2〜3回	6分間歩行テストまたは心肺運動負荷試験

（心臓リハビリテーション学会 心不全の心臓リハビリテーション標準プログラム2017年版より引用）

心不全に対する運動療法の種目

心不全患者に対する運動療法は，ESCによるステートメント[3]に記されており，臨床現場で運用されている。トレーニングの導入段階を3ステップに分け，強度，回数，量を漸増させて行うプログラムを推奨している（表6）。

step 1

この段階では，正しい方法，筋肉の感覚を覚えるプレトレーニングでコンディショニングを整えることから始めていく。ベッド上でのセラピーボールを使用した脚伸展運動，立位でのカーフレイズやスクワットなど自重を用いた抵抗運動をプレトレーニングとして行

表6　心不全患者に対する運動療法のstep別プログラム

step	目的	タイプ	強度	回数	量
step 1 プレトレーニング	・正しい方法を学ぶ ・感触を覚える ・筋肉間のコーディネーションを改善	ダイナミック	30%1RM RPE＜12	5〜10	2〜3セッション/週 1〜3サーキット/セッション
step 2 レジスタンス/持久力トレーニング	・局所有酸素持久力を改善 ・筋肉間のコーディネーションを改善	ダイナミック	30〜40%1RM RPE＜12〜13	12〜25	2〜3セッション/週 1サーキット/セッション
step 3 筋力トレーニング，筋肥大トレーニング	・筋肥大 ・筋肉内のコーディネーションを改善	ダイナミック	40〜60%1RM RPE＜15	8〜15	2〜3セッション/週 1サーキット/セッション

プラスαのアプローチ

強心薬投与中に運動療法をしてよいか？

ドブタミンは低用量（5 μg/kg/分＝5γ〔ガンマ〕以下）では，軽度の血管拡張作用による全身血管抵抗の低下および肺毛細血管低下をもたらす。10 μg/kg/分以下では心拍数の上昇が軽度であり，心筋酸素消費量の増加も少ない。血圧が安定し，体重の増加や安静時心拍数の増加などがなければ，医師の許可を得て起立・歩行練習などで離床を進めていく。ドブタミンが徐々に減らしていけるようになってきたらエルゴメータなどを使用した有酸素運動を始めてもよい。筆者の施設では，基本的な動作，プレトレーニングによりBNP＜1,000 pg/mL，HR＜110 bpmを維持できていれば有酸素運動を中心とした運動療法を開始していくようにしている[6]。

図7 プレトレーニング

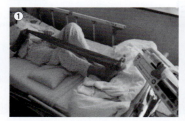
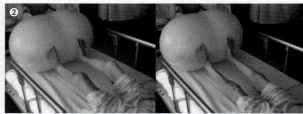
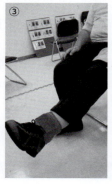
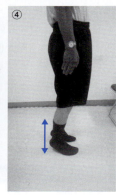
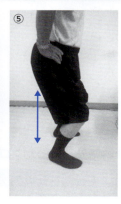

①②③セラバンド，セラピーボール，重錘を使用して行ったり，自重を使って行うとよい。
④⑤求心性収縮，遠心性収縮ともにゆっくり数秒かけて行う。

うことが多い（図7）。ベッドサイドでは30%1RMの強度でセラバンド，セラピーボール，重錘，自重を用いて抵抗運動を行う。

step 2

離床プログラムを順調に進められ，かつプレトレーニングで心不全の増悪を認めなければ，リハ室で有酸素運動，レジスタンストレーニングを開始していく．日本心臓リハビリテーション学会の心不全標準プログラムでは，
①個別に低強度の有酸素運動（屋内歩行 50〜80 m/分×5〜10分間または自転車エルゴメータ 10〜20 W×5〜10分間程度から開始）を実施する，
②自覚症状や身体所見の経過に応じて徐々に運動回数と運動時間を増量していく，
③開始初期の運動強度の目安として，Borg指数 11〜13（自覚的運動強度「楽である」〜「ややつらい」），または安静時心拍数＋30 bpm程度（β遮断薬投与例では安静時心拍数＋20 bpm程度）を目標心拍数とする，
と提唱している．

step 3

筋肥大を目的したレジスタンストレーニングを追加していく段階であるが，運動強度が強い（40〜60%1 RM，Borg指数＜15）ため，心不全のなかでも軽症例に適応される．

心不全に対する運動療法の効果

心不全に対する運動療法の効果は心臓だけではなく，末梢効果が重要となってくる（表7）。

運動療法の主目的は運動耐容能の改善である。運動耐容能は心臓の機能のみに規定されず，末梢骨格筋の機能も大きく影響している。運動耐容能は6分間歩行距離，心肺運動負荷試験による最高酸素摂取量（peak $\dot{V}O_2$）を指す。peak $\dot{V}O_2$ ＜ 14 mL / kg / 分で予後不良となり，心臓移植の登録基準の1つとなっている。心収縮機能の指標となる左室駆出率（left ventricular ejection fraction；LVEF）は，運動耐容能とは相関しない。呼吸困難と身体活動能力の制限の度合いであるNYHA（New York Heart Association）心機能分類の重症度と運動耐容能は相関する。すなわち運動耐容能が心機能単独ではなく運動機能，活動能力と関連していることは，運動療法が心不全にとって有用であることを示している。

心臓への効果

ELVD（Exercise in Left Ventricular Dysfunction）研究[7]では，LVEF40％以下の患者で6カ月間の運動療法施行群において運

表7 心不全の運動療法の効果

運動耐容能		改善
心臓への効果	左室機能 冠循環 左室リモデリング	安静時左室駆出率不変または軽度改善，運動時心拍出量増加反応改善，左室拡張早期機能改善 冠動脈内皮機能改善，運動時心筋灌流改善，冠側副血行路増加 悪化させない（むしろ抑制），BNP低下
末梢効果	骨格筋 呼吸筋 血管内皮	筋量増加，筋力増加，好気的代謝改善，抗酸化酵素発現増加 機能改善 内皮依存性血管拡張反応改善，一酸化窒素合成酵素（eNOS）発現増加
神経体液因子	自律神経機能 換気応答 炎症マーカー	交感神経活性抑制，副交感神経活性増大，心拍変動改善 呼吸中枢 CO_2 感受性改善 炎症性サイトカイン（TNFα）低下，CRP低下
QOL		健康関連QOL改善
長期予後		心不全入院減少，無事故生存率改善，総死亡率低下（メタアナリシス）

Tips

LVEFのマジック

運動耐容能はLVEFとほとんど相関がないとされている。酸素摂取量が心拍出量だけでなく骨格筋機能，血管内皮細胞機能，自律神経などの機能を統合した測定値だからである。また，LVEFは拡張末期と収縮末期の面積あるいは容積の差であるが，心拡大が起これば同じLVEFでも心拍出量は大きくなる。

動耐容能の改善とともにLVEFが改善したことが報告されている。運動療法がLVEFを必ず改善させることはないといわれているが，慢性心不全を対象としたELVD-CHF研究[8]などの報告では運動療法が少なくとも左室リモデリングを抑制することが示されている。ただし，リモデリングの高リスク例（例えば広範前壁梗塞，LVEF＜40%など）では運動強度を低めに設定して行うとよいとされている[9]。また，左室リモデリング進展を抑制することは心拡大によるBNPを増加させないことが考えられる。

運動療法により運動中の心拍出量は改善する[10]。冠循環への効果に関して，冠動脈疾患（coronary artery disease；CAD）患者においては運動療法が冠側副血行路の発達を促進すること[11,12]や冠動脈の血管内皮機能（血管拡張機能）を改善すること[13]が関連していることが考えられる。

末梢効果

運動療法による運動耐容能の改善は骨格筋や末梢血管などの末梢機序を介するものであると考えられている。骨格筋の筋肉量・ミトコンドリア容積の増加，骨格筋代謝および機能の改善，呼吸筋機能の改善が運動耐容能の改善と相関することが示されている[15-17]。

また，末梢血管の内皮機能が改善することで骨格筋への酸素輸送が改善することも一因といえよう。

神経体液因子

心不全になると自律神経機能が障害され交感神経系が優位となることが知られている。運動療法により慢性心不全患者の交感神経系が抑制され副交感神経系が活性化されることが示されている[18]。運動療法による自律神経機能の改善が心不全患者の予後改善につながる可能性があるとされている。ただし，有酸素運動とインターバルトレーニングとの比較では，運動耐容能はどちらも増加するものの，副交感神経機能は有酸素運動のみで改善したとの報告がある[19]。

心不全患者の運動時換気亢進は，生理学的死腔の増加のほか呼吸中枢のCO_2感受性の亢進によると考えられ，運動療法によりCO_2感受性改善とともに改善する[20]。

運動習慣や運動トレーニングにより血中CRPが低下すること[21]，および運動療法が心不全患者の血中サイトカインや炎症マーカーを低下させること[22]が報告されている。ただし，運動療法による炎症マーカー抑制・抗

Tips

左室リモデリング

左心室が大動脈に駆出しなければならない血液量を前負荷という。心不全になると収縮力が低下するので心拍出量が減少してしまう。そのため，前負荷（心臓への血液量）を増やすことで心拍出量を増やそうとする。この代償機構をFrank-Staringの機序[14]という。しかし，血液量が左心室に充満すればするほど心臓が拡大してしまう。心臓が拡大しすぎてしまうと心筋が伸びてしまい骨格筋と同様に収縮力が落ちてしまう。すなわち1回拍出量が増やせず，心拍数で代償するようになる。そして，心拍数が上昇すると左心室に充満する血液量が減ってしまうので1回拍出量は低下し，結果として心拍出量は減少してしまう。

このように心臓が代償的に拡大することを左室リモデリングという。

酸化ストレス作用が動脈硬化抑制や予後改善に関与するかどうかは今後の課題となっている。

QOL，長期予後

息切れ感は人間にとって苦痛な症状の1つである。運動療法により息切れ感を改善させることは不安，抑うつを軽減し，QOLを改善させる[23]。

心不全に対する運動療法の予後への影響は，ExTraMaTCH研究におけるメタアナリシス[24]において，生存率，無事故生存率（死亡＋入院）ともに運動療法群が対照群より有意に良好であったことが示された。その後，報告された大規模臨床試験（HF-ACTION[25]）では，運動療法群における総死亡または総入院の減少，心血管死亡または心血管疾患入院の減少，心血管死亡または心不全入院の減少が示され，心不全に対する運動療法のエビデンスが構築された。さらに，Cochraneのメタ解析では，心不全の運動療法は総死亡の減少効果は有意ではないが，あらゆる入院と心不全入院を有意に減少させることが結論づけられている[26]。

こんな症例には一工夫

心不全が重症化すると骨格筋機能が低下する。骨格筋機能は筋力だけでなく筋量も減少してしまう。筋量を改善させるには運動強度を強くしなければならないが，心不全が重症化すると難しい。まずは，筋力の改善を目指すことになるが，レジスタンストレーニングマシンが施設によっては設置されていないことも多い。そこで，自転車エルゴメータを用いてインターバルトレーニングを採用してみるとよい。

高強度インターバルトレーニングはAT（嫌気性代謝閾値）よりも高い強度の負荷により，機械的ストレスのみならず乳酸蓄積など筋内代謝的ストレスを高めることができる。ゆえに持久力だけでなく筋力増強の効果も得られる。海外で報告されている運動のプロトコルは非常に運動時間が長く高強度であることが多い。日本人でも行える負荷強度を模索する必要がある。

> **インターバルトレーニング導入の症例**
>
> 筆者は心不全患者（強心薬管理中も含む）に対し，運動療法step 2の有酸素運動が問題なく行えた段階で高強度インターバルトレーニングを導入することで，生命予後を規定する運動耐容能と大きく関連する膝伸展筋力の改善を認めた（図8, 9）[27]。高強度インターバルトレーニングの運動強度は，低強度を心肺運動負荷試験により算出した有酸素運動（AT）レベル，高強度をpeakの70〜80％で設定し，低強度4分＋高強度1分を1セットとし，3セット（＝15分）行うプロトコルで実施した。ただし，運動療法の導入後は日々の体重，毎週あるいは毎月のBNPを確認することで過負荷になっていないかを確認するだけでは不十分である。運動療法を実施している際にフィジカルアセスメント（表8）を常に行うことで，現状の運動負荷が適切であるかを判断することが重要である。

図8 HIITのプロトコル

プレトレーニングから有酸素運動を導入後にHIITを開始した。

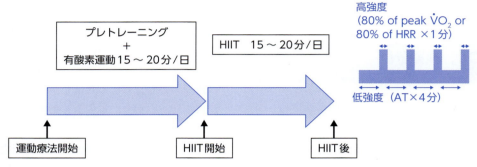

HIIT：high intensity interval training

図9 HIITの効果

約1ヵ月のHIITでBNP，体重の増加ならびに心不全の悪化を認めることなく膝伸展筋力を増加できた。

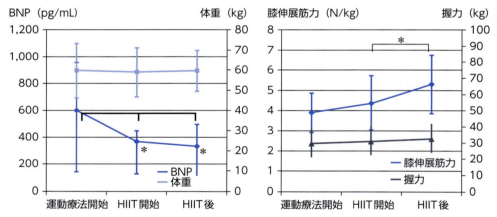

表8 心不全に対する運動療法中の注意すべき症状・現象

状況	意義
著明な息切れまたは倦怠感	心拍出量低下あるいはPCWP上昇
運動中の呼吸数が40回以上	PCWP上昇
Ⅲ音または肺ラ音の出現	PCWP上昇，肺うっ血出現
頸静脈の怒張または拍動	肺高血圧，右心負荷の増大
心拍数上昇（110拍／分以上）	心拍出量低下
脈圧減少（10 mmHg未満）	心拍出量低下
上室性あるいは心室性期外収縮増加	心負荷，心筋虚血出現
発汗，激しいめまい，顔面蒼白あるいは意識混濁	心拍出量低下，脱水
進行性に増強する胸痛	心筋虚血，心内圧上昇

文献

1) Goodlin SJ : Palliative care in congestive heart failure. J Am Coll Cardiol 54(5); 386-396, 2009.
2) 日本循環器学会, ほか：循環器病の診断と治療に関するガイドライン 急性・慢性心不全診療ガイドライン(2017年改訂版), 2018.
3) Piepoli MF, et al. : Exercise training in heart failure : from theory to practice. A consensus document of the Heart Failure Association and European Association for cardiovascular prevention and rehabilitation. Eur J Heart Fail 13(4); 347-357, 2011.
4) Forrester JS, et al. ：Medical therapy of acute myocardial infarction by application of hemodynamic subsets (second of two parts). N Engl J Med 295; 1404-1413, 1976.
5) Nohria A, et al. : Clinical assessment identifies hemodynamic profiles that predict outcomes in patients admitted with heart failure. J Am Coll Cardiol 41; 1797-1804, 2003.
6) Amiya E, et al. : Is Exercise Training Appropriate for Patients With Advanced Heart Failure Receiving Continuous Inotropic Infusion? A Review. Clin Med Insights Cardiol 12 ; 1-9, 2018.
7) Giannuzzi P, et al. : Attenuation of unfavorable remodeling by exercise training in postinfarction patients with left ventricular dysfunction: results of the Exercise in Left Ventricular Dysfunction(ELVD)trial. Circulation 96(6); 1790-1797, 1997.
8) Giannuzzi P, et al. : ELVD-CHF Study Group. Antiremodeling effect of long-term exercise training in patients with stable chronic heart failure: results of the Exercise in Left Ventricular Dysfunction and Chronic Heart Failure(ELVD-CHF)Trial. Circulation 108(5); 554-559, 2003.
9) Takagi S, et al. : Predictors of left ventricular remodeling in patients with acute myocardial infarction participating in cardiac rehabilitation. Brain natriuretic peptide and anterior infarction. Circ J 68(3); 214-219, 2004.
10) Coats AJ, et al. : Controlled trial of physical training in chronic heart failure. Exercise performance, hemodynamics, ventilation, and autonomic function. Circulation 85(6); 2119-2131, 1992.
11) Wenger NK, et al. : Cardiac rehabilitation as secondary prevention. Agency for Health Care Policy and Research and National Heart, Lung, and Blood Institute. Clin Pract Guidel Quick Ref Guide Clin(17); 1-23, 1995.
12) Linxue L, et al. : Effect of Long-Term Exercise Training on Regional Myocardial Perfusion Changes in Patients With coronary Artery Disease. Circ J 63(2); 73-78, 1999.
13) Hambrecht R, et al. : Effect of exercise on coronary endothelial function in patients with coronary artery disease. N Engl J Med 342(7); 454-460, 2000.
14) Starling F : Zur Dynamik des herzmuskels. Z Biol 32; 370-437, 1895.
15) Adamopoulos S, et al. : Physical training improves skeletal muscle metabolism in patients with chronic heart failure. J Am Coll Cardiol 21(5); 1101-1106, 1993.
16) Hambrecht R, et al. : Physical training in patients with stable chronic heart failure : Effects on cardiorespiratory fitness and ultrastructural abnormalities of leg muscles. J Am Coll Cardiol 25(6); 1239-1249, 1995.
17) Chua TP, et al. : Inspiratory muscle strength is a determinant of maximum oxygen consumption in chronic heart failure. Br Heart J 74(4); 381-385, 1995.
18) Roveda F, et al. : The effects of exercise training on sympathetic neural activation in advanced heart failure : a randomized controlled trial. J Am Coll Cardiol 42(5); 854-860, 2003.
19) Dimopoulos S, et al. : Effects of exercise rehabilitation program on heart rate recovery in patients with chronic heart failure. Eur J Cardiovasc Prev Rehabil 13(1); 67-73, 2006.
20) Tomita T, et al. : Attenuation of hypercapnic carbon dioxide chemosensitivity after postinfarction exercise training: possible contribution to the improvement in exercise hyperventilation. Heart(Br Cardiac Society)89(4); 404-410, 2003.
21) Kasapis C, Thompson PD : The effects of physical activity on serum C-reactive protein and inflammatory markers : a systematic review. J Am Coll Cardiol 45(10); 1563-1569, 2005.
22) Adamopoulos S, et al. : Physical training modulates proinflammatory cytokines and the soluble Fas/Soluble Fas ligand system in patients with chronic heart failure. J Am Coll Cardiol 39(4); 653-663, 2002.
23) Kavanagh T, et al. : Quality of life and cardiorespiratory function in chronic heart failure : effects of 12 months' aerobic training. Heart 76(1); 42-49, 1996.
24) ExTraMATCH collaborative : Exercise training metaanalysis of trials in patients with chronic heart failure (ExTraMATCH). BMJ 328(7433); 189-192, 2004.
25) O'Connor CM, et al. : Efficacy and safety of exercise training in patients with chronic heart failure. HF-ACTION randomized controlled trial. JAMA 301(14); 1439-1450, 2009.
26) Sagar VA, et al. : Exercise-based rehabilitation for heart failure : systematic review and meta-analysis. Open Heart 28 ; 2(1) : e000163. doi : 10.1136/openhrt-2014-000163. eCollection 2015.
27) Taya M, et al. : High-intensity aerobic interval training can lead to improvement in skeletal muscle power among in-hospital patients with advanced heart failure. Heart Vessels. 33(7); 752-759, 2018.

III 内部障害に対する運動療法の効果／心血管疾患に対する運動療法と効果

心臓外科手術後

西川淳一

〈心臓外科手術後の急性期リハビリテーション〉

術後急性期には,無用な安静を強いることで拘禁性の精神障害が出現したり,身体機能の低下をきたしやすいことから,患者の病態を正しく理解して確実に離床を進めることが重要となる。また,近年増加している高齢手術患者では,フレイルの進行を抑制するために多職種チームでリハビリテーション(以下,リハ)以外の時間帯の活動についてマネージメントすることも重要である。

心臓外科手術と周術期管理の進化

1990年ごろ,Krohnらにより術後の早期離床を前提とした心臓外科手術(fast tracking)が提唱され,近年ではわが国でも早期抜管,早期離床が定着している。fast trackingが定番化する以前は,急性期治療に1週間程度を要し,全体の入院期間が1カ月弱であったが,fast trackingが定番化してからは,急性期治療日数は半減し,入院期間は2/3にまで短縮された(図1)。このように心臓外科手術と並行して周術期管理が進化したことにより,手術後の呼吸器合併症の発生率が低下し,ICU滞在期間や入院期間の短縮が可能となり,心臓外科手術後に費やされる医療費は減少している。

図1 周術期管理の進化

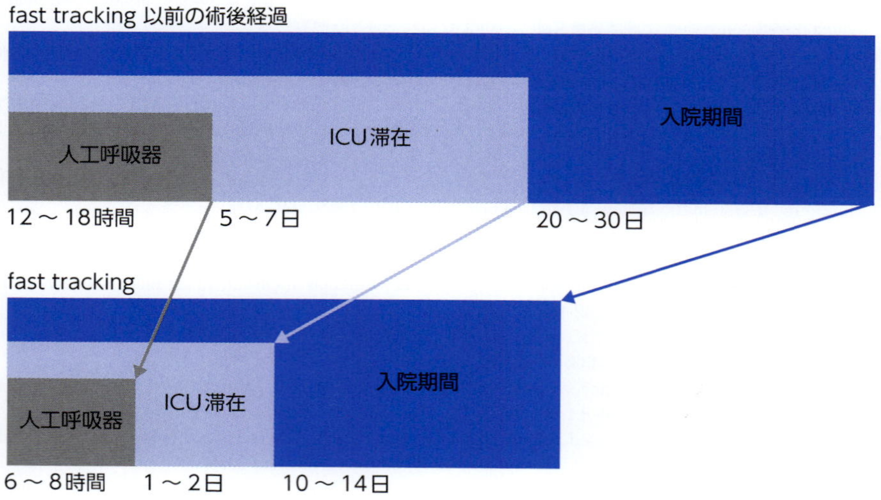

早期離床の定着

近年では手術手技の進化，心保護液や薬剤の進化によってさらに離床の早期化が可能となった。わが国において早期離床が定着したことは，2012年に改訂された日本循環器学会の最新のガイドライン[1]に，それ以前のガイドラインに記載されていた離床の各ステージを実施する日程が具体的に記載されなくなったことからも見てとれる。現在では術後に出血を認めず，順調に呼吸器から離脱し，循環動態が安定していれば可及的早期に離床を進めることが標準化されている。

現在，心臓外科手術後の歩行獲得日数の目標は高橋らの報告[2]によって4～5日とされている。

早期離床の重要性

安静臥床による弊害は早くから報告されている(表1)。特に近年では，図2に示したような急性期の患者が，一般病棟の患者と比較して，臥床期間の遷延により各種機能低下が急速に進行することが報告されている[4]。

また近年では，ICU-AW（ICUで起こる急性のびまん性筋力低下）やICU-AD（ICUで起こるせん妄）も予後に悪影響を及ぼすと報告されていることから[5,6]，術後は各種機能の低下をきたす前に速やかに離床を開始するべきである。

表1 臥床による生理機能への影響

減少するもの	増加するもの	変わらないもの
起立耐性能 最大酸素摂取量 全血液量，血漿量 心室容積 安静時心拍出量 赤血球数 発汗閾値 脳血管緊張 肺拡散能 アドレナリン 血液粘性 インスリン感受性 バランス 筋量，筋力 骨密度 抗感染性	安静時心拍数 拡張期血圧 最大心拍数 利尿 栄養不良 尿中カルシウム，リン 便秘 コレステロール ECG変化 深部静脈血栓症 尿路感染症 睡眠障害 精神障害	動静脈酸素分圧較差 肺活量 1秒量 最大換気量 総排気量

安静臥床には心保護や利尿促進といったメリットもあるが，術後の予後に関してはデメリットが多い。

(文献3より翻訳引用)

図2 急性期に機能低下が進行しやすい患者の特徴

手術侵襲の強い患者　　　生命維持装置に補助されている患者　　　炎症反応が遷延している患者

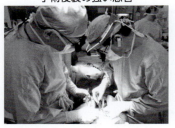
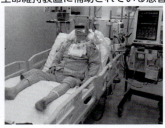
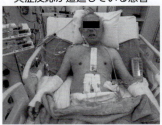

人工心肺を使用した患者

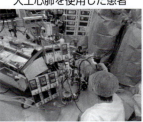

> 筋代謝には，蛋白質を合成して筋を増加させるメカニズム（同化）と，筋を分解することでエネルギーを産生するメカニズム（異化）がある。
> 術後は慢性的な低栄養状態や活動低下などから同化が低下するだけでなく，炎症反応の遷延や交感神経系の賦活などにより異化が促進するため，急速に機能が低下する。

心臓外科手術後の急性期のリハビリテーションに求められること

回復が順調な患者はパスに沿って確実に離床を進める
・患者の自信獲得のため
・入院期間の短縮のため

回復に時間がかかりそうな患者には，多職種で1日の活動量を管理したり，個別プログラムを実践する
・80歳以上の超高齢者
・術後に心不全が遷延，不整脈が出現，腎機能障害を認めるような患者
・既往に脳血管障害，脊髄神経障害，整形外科的疾患がある患者

フレイルの進行や各種合併症を予防する
・筋力，バランス，全身持久力に対するアプローチを離床に並行して実施

・術後の姿勢や活動量の管理
・呼吸器合併症の予防

異常反応を早期発見する
・姿勢変化，運動負荷に対する異常な心血管反応
・術後新たな運動感覚麻痺，間欠性跛行，嚥下障害の出現
・不穏，情緒的錯乱，せん妄など

術前や術後早期から生活指導や予後を改善させる取り組みを実施する
・創部を保護するような起き上がり方
・入院中から活動量を増加させるような指導
・心身の回復を早めるための病棟での過ごし方
・入院中から二次予防への生活指導を早期に開始

術後リハビリテーションの実際

患者の特徴を把握する

　術後の離床を適切に進めるには，個々の患者における病態の特徴を把握して，術後の回復が速く進むかゆっくり進むかを事前にイメージしておく必要がある．術前に実施される検査のうち離床を担当する者が確認すべき検査を表2に示す．各検査の詳細な見方については成書に譲る．

離床開始が可能な状態か判断する

　各検査で得られる情報から患者の病態をイメージしたら，次に離床開始できる状態か否かを確認する．離床開始や進行の判定は，日本循環器学会のガイドライン[1]の心臓外科手術後の離床開始基準を参考にするとよい．万一患者の状態が開始基準に記載された状態に該当する場合には，離床進行より安静を選択するほうが患者にとってメリットがあると判断して介入を見送る．

　臨床では以下の順番に観察する．
① 人工呼吸器，IABP，PCPSなどの生命維持のための機械装置が装着されているか（表4）
② ノルアドレナリンやカテコラミン製剤などの強心薬が大量に投与されているか
③ 心原性ショックの状態か（表5）
④ 出血が持続している状態か
　術後に出血が持続しているか否かは，以下に挙げる項目から総合的に判断する．

ヘモグロビン値（Hb）の変化

　帰室してから介入時までの血液データについて経時的に確認する．介入時にHb値が8.0 g/dL以下の場合には，他の所見から出血の問題がないと判断しても，リハ介入によって血行動態の異常や歩行中の転倒など有害事象をきたすことも考えられるため，極力介入を避ける．しかし，もともと貧血傾向の患者や無輸血手術では，退院までHb値が低い状態で経過することもあるため，医師と相談しながらリハを進める．

表2　術式と術前検査

	CAG	心エコー	12誘導心電図	胸膜部CT	胸部X線	呼吸機能	ABI
虚血性心疾患	◎	◎	◎	○	◎	◎	○
弁膜症	○	◎	◎	○	◎	◎	○
大血管	○	○	○	造影◎	○	◎	○

必要に応じて，頭部MR，頸部エコー，血液検査，下肢末梢エコーなども確認しておく．

Tips

術前超音波検査から考えること

術前に実施される検査のなかでも，離床進行のペースを決めるうえで特に重要となるのが心臓超音波検査から得られる情報である．手術によって心ポンプ機能の改善がどこまで期待できるか多少なりともイメージできれば，術後の離床ペースをコントロールするのに役立つ．心臓の特徴を把握するには，形や大きさといった形態的異常や弁膜症など構造の異常の有無をみて，疾患の有無や重症度を把握することが重要である．また心筋自体がしっかりと収縮あるいは拡張できているのか，どの程度構造の異常が心臓の仕事に影響を及ぼしているかなど，機能的な評価を併せて把握することも重要である（表3）．

表3　術前心臓超音波検査で確認すべき項目

略語	日本語	異常値の目安	イメージすること
AOD	大動脈径	≧40 mm	大静脈の拡大があるかも…．
LAD	左房径	≧40 mm	左心系に容量負荷がかかり続けていた症例か？　弁膜症や術前心房細動の有無をチェック．術後に発作性心房細動の出現リスクが高いかも…．
LVDd/Ds	左室拡張終末期径／収縮終末期径	≧55 mm ≧40 mm	Dd，Dsに差がない場合や両方が高値である場合は収縮不全の可能性→EFをチェック．弁膜症の有無もチェック．
LVEF	左室駆出分画	＜55% ＜30〜35%	低値であれば術後ボリューム過多で心ポンプ機能が低下する可能性がある．急性期はカテコラミン等の強心薬が持続投与されている状態でリハビリになるかも．
IVST	心室中隔厚	≧13 mm，≧6 mm	肥大化や菲薄化の有無を確認．肥大の原因は高血圧？　心筋症？　弁膜症？　もしかしたら拡張能が低下しているかも→E/e'をチェック．
PWT	心室後壁厚	≧13 mm，≧6 mm	
E/e'		≧15	左室拡張能の低下を疑う．術後は脱水や頻脈性不整脈の出現などでトラブル発生の可能性も…．
AR	大動脈弁閉鎖不全症		容量負荷で左室の拡大があるかもしれない．収縮能（EF）や他の弁膜症もチェック．
AS	大動脈弁狭窄症		EFは保たれている場合が多い．拡張障害（E/e'）の有無をチェック． 術後は圧負荷が解除されるため次第に血圧が上昇し，新たに降圧薬を開始する症例が多い．
MR	僧帽弁閉鎖不全症		容量負荷によって左房が拡大していることが多く，心房細動合併症が多い．重度MR患者（M弁手術患者）は，術前EF値が実力よりも2〜3割高く出ている可能性があるため要注意．
MS	僧帽弁狭窄症		経年変化で左房が拡大しているかも．心房細動合併症例かチェック．

ドレーン排液の量と性状について

ドレーン排液の性状を確認する際には，ドレーンホース内に残っている排液を観察する。ボックス内に回収された排液は，時間の経過により変色した排液と混ざっているため，性状について正しく判断できない。排液の性状を正しく判断するには，色調と同時にとろみ具合を併せて観察するとよい。ドレーンホース内の排液で性状を確認したら，それをボックスに回収し，次に排液の量をボックスのメモリで確認する。

身体所見

貧血や末梢循環不全があれば顔面や指先のみならず瞼裏の色調が悪くなる。臨床では，それらの色調を確認して貧血の有無を確認する。もともと貧血傾向にある高齢患者や女性患者で，術後の出血が疑われる際にはより丁寧に観察する。

離床プログラムを考える

離床開始が可能と判断されたら，患者に会いに行く前に，カルテからさらに詳細な情報

表4 術後に使用される強心薬

薬剤の種類	覚えておくこと
ノルエピネフリン（ノルアドレナリン）エピネフリン（ボスミン）	【薬理作用】 この2剤はα受容体を刺激し，用量依存性に体血管抵抗を増加させる作用をもつことが特徴であるが，臨床ではDOAやDOBを高用量に使用しても昇圧できないときに使用される強力な作用の薬剤として認識されている。すなわち，これらが投与されている状態は，末梢の血流を犠牲にして，中枢の圧を維持しようとしている重症期である。 【投与中のリハ】 この時期に末梢骨格筋へ血流を増やす行為は，治療と逆行していることを理解する必要がある。したがって，これらの薬剤が投与されている状態での離床進行は中止するのが望ましい。ただし，換気不良などにより身体を起こすことにメリットがある場合や，これらの薬剤が極少量の投与で血行動態が維持されている場合は，医師と相談して離床を進める場合もある。
ドブタミン（DOB）	【薬理作用】 DOBは心筋の収縮力を増強させて，血圧や心拍数にほとんど作用せずに心拍出量を増やす薬剤で，臨床では心ポンプ機能の低下した症例に使用されていることが多い。 【投与中のリハ】 高用量投与で離床は中止し，低用量投与時でも介入中は各種モニタを確認しながら慎重に実施するのが望ましい。
ドパミン（DOA）	【薬理作用と離床進行の目安】 DOAは，投与量によって薬理作用が異なる。 ・〜3γ 腎・冠血流量増加，肺動脈収縮（歩行） ・3〜5γ 心筋収縮性増加，冠動脈収縮，血圧上昇（起立〜歩行） ・5γ以上〜 末梢細動脈・冠動脈収縮，血圧上昇（〜端座位） 【投与中のリハ】 低用量なら主に利尿作用，中量以上で心臓と血管の両方に作用して血圧維持に働くことが報告されている。したがって，中量以上の場合には，上に示した臨床進行の目安を参考にリハを進めるとよい。
PDE III阻害薬	PDE III阻害薬は，DOBと作用が類似していて，心筋収縮力を増加させて心拍出量を稼ぐ薬剤である。 DOB投与時と同様に慎重にリハを進める必要がある。

を調査して問題点を抽出し介入の目的を決める。また，それを達成するための手段として，どのステージまで離床を進めるかはもちろんのこと，リハ以外の時間をどのような姿勢で過ごしてもらうか，どの程度のADL動作まで看護師監視のもと実施してもらうかについても検討する。

臨床で観察すべき項目と順序を以下に示す。

血圧，心拍数，心電図波形の推移

患者の状態が刻々と変化する急性期では，介入時の状態を横断的に把握することも重要であるが，帰室時から介入時までの状態を経時的に捉えることのほうが重要となる。したがって，血行動態が薬剤投与下で異常値を示していないか確認すると同時に，前日から極端な変化が起きていないかといったことも確認する。

投与薬剤の種類や量

術前から長らく弁膜症や心筋症に罹患していた患者は，手術後も低心機能であることに変わりなく，しばらくの間カテコラミンなどでフォローされる患者も少なくない。こうした症例は，慢性心不全患者と同様に病態をとらえることが望ましく，図3に示したForrester分類と各群の治療内容をセットにした病型分類に基づいて病態を把握し，どの程度離床を進めるか検討する。

表5 術後心原性ショックの状態

- 輸液や輸血，あるいはカテコラミン等を使用しても血圧が維持できない状態
- 収縮期血圧が80 mmHg以下
- 時間尿量が20 mL以下
- 交感神経過緊張：冷汗，チアノーゼ
- 代謝性アシドーシス：吐き気，嘔吐，強い倦怠感
  （臨床では，BE（base excess）の値が−5より大きい状態）
- 意識障害（錯乱，傾眠，昏睡など）

Tips

血圧に注意すべき症例①

大血管術後では，残存解離のある患者は厳重に血圧を管理する必要がある。Stanford A型解離に対して上行大動脈人工血管置換術が施行された患者も，術後のフォローCTでB型解離が残存していれば血圧を厳密に管理することが望ましい。こうした症例の安静時血圧は120 mmHg以下に管理されており，運動負荷中でも140 mmHg以下に管理することが推奨されている。残存解離を認めない大血管手術患者でも，安静時血圧は140 mmHg以下，運動時は160 mmHg以下で管理することが推奨されている。

呼吸状態や酸素化

術後はさまざまな原因によって浅く速い呼吸様式に変化していることが多い。浅速性呼吸は死腔換気率を高めることから酸素化悪化やCO_2貯留の原因にもなり，患者が疲労や息苦しさを感じやすい呼吸様式といえる。術後に浅速性呼吸を認めた場合には，各検査データやフィジカルアセスメントにより原因を推察して，患者に不必要な努力を強いることなく呼吸様式が改善する方法を考える。

胸部X線写真

術後は，原疾患，併存疾患，術式，手術時間，術後の管理などの要因によって，無気肺，肺水腫，胸水貯留などの呼吸器合併症をきたしやすい。術後はこれらの合併症を予防したり，いち早く発見して改善させるためにも胸部X線写真の観察が重要となる。異常を発見するには，図5に示した術後の胸部X線写真の特徴を理解しておくとよい。

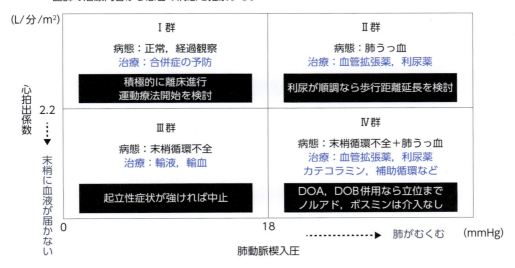

図3　Forrester分類と離床進行の目安
医師の治療内容から患者の病態を推察する。

Tips

血圧に注意すべき症例②

弁膜症手術においては，僧帽弁の後尖を形成した患者に関して血圧を厳密に管理している心臓外科医も多い。特に急性期は安静時血圧120 mmHg以下，運動時は130〜150 mmHg以下に管理している可能性もあるため，同術式の症例では，運動負荷中の血圧が過剰に上昇しないか注意を払う必要がある。運動負荷により過剰な血圧上昇を認めた場合には，主治医へ報告する。

図5　術後急性期の胸部X線写真の特徴

基本的なシルエットライン

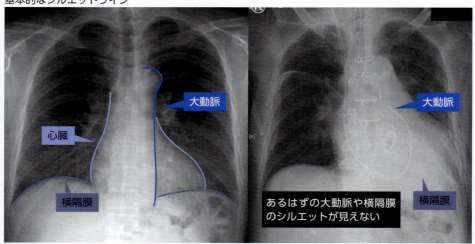

Tips

見た目と病態のギャップに注意〜

　カテコラミンや血管拡張薬が持続投与されていても，血行動態が安定して，酸素投与によって呼吸苦もない状態は，Forrester分類のI群やII群の軽症患者と判断されがちである．どんなに調子が良いように見えてもカテコラミンや血管拡張薬などが持続投与されている症例の病態は，Forrester病型分類のIV群の重症期であることを認識しておく（図4）．一方で，同じIV群の症例であってもカテコラミンが順調に減量され，IV群からII群へ向かって病態が改善傾向にあると判断できれば，医師の助言の下で各種モニタを観察しながら慎重に離床を進めることも考える．

図4　カテコラミン持続投与中の患者の病態

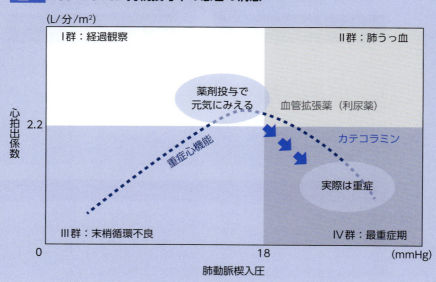

INOUTバランス

術後急性期におけるプラスバランスでのボリューム管理は，循環動態安定に寄与する反面，体液が希釈され低蛋白血症を招いて術後の回復を遅らせるほか，胸腔内の血流量増加や腹部臓器の浮腫により定常的に換気量を低下させたり，静脈還流量の増加から労作時の心仕事量を増加させることが知られている。したがって，不適切に過剰な運動負荷をかけて腎血流の低下を招き，利尿を妨げることだけは避けるべきである。

採血データ

離床進行の際に注目すべき指標は，貧血指標，心筋逸脱酵素，腎機能指標，肝機能指標，炎症指標，栄養指標などが挙げられる。各項目の解釈は成書に譲る。

看護記録・情報

カルテに反映されていない細かな状態変化や直近の情報を得ることができる。特に担当看護師から直接得られる情報は貴重であるため，介入前にカルテから収集した情報と異なる点がないかも併せて確認する。また，術後急性期の離床進行には疼痛コントロールも重要となるため，担当看護師と相談して介入時間を調整することも考える（図6）。

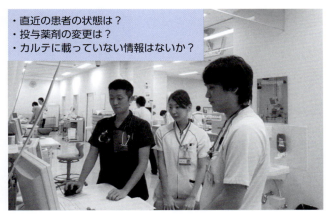

図6 担当看護師との情報交換の様子
・直近の患者の状態は？
・投与薬剤の変更は？
・カルテに載っていない情報はないか？

Tips

尿量の推移をみてプログラムを加減する

臨床では，フローシートから術中や術後のバランスを確認する。十分なボリュームが入っているにもかかわらず，利尿が乏しい場合にはショック状態の可能性も否定できない。一般に術後尿量は，体重1 kg当たり1 mL/時以上であれば順調といわれている（60 kgなら60 mL/時以上）。時間尿量が20 mL/時を下回る状態を乏尿といい，原因が血管内脱水ではなく，ショック状態によるものと判断される場合はリハ介入を中止する。

離床を進める

患者の病態がイメージできて離床プログラムの内容が決定したら，ようやく患者の前に立つことができる。その際にもいきなり離床を進めるのではなく，患者の安静時の反応を確認することから始める（図7）。問題がなければ，創部を保護しながら丁寧に離床を進め，運動負荷を漸増して反応を確認し，予定しているステージまで離床を進める（図8，9）。

図7　安静時に確認すべき項目

チェック項目
・会話の反応
・息づかい，呼吸パターン
・血圧，心拍数，心電図波形
・貧血症状とドレーン排液
・四肢末梢の浮腫，色調，温かさ
・呼吸状態の観察と胸部聴診
・神経系（運動や感覚）の評価

事前の情報と異なる点がないか丁寧に観察する。

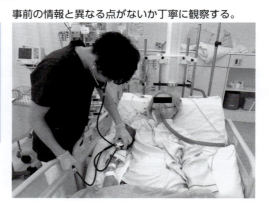

図8　正中創を保護しながら起き上がる方法

①両腕で胸を抱える
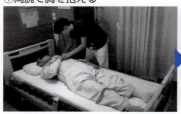

②両膝を立てる
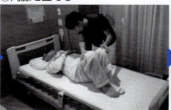

③体幹を回旋せずに寝返る
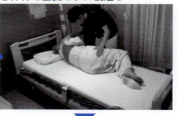

⑥起立性症状の有無を確認する
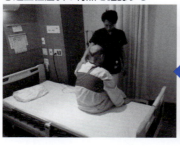

⑤上肢でベッドを押して上体を起こす
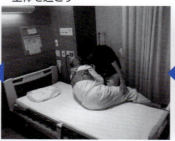

④両下肢を下ろす
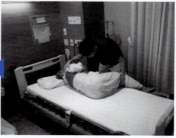

図9 離床プログラムの例

必要なモニタリング
・意識レベル，症状変化 息切れなど
・モニター心電図波形を観察
・必要に応じて血圧を測定
・呼吸状態の変化を観察
▶呼吸回数や呼吸パターン
▶胸郭の可動性
▶聴診でエア入り変化など

リハビリプログラムの例
①ベッド上での四肢末梢エクササイズ
②起き上がり動作の指導
③端座位
　下腿三頭筋のエクササイズ
　深呼吸や排痰の指導
④起立，立位保持
　体重測定
　カーフレイズ
　スクワットなど
⑤歩行評価

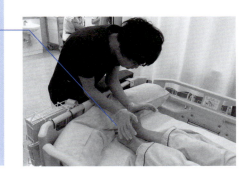

高齢心臓外科手術患者に対して必要な取り組み

手術直後〜歩行自立までにすべきこと

　高齢患者では，早期に離床を進めるだけでなく各種機能低下を予防するために術後の無用な安静時間を減らす取り組みが重要となる．したがって，従来型の1日に1回歩行距離の延長を目的に介入するプログラムは，機能低下をきたしやすい高齢患者に対して適切とはいえない．高齢患者では離床を進めるプログラムに並行して，早期から日中過ごす姿勢や活動量の管理を開始することが重要となる．

高齢心臓外科手術患者の日中の過ごし方

　患者の状態が安定していれば，日中過ごす姿勢は図10に示すような機能的残気量（functional residual capacity；FRC）の増大する前傾座位がよい．肺が浮腫んでいる場合や強い創部痛によって換気量が低下している心臓外科後急性期の患者では，酸素化の改善や無気肺の予防のためにも，定常的にFRCが増大する姿勢をとることは重要である．特に高齢者はclosing capacityが大きいため，術後急性期に臥位で過ごしていると末梢気道が閉塞して無気肺を呈し，低酸素状態に陥る可能性が高い．高齢患者は可能な限り座位姿勢で管理することが望ましい．

こんな効果も！

ウォームアップの重要性について

　運動負荷時の心血管トラブルを回避するため，術後急性期は本格的な運動負荷が開始される前に少しでも心仕事量が軽減されるよう準備を進める．
　例えば，足関節の底背屈運動を繰り返すだけでも運動部位における筋温の上昇，筋組織内CO_2の増加により酸素解離曲線が右方変移する．すると血液に乗って運ばれてきた酸素が筋組織へ取り込まれやすくなるため心仕事量が軽減される．また，連続した抵抗運動を15秒程度かけて実施すると一時的に運動部位が酸素不足の状態に陥るため，運動が終了した後に反応性充血が起こり血管が拡張する．これも心仕事量の軽減につながる．このように，ウォームアップを丁寧に行うことは，運動器系のトラブルを予防するだけでなく心血管系のトラブル予防にも寄与する．

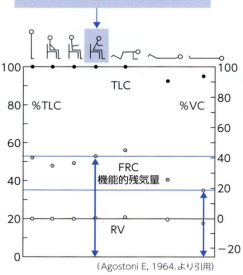

図10 高齢患者に勧めるべき姿勢

無理なくFRCが増大する姿勢は前傾座位

(Agostoni E, 1964.より引用)

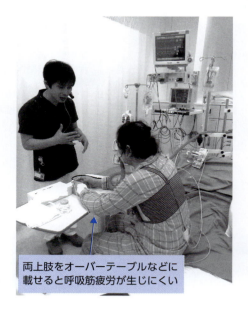

両上肢をオーバーテーブルなどに載せると呼吸筋疲労が生じにくい

歩行自立後〜退院まで

　高齢手術患者においては，医療側の事故防止を目的とした管理体制や患者側の療養感覚の遷延によって，歩行が自立しているにもかかわらず身体活動量は低下する傾向にある。高橋らによると，心臓外科手術後の入院中に1日の歩行歩数が1,308歩以上であった患者は，そうでない患者と比較して退院後の心事故発生率が有意に低いことが報告されていることからも[7]（図11），歩行が自立した後には身体活動量を増加させることが特に重要となる。

 プラスαのアプローチ

呼吸筋疲労を生じさせない工夫
　両腕をオーバーテーブルに乗せるように指示すると，むくんで重くなった上肢帯の重量が呼吸運動にかかわらなくなるため，呼吸筋の仕事量が減少してさらに患者は楽に呼吸することができる。

心臓外科手術後

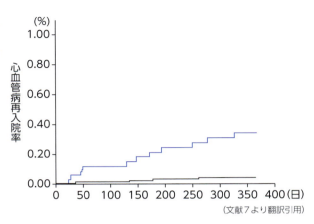

図11 手術後心血管イベント発生と退院時身体活動量との関係
手術後の入院中低活動は退院後の心事故発生率を増加させる。

(文献7より翻訳引用)

〈心臓外科手術後の回復期リハビリテーション〉

　無事に手術を終えて退院した患者には，予後改善やQOL向上を目的に運動療法が導入される。患者の病態は急性期と比較して安定しているが，手術後は療養感覚が遷延することで不活動になり運動耐容能が低下しやすい。不活動が術後の予後を悪化させるといった報告もあることから[7]，退院後に運動療法を導入し，医療監視下で安全に運動耐容能を引き上げることは重要である。また，仕事や趣味へ早期に復帰させることも運動耐容能や精神心理面の改善につながると考えられるため，回復期リハで運動負荷中の心応答を継続的に評価して，仕事や趣味への復帰を後押しすることも重要である。

Tips

活動量の管理は多職種で
　日中の身体活動量は活動量計などを用いて1,300歩以上を目標に多職種チームで活動量を管理すると良い（図12）。

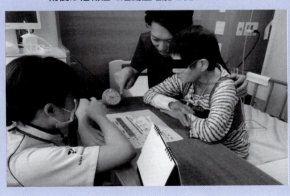

図12 活動量の活動量管理
術後は他職種で活動量増加を促す。

術後回復期のリハビリテーションの目的(効果)

　術後の回復期リハの主な目的は基礎疾患によって分けて考えられる。基礎疾患が冠動脈疾患や大血管疾患である場合は，内科的治療と同様に冠危険因子是正による二次予防が主目的となるが，術後ならではの目的として，手術を受けたことに関する精神心理状態の改善やグラフト開存率を向上させることが挙げられる。基礎疾患が弁膜症や心筋症などの場合で，術後も心機能が低下している症例であれば，運動耐容能や体組成，精神心理機能など，生命予後規定因子の改善が主目的となる。術後回復期のリハで期待される効果を表6に示す。

表6　術後リハの効果

項目	具体的な効果
運動耐容能が改善する	開心術後の運動療法は，血管拡張能や骨格筋などの末梢機能を改善させ運動耐容能を向上する。
冠危険因子が改善する	血圧，中性脂肪，HDLコレステロール，総コレステロール，血糖値・インスリン抵抗性，喫煙率など冠危険因子を改善する。
自律神経活性が改善する	交感神経活性上昇や副交感神経活性低下の抑制に寄与する。
心機能および末梢機能が改善する	1回拍出量および心拍出量を増加させる。また安静時から運動中にかけてのLVEFの増加度を改善する可能性がある。
グラフト開存率が改善する	運動療法によってもたらされるずり応力の増大や血中脂質の改善により開存率が改善する。
運動時の換気亢進を改善する	運動中の心拍出量増加により，運動時の換気亢進が改善する。
QOLを改善する	仕事への満足度，家庭生活，社会生活，性生活を改善させ，就業率も向上させる。
精神心理機能を改善する	心疾患患者は精神的に不安定になると予後が悪化するが，集団での心リハは精神心理機能の改善に寄与する。
心事故発生率や再入院率を減らす	CABG後10年間の心血管事故発生率は心リハ施行群で低い。(心リハ施行群：対照群＝18.4%：34.7%)
予後を改善する	CABG後10年の全死亡率は心リハ施行群で有意に低い。(心リハ施行群：対照群＝8.2%：20.4%)

術後リハビリテーションの方法

ウォームアップ

ウォームアップは安全かつ効果的に有酸素運動やレジスタンストレーニングを実施するために重要である。十分な時間をかけて実施することで骨格筋や筋関節結合織の伸展性を高め，骨格筋の障害を予防することができる。また，運動筋の末梢血管が拡張することで後負荷が減少したり，血液粘度が低下することで血液が流れやすくなり，結果的に心負荷が軽減する。

運動療法開始前には10分程度かけて全身のストレッチを実施することが望ましい（図13）。ただし，胸骨正中切開した症例で術後8週経過していない場合には，胸を張るような種目や体幹を回旋するような種目は避けるよう指示する（図14）。有酸素運動開始時も，いきなり許容範囲の上限にあたる強度（AT強度）で実施することはせず，上限にあたる強度の半分程度の運動負荷から開始し，3～5分かけて徐々に目標とする運動負荷まで強度を上昇させるよう指導する。

図13 ウォームアップストレッチの例

下腿部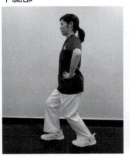
下腿部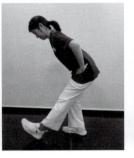
大腿部後面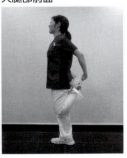
大腿部前面

上背部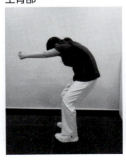
肩周囲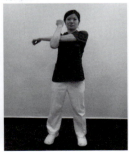
胸部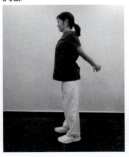
上背部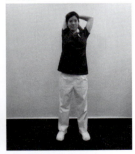

術後8週以降に導入可能

有酸素運動

有酸素運動の開始時期としては,「術後1週間目からの有酸素運動療法が各種トラブル発生なく,バイパスの開存率を改善する」と報告[8]されていたり,「約2週間で運動耐容能を有意に回復する」といった報告[9]もあることから,状態が安定していれば可及的早期の導入が望まれる(図15)。早期に心肺運動負荷試験(cardio pulmonary exercise test;CPX)が実施可能であれば,エルゴメータやトレッドミルなどを用いて嫌気性代謝閾値(anaerobic threshold;AT)レベルの有酸素運動を導入することが望ましい。大血管術後で偽腔が開存している症例や施設環境によりCPXが実施されない症例では,Borg指数や運動中の心拍数の推移などを参考にAT強度の運動療法を導入する(図16)。ただし,厳密な血圧管理が必要な症例や安静時より頻脈傾向にある症例に関しては,ATレベルであっても心血管応答が過剰と判断されれば運動強度をATより低く設定する。

図14 術後8週間まで避ける動作の例

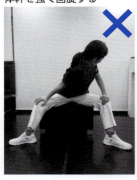
体幹を強く回旋する

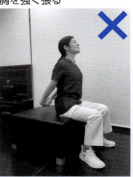
胸を強く張る

図15 術後1週目の患者に対する有酸素運動の様子

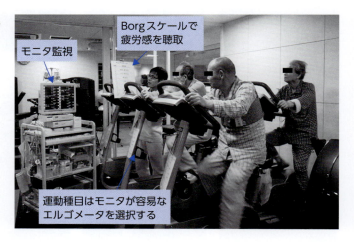

レジスタンストレーニング（RT）

術後患者に対するRTは，有酸素運動と比較して除脂肪体重，筋力，基礎代謝をより増加させ，骨量，インスリン抵抗性，脂質代謝，peak $\dot{V}O_2$，1回拍出量・心拍出量が改善することが報告されている[10]。したがって，術後回復期のリハでは，有酸素運動とRTを併用することが望ましい。RTの導入を避けたほうがよい症例には，血圧のコントロールが十分でない場合，残存解離のある場合，胸骨癒合不全（上肢RTのみ避ける）などが挙げられる。

RTを導入する時期については，胸骨正中切開患者では，骨癒合が得られるまで約8週間を必要とするため，上肢に関しては術後3カ月経過してからの導入が推奨されている。下肢のRTは監視型運動療法へ4週間継続して参加した後であれば，手術後5週間後から開始できるとされている。胸骨を切開しないMICSやMIDCAB症例については，上下肢RTを同時期に導入することも検討する。

RTの強度や頻度については，下肢のRTは週2～3回，最大負荷量の30～50％を10～15回[11]，あるいはBorg指数11～13のレベルで8～12回実施することが推奨されている[12]。上肢のRTについては，一般に下肢と比較してやや低めの最大負荷量の30～40％に設定することが知られている。

図16 運動強度の確認方法
至適運動強度について多面的に評価する。

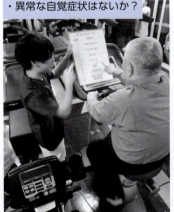

- 連続した会話は可能か？
- Borgスケール13以下か？
- 異常な自覚症状はないか？

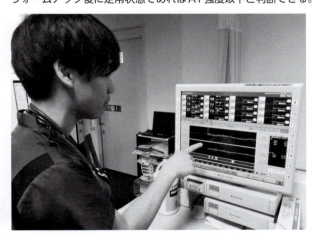

運動負荷中の心拍数の推移を確認。
ウォームアップ後に定常状態であればAT強度以下と判断できる。

こんな症例には一工夫

ファンクショナルトレーニング（FT）を行った症例

近年，フレイルが心臓手術後の中期生存率の独立した予測因子と言われており[13]，フレイルの主要因として快適歩行速度の低下が報告されている[14]。歩行速度には筋力，バランス，認知機能，注意力など多岐にわたる因子が相互に影響を及ぼしていることから，歩行速度の改善には各種機能を統合させるFTの導入が効果的である（図17）。快適歩行で5mを6秒以内に歩けない高齢患者はフレイルと判定されることから[14]，このような患者では，歩行自立後に運動耐容能を向上させる有酸素運動とRT並行してFTを積極的に実施するとよい。

図17 高齢患者に選択すべき運動種目
高齢患者では「筋力」と「動作の質」の改善を同時に狙う。

レッグエクステンション　　　スクワットやランジ
単関節運動（open kinetic chain；OKC）　　　複合関節運動（close kinetic chain；CKC）

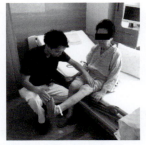 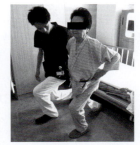

デュアルタスクトレーニング（DT）を行った症例

デュアルタスクとは2つの作業を同時に行うことで，これをトレーニングとして定期的に実施すると，認知症予備軍とよばれる軽度認知障害患者の認知機能が改善することが報告されている[10]。術後の認知機能の低下は自己管理能力の低下を招き，疾患の再発や病態の悪化につながりかねない。エルゴメータで運動している際に話しかけると足が止まってしまうような患者は認知機能低下が疑われるため，何かしらの方法でDT導入を検討することも考慮する（図18）。

図18 デュアルタスクトレーニングの例
単調なエクササイズに課題を追加する。

有酸素運動　　　簡単な計算問題を追加

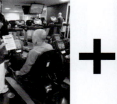 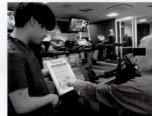

文献

1) 野原隆司, ほか：心血管疾患におけるリハビリテーションに関するガイドライン（2012年改訂版）．（http://www.j-circ.or.jp/guideline/pdf/JCS2012_nohara_h.pdf）(2018年5月28日時点)
2) 高橋哲也, ほか：心臓血管外科手術後リハビリテーション進行目安の検討．心臓リハビリテーション 17(1)；103-109, 2012.
3) Sandler H：Cardiovascular effects of inactivity. In: Sandler H, Vernikos J, eds. Inactivity: Physiological effects, 11-47, London, Academic Press, 1986.
4) Gruther W, et al. : Muscle wasting in intensive care patients: ultrasound observation of the M. quadriceps femoris muscle layer. J Rehabil Med 40(3); 185-189, 2008.
5) Ali NA, et al. : Acquired weakness, handgrip strength, and mortality in critically ill patients. Am J Respir Crit Care Med 178(3); 261-268, 2008.
6) Kalabalik J, et al. : Intensive care unit delirium: a review of the literature. J Pharm Pract 27(2), 195-207, 2014.
7) Takahashi T, et al. : In-patient step count predicts re-hospitalization after cardiac surgery. J Cardiol 66(4); 286-291, 2015.
8) Dubach P, et al. : Optimal timing of phase II rehabilitation after cardiac surgery. The cardiologist's view. Eur Heart J 19 Suppl O; O35-O37, 1998.
9) 佐藤　滋, ほか：冠動脈バイパス術前後の運動耐容能の変化に関する検討．理学療法学26(6)：249-253, 1999.
10) Maiorana AJ, et al. : A controlled trial of circuit weight training on aerobic capacity and myocardial oxygen demand in men after coronary artery bypass surgery. J Cardiopulm Rehabil 17(4), 239-247, 1997.
11) American College of Sports Medicine Position Stand. The recommended quantity and quality of exercise for developing and maintaining cardiorespiratory and muscular fitness, and flexibility in healthy adults. Med Sci Sports Exerc 30(6) 975-991, 1998.
12) Pollock ML, et al. : AHA Science Advisory. Resistance exercise in individuals with and without cardiovascular disease: benefits, rationale, safety, and prescription: An advisory from the Committee on Exercise, Rehabilitation, and Prevention, Council on Clinical Cardiology, American Heart Association, Position paper endorsed by the American College of Sports Medicine. Circulation 101(7); 828-833, 2000.
13) Lee DH, et al. : Frail patients are at increased risk for mortality and prolonged institutional care after cardiac surgery. Circulation 121(8); 973-978, 2010.
14) Afilalo J: Frailty in Patients with Cardiovascular Disease: Why, When, and How to Measure. Curr Cardiovasc Risk Rep 5(5); 467-472, 2011.

III 内部障害に対する運動療法の効果／心血管疾患に対する運動療法と効果

末梢動脈疾患（PAD）

榊 聡子

PADとは？

末梢動脈疾患（peripheral arterial disease；PAD）は「心臓および冠動脈以外」の大動脈（胸部，腹部），腹部内蔵，四肢および末梢の動脈（頸動脈，鎖骨下動脈，腸骨動脈も含む）を含む全身の動脈硬化疾患とされている[1]。

PADの患者は主に50歳代以上の男性で，喫煙，糖尿病，高血圧，脂質異常症など動脈硬化のリスクファクターを有しており[2]，治療として生活習慣の是正は重要である。

下肢慢性閉塞性動脈疾患の重症度分類には，臨床症状によりFontaine分類とRutherford分類が使用されている[2]（**表1**）。本項では下肢の慢性の末梢動脈疾患について，重症度別に評価・治療や運動療法のリスクなどを解説する。

PADの病態生理

間欠性跛行（IC）

間欠性跛行（intermitent craudication；IC）とは動脈硬化により下肢主幹動脈の狭窄や閉塞をきたすことで，安静時血流は正常であるが，運動時の下肢血流増加が制限される。つまり，運動時の筋血流増加が制限され，酸素供給と筋代謝の不均衡が生じることで下肢筋に疼痛が出現し，休憩すると軽減するという症状が出現する[3]。

表1 Fontaine分類とRutherford分類

Fontaine分類		Rutherford分類		
重症度	臨床所見	重症度	群	臨床所見
I	無症候	0	0	無症候
IIa	軽度の跛行	I	1	軽度の跛行
IIb	中等度から重度の跛行	I	2	中等度の跛行
III	虚血性安静時疼痛	I	3	重度の跛行
		II	4	虚血性安静時疼痛
IV	潰瘍や壊疽	III	5	小さな組織欠損
		III	6	大きな組織欠損

重症虚血肢（CLI）

重症虚血肢（critical limb ischemia；CLI）は虚血性安静時疼痛，潰瘍や壊疽などの虚血性皮膚病変を指す。創傷治癒過程には，出血凝固期，炎症期，増殖期，成熟期がある。特に，炎症反応では血小板由来増殖因子などの増殖因子・サイトカインのなどの好中球やマクロファージなどの炎症細胞浸潤が起こり，壊死組織が貪食され，創の洗浄化が起こる。創の洗浄化はコラーゲンや肉芽組織の増殖，創の面積の縮小に繋がるため創傷治癒過程のなかでも重要である[4]。これらの過程において，皮下組織に大量の血液灌流を要する。

しかしCLIの場合は，総血流分布の低下と皮膚微小循環分布の異常のため組織に十分な血流を供給できない状態であり，虚血性疼痛や創傷治癒が遷延化してしまう。創傷治癒遅延や虚血性疼痛により歩行能力は著明に低下する[3]。

PADの診断

PADの診断では，無侵襲で閉塞の部位や血流の評価が重要となる[3]。

足関節上腕血圧比（ankle-brachial pressure index；ABI）（図1）

ドプラ法では足首の収縮期血圧／上腕収縮期血圧で算出（足首は後脛骨動脈か足背動脈のいずれか）。

異常値
- 0.9以下（PAD），1.40より高値（動脈の高度石灰化）
- ABIが低値であるほど心血管リスクの強力な予測因子である[3]。
- 足関節の血圧値が50～70 mmHg以下でCLIとされている[5]。

歩行負荷試験

安静時のABIを測定し，痛みが生じるまで（または最長5分間）歩行をさせ，（一般的にはトレッドミルで3.2 km/時（2 mph），勾配10～12％），その後再びABIを測定し，

図1 ABI検査

足首収縮期血圧／上腕収縮期血圧で算出（足首は後脛骨動脈か足背動脈のいずれか）。

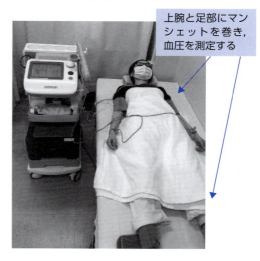

上腕と足部にマンシェットを巻き，血圧を測定する

15〜20％の低下があればPADと診断される。
トレッドミルが使えない場合は，爪先立ち運動による検査で行うことも可能である[5]。

間欠性跛行の重症度評価として，最大歩行距離の測定や一定距離の歩行後のABIが安静状態までに回復する時間の測定が重要である。12％勾配，2.4km/時に設定したトレッドミル上を1分間（40m）歩行し，ABIが安静度までに回復した時間（ABI回復時間；RT40）と最大歩行距離（absolute walking distance；AWD）で診る。

3週間の運動療法によりRT40が12分未満の患者では150％以上の歩行距離の延長がみられ，12分以上の患者には血行再建術の検討が必要とされている[7]。

本検査は，診断だけではなく運動療法の効果判定にも有効と考えられる。

足趾上腕血圧比（toe brachial pressure index；TBI）

糖尿病患者や腎不全などの足関節血圧が正確に測定できない患者に，足趾血圧（toe pressure；TP）測定が有用である。

異常値
・TBIの虚血肢診断では0.6〜0.7前後[5]
・CLIの診断ではTPで30〜50mmHg以下[5]

皮膚組織灌流圧（skin perfusion pressure；SPP）（図2）

虚血性潰瘍などの治療の評価に使用される。

異常値
・30〜40mmHg未満（創傷治癒の可能性は低い）[3]

超音波検査（図3）

管径や石灰化などのプラーク性状を評価する。カラードプラ法，パルスドプラ法にて狭窄・閉塞の評価を行う。

図2 SPP検査

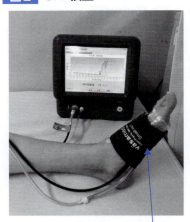

目的とする部位にレーザードプラセンサーとカフを装着し，皮膚表面から約1mmの深さの灌流圧を測定する

図3 下肢動脈超音波検査
非侵襲的で血管径や石灰化などのプラーク性状を評価する。カラードプラ法，パルスドプラ法にて狭窄・閉塞の評価を行う。

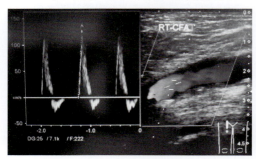

末梢動脈疾患（PAD）

虚血創の評価

CLIに限らず，潰瘍・壊死を伴う場合は，血行動態だけでなく創傷の評価も重要である。特に糖尿病患者では無症候性も多く，虚血性か神経性か判断しにくいことも多い。
・創傷の範囲や感染の有無を確認する。
・レントゲンやMRIによる骨髄炎の有無を確認する[8]。

治療

IC

Fontaine分類Ⅱa〜b，Rutherford 1〜3

ICの症状を有する患者においては，運動療法や薬物療法で20％程度は症状が改善するといわれているが，改善しない場合は血行再建術を考慮する[5]。

CLI

Fontaine分類Ⅲ，Rutherford 4：安静時疼痛

虚血性安静時疼痛は血行再建術後の血行再灌流により軽減される[5]。また，血行再建術後の運動療法は，ICと同様に歩行を中心とした介入により介入前後で最大歩行距離が増加するとされている[6]。

Fontaine分類Ⅳ，Rutherford 5〜6：創傷・潰瘍を伴う状態

CLIの治療方針は，創の状態，虚血，感染を総合的に検討しなければならない。

虚血においてはSPPやTBIなどで評価し，血行再建術を行う[8]。しかし感染範囲によっては，血行再建術を優先とせず，抗菌薬治療や創傷治療を行う場合もある。糖尿病患者は，小切断後も一期的に創を閉創することにより高率で感染が起こる。感染や局所の炎症により動脈閉塞が起こり大切断に至ることもある。したがって，開放創にして感染が落ち着いてから局所陰圧閉鎖療法を使用して治療を進めるよう管理する。さらに植皮や遊離皮弁移植などを活用して組織治癒を行う[8]。

治療としては，感染治療や創傷治療，切断術後のフットウェアなど，集学的なアプローチが必要となる[5]。

リハビリテーションの実際

ここからは，PADの各重症度に分けて，新しい知見も踏まえた臨床の実際を述べていく。

ICの運動療法（表2）

運動療法の効果

血管内皮機能の改善や側副血行路の改善に影響を与えるという報告がある[3]。

151

3〜6カ月継続の報告が多く，筋力トレーニングのみでも，トレッドミル法でも効果は得られるといわれている[9]。

IC患者は虚血によって下腿三頭筋の筋力低下が顕著となり，歩行距離が長くなると蹴り出しが弱くなる。よって歩行開始に比べて徐々に蹴り出しが困難になるのが特徴的である[9]。

近年ではさまざまな介入効果の報告があり，筆者の施設ではICに対して歩行中心の運動だけではなく積極的な筋力トレーニングを実施し，介入前後の歩行距離の拡大や歩容の変化などの確認を実施している。

トレッドミル・歩行トレーニング

トレッドミル法（図4）

- **頻度**：週3回を基本とする。
- **運動内容**：トレッドミルを，跛行症状が3〜5分以内に生じる程度の速度と傾斜で設定。歩行の痛みが中等度になったら歩行を中断する。痛みが治まるまで安静にし，また同様に中等度の痛みになるまで歩行する。これを初回は35分間行い，徐々に5分ずつを目安に50分間まで延長する。10分以上歩行が可能となれば，トレッドミルの傾斜や速度を増加させる。患者の平均歩行速度は1.5〜2.0 mph（約2.4〜3.2 km/時）とされ，すでに2.0 mph（3.2 km/時）で歩行が可能な場合は，傾斜を増加させるか，徐々に健常者の3.0 mph（4.8 km/時）まで速める[3]。傾斜は0％から2分ごとに2％ずつ上昇させていく。疼痛が出現するまで実施し，回復時間の短縮や歩行距離の拡大を評価していく。

【注意点】
・トレッドミルに乗る前に，転倒予防としてバランス能力や患者本人の理解度の判断が必要である。
・足の症状だけでなく，心疾患を保有している患者も多いため，心疾患の重症度によって，負荷量やスピードをコントロールする必要がある。
・上記のようなリスクがある場合は，歩行練習から始めることを勧める。

表2　ICの運動療法の流れ

ストレッチは歩行に必要な下腿三頭筋や大腿四頭筋のストレッチなどを行い，歩行後はクールダウンも同様に行う。

①問診
②バイタルチェック
③フットチェック
④運動療法：
　・ストレッチ
　・歩行・筋力トレーニング
　・クールダウン
⑤フットチェック
⑥バイタルチェック

図4　トレッドミル歩行

トレッドミルを跛行症状が3〜5分以内に生じる程度の速度と傾斜で設定する。歩行の痛みが中等度になれば，歩行を中断する。痛みが治まるまで安静にし，また同様に中等度の痛みになるまで歩行する。

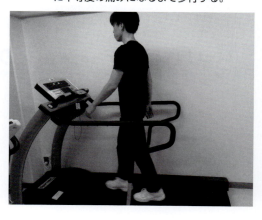

歩行トレーニング

トレッドミルが適応とならない患者や，日常生活での活動レベルに合わせて歩行でのトレーニングを選択する。

歩行で行う場合もトレッドミルと同様に，開始前にバイタルのチェック，次にフットチェックを行う（図5）。

【注意点】
- 糖尿病患者の場合は無症候性の場合も多く症状がわかりにくいため，必ずフットチェックを行う。
- 歩行を行う前に靴のチェックも重要である。靴擦れにより創傷ができることもあるため，靴擦れのチェックは介入前後で必要である。筆者の施設では歩行指導の際はスニーカーを勧めている。

筋力トレーニング

腸骨動脈領域では殿筋をはじめとする下肢全般に疲労の訴えが多く，膝窩動脈以下であれば下腿三頭筋に疼痛が出現しやすい。

筆者の施設では，下肢動脈血管エコーや下肢の血行再建術後の結果をもとに，徒手筋力テスト（manual muscle test；MMT）を用いて評価し，筋力トレーニングを弱化筋に対して実施する。負荷量は10回を1セットとして，下肢の疲労感や疼痛の起こる程度に設定する。1セットから開始しセット数を徐々に増やしていく（図6）。

生活指導

監視型の運動療法と自宅での運動療法の継続が重要といわれている[11]。

入院中や外来での監視型運動療法で行った歩行距離や時間で歩行を行うように指導する。筋力トレーニングにおいても同様に継続して行うように勧める。

筆者の施設では外来患者に活動量計を使用し，段階的に歩数を向上させるよう，歩行歩数の目標を立てて指導を行うようにしている。活動量計は患者へのフィードバックもしやすく外来管理としては効果的である。

日常生活の注意点として，下肢バイパス術後は人工血管の位置によって和式動作が禁忌となる場合もあるため，生活動作においては必ず医師に確認が必要である。

図5　フットチェック

①脈診

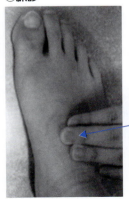

足背動脈，後脛骨動脈の脈を触知して，脈の拍動の変化を運動前後で確認する

②視診

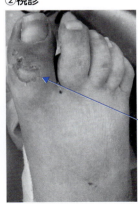

運動前に爪の性状，創の有無，足の色などを確認する。運動後は靴擦れの有無や足の色を確認する。

足趾の変形がある場合は，歩行時の靴ずれのリスクになるため注意が必要である

図6 ICへの筋力トレーニング

①下腿三頭筋のトレーニング

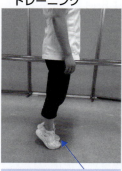

両足でのエクササイズが可能になれば，片足でのエクササイズへと負荷を上げていく

②中殿筋のトレーニング

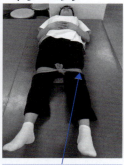

負荷量は筋疲労と代償動作をみながら，セラバンドの強さを変えていく

③大殿筋のトレーニング

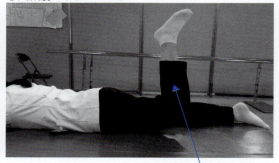

膝を曲げて腹臥位をとり，足を上げるように指示する

代償動作をみながら，負荷量を変えていく。

【注意点】
- ICの重症度によっては，遅発性の筋肉痛が起こる場合がある。筋疲労の状態をみながら患者の運動へのモチベーションを落とさずに継続していくことが重要である。
- 心疾患を保有している場合は，運動負荷量を下肢の症状だけではなく心疾患における運動中止基準に準じる。
- 運動療法前後で足趾の色や足背・後脛骨動脈などの脈診をとり，血流障害の増悪の有無を確認しながら進めていく。
- 足に創ができていたり疼痛症状が増悪した場合は，直ちに主治医へ報告する。

CLIの運動療法

本節ではCLIの創を有する状態のリハビリテーション（以下，リハ）時期について，創傷治療中を創傷治療期，創傷が治癒した後の状態を再発予防期として述べる。

創傷治療期のリハビリテーション（図7）

創傷治療期に最も留意すべき点は悪化である。創傷において荷重などのストレスは創傷悪化に繋がるため，創傷部位への免荷管理が重要である。

感染が疑われる場合は，患部を安静に保つ必要がある。炎症や感染が軽快してくれば免荷デバイスを装着して荷重練習を行う[5]。

CLIが重症であるほど，下肢筋力の低下に伴い日常生活活動（activities of daily living；ADL）能力が低下しやすいため，入院前の状況を把握することも重要である[12]。

創傷治療の状況に合わせて，ADL能力を維持するための運動療法と荷重が開始となった場合，創部の悪化を防ぎながら歩行の獲得を目的とする運動療法が必要となる。

理学療法評価

関節可動域，知覚検査，足圧評価，筋力評

末梢動脈疾患（PAD）

図7 創傷治療期のリハ

①左第Ⅳ．Ⅴ趾の黒色壊死で長母趾屈筋腱まで感染がある状態。この時期のリハは患肢において感染増悪のリスクがあるため，健側中心のトレーニングを実施。患肢は完全免荷として，車椅子移動となる。
②足趾切断後は医師と相談しながら，患肢への筋力トレーニングを行っていく。
③炎症が軽快後，局所陰圧閉鎖療法が開始される。
④医師と相談のうえ，感染や炎症が軽快後に患肢を含めた筋力トレーニングを実施。その際は，創傷部位に負担がかからないようなトレーニングメニューを選択する。
⑤炎症が軽快後は，免荷デバイスを使用したうえで患肢への荷重練習を実施する。
⑥，⑦免荷デバイスでは，創傷部位に荷重がかからないように調整を行う。
歩行は杖を使用して荷重量を制限しながら，歩行練習を行う。歩行練習前後で足の状態を確認し，発赤や疼痛の増加など異常がなければ徐々に歩行量を増やしていく。

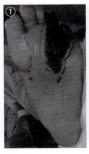 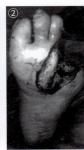 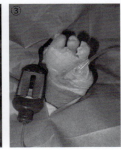 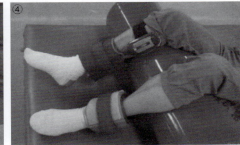

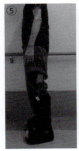 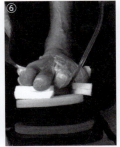 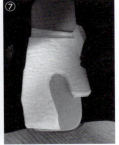

価，創傷部位の状況確認，疼痛評価，ADL能力評価（**表3**）。

筋力トレーニング

・まず健側の筋力トレーニングを行う。患側においては創傷部位以外の筋力トレーニングを行う。
・筋力トレーニングの負荷量は1セット10RMとして，徐々にセット数と負荷量を増やしていく。
・運動強度は自覚的運動強度として中等度の疲労感で行う。
・創傷治療が長期に渡り，荷重が困難な患者の場合は，筋力トレーニングと電気刺激を併用する場合もある（その際はペースメーカーなど電気刺激の禁忌患者は除く）。

関節可動域訓練

・特に足関節の背屈制限がある場合，歩行時の前足部への負荷が高まり，創傷を再発しやすい[13]。したがって，足関節背屈の可動域維持は重要である。
・股関節含め他の関節可動域（range of motion；ROM）も歩容に大きく影響を与

表3 創傷治療期の評価

治療期は創傷部位以外を評価していく。

	項目	右	左
	創傷部位		
①血流評価 血行再建術前後の結果を把握する	①血流評価: （ABI・SPP）		
②疼痛評価 糖尿病性の神経性疼痛や虚血による疼痛があるため、創傷治療中は継時的に評価を行う	②疼痛: numerical rating scale（NRS） 部位		
③ROM評価 創傷部位以外のROM評価を行う。糖尿病患者や高齢者の場合はROM制限が歩行に影響を与えることもあるため、創傷治療中から評価を行う	③関節可動域: 足部　：足関節背屈 　　　　母趾伸展 膝　　：伸展 股関節：内旋 　　　　外旋 　　　　伸展		
④筋力 創傷治療中は、患肢以外の筋力をMMTにて評価を行う	④筋力：MMT 大殿筋 中殿筋 膝伸展 下腿三頭筋		
⑤知覚検査 糖尿病患者の多くは、知覚障害や振動覚の低下があり、知覚障害が創傷悪化に繋がるため検査を行う	⑤知覚検査: 振動覚 表在感覚		
⑥ADL評価 CLIは創傷や疼痛によりADL能力が低下するため、入院早期からFIMやBIを使用して入院前の日常生活レベルを把握する	⑥ADL: functional independence mesure（FIM） barthal index（BI）など		
	⑦足底圧評価		

え、創治癒後の再発に繋がるため、創傷治療期から可動域訓練を行う。

免荷デバイス

・創傷治療中は創部への免荷が重要であるため、免荷デバイスが必要となる（図8）。
・免荷デバイスを使用する場合は、必ず医師の判断のもと処方される。
・デバイス処方後は、フィッティングや履き方、歩行量により十分な効果が得られない場合もあるため、理学療法士含めリハスタッフと義肢装具士、医師など多職種で患部管理を行う必要がある。

末梢動脈疾患(PAD)

図8 免荷デバイス

①医療用フェルト
創傷部位に荷重がかからないように，創傷部位を除圧する目的で使用する。

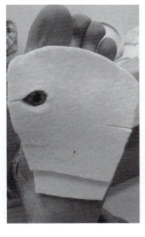

②除圧サンダル
創傷部位に荷重がかからないように，中敷きを調整して使用する。

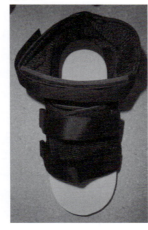

③total contact cast (TCC)
体重を下腿と足底全面に密着させ分散させることで，足部を歩行中の蹴り出しによるずれから守る。潰瘍治癒治療として使用される。

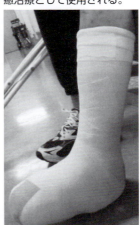

④removable cast walker (RCW)
膝蓋腱で荷重を受けるため，足底の創傷やショパール切断など足底に荷重がかけられない場合に使用することが多い。

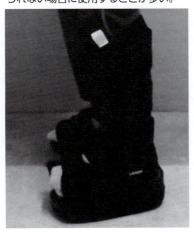

⑤patella tendon bearing (PTB)
③と同様の目的で使用するが，TCCと異なり着脱が可能。

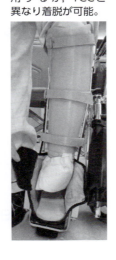

歩行指導

・創部に負担をかけずに歩行させることが重要である。したがって，歩容や歩行量のコントロールが重要となる。
・前足部の創傷の場合は，患側前型歩行を行う。一方，踵の創傷は，患側後型歩行を行う[14]。
・杖や歩行器などの歩行補助具は患部の免荷が期待できるため，補助具を併用した歩行も検討する[14]。

日常生活活動指導
- 創部に負担をかけずに，ADL能力を維持するように介入を行うことが重要となる。
- 創傷治療中に炎症や感染があるときは，患肢を完全免荷で管理する。その場合は歩行を制限し，車椅子での移動を勧める。リハでは，移乗動作の確認を行う。

【注意点】
- 創傷部位が感染している場合は，腱に沿って感染が広がる。患肢を動かさないことが重要である。
- 患肢に炎症症状がある場合は，創部の隣接関節への筋力トレーニングやROMは控える。
- 免荷デバイスを使用しても創部に負担がかかることがあるため，歩行量は足の状態を確認しながら徐々に増やす。
- 創部の悪化などがあればすぐに歩行を中止し，車椅子移動として患肢の完全免荷へ移行する。

再発予防期のリハビリテーション（表3）

創傷治癒後は，デブリードマンや切断などにより関節を動かす筋が失われていることも多く，変形を起こしやすい[15]。

また，PADの多くは糖尿病患者であり，糖尿病の神経障害によりもともと足趾変形のある患者が多い。そのため靴ずれを発症しやすく，創傷発生に気づきにくいことから再発しやすい。そこで再発を意識した介入が求められる。患者には適切なフットケアおよび履物の評価など足部のセルフケアの重要性について教育を行うことが重要である[5]。

理学療法評価
- ROM運動，筋力評価，知覚検査，足底圧評価，ADL評価

関節可動域運動
- ROM評価を元に，制限のある関節に対してアプローチを行う。
- ROMの低下と足底圧上昇の関係もあるため，足部の可動域改善による足底圧の低下が再発予防に繋がる[16]。
- 変形が進んでいる場合や植皮部位においてはROM訓練を行うべきでない場合がある。医師と相談のうえ，適応を考慮しながら実施するべきである。
- 自宅でのセルフストレッチを指導することでROMを維持し，再発予防に努めることも重要である。

筋力トレーニング
- 創傷治療中での安静に伴う筋力低下や糖尿病による神経障害により，足部は筋力低下が起こりやすい。歩行に必要な筋力の再獲得，および切断後やデブリードマンにより組織が欠損することから筋の再教育も必要である。

装具療法
- 切断の部位や活動量に応じて義足や装具が処方される。足部の変形に応じて形状も異なり，患者の生活状況に合わせた適合評価も必要である。
- 特に透析患者は体重増減により義足や装具が緩くなったりきつくなったりする。体重変動のある場合は，義肢装具士とともに浮腫管理や装具調整などの対応を確認していく。

日常生活指導
- 再発予防に対するフットチェックの指導を行う。鏡を使用して足底をチェックしたり，視力低下により見えにくい場合は，家族への指導も行う。
- 少しでも足の異変に気づいたら病院を受診することが重要である。
- 切断患者の場合は，創治癒後も継続して義足や装具を装着し生活をする必要がある。

末梢動脈疾患（PAD）

図9 再発予防期の評価

①ROM評価
足関節の可動域制限が再発に繋がることもあるため，足趾や足関節の可動域や他の関節の評価を行う

②筋力評価（MMT）
筋力の低下による歩容の問題が再発に繋がることもあるため，歩行に必要な筋力評価を行う

③知覚検査，④反射検査
糖尿病や虚血により神経障害となる。糖尿病の場合は繰り返しの外力が靴ずれや異物などにより胼胝が形成され創傷に繋がる[17]

⑤歩行能力評価
筆者の施設ではバランス機能や歩行能力の調査として，5m歩行速度，time up go test（TUG）を使用している

⑥足底圧評価
糖尿病足病変では神経障害に加え，6kg/cm²以上の最大足底圧があると糖尿病における潰瘍形成になりやすいといわれている[18]ため，定期的に足底圧を測定し，足部変形や創傷の有無を確認することが必要である。医療用のインソールや装具を使用することで，足底圧の軽減を図る

⑦ADL評価
創治癒後は，CLI患者の多くは装具を装着して生活する。そのため退院後の生活状況を評価して，装具装着下での歩行やADLを確認する

フットケア患者評価項目

①関節可動域

部位	動作	Rt	Lt
股関節	伸展		
	外旋		
	内旋		
膝関節	屈曲		
	伸展		
足関節	背屈（膝伸展）		
	（膝屈曲）		
	底屈		
	内反		
	外反		
第一MTP	屈曲		
	伸展		

②筋力

	Rt	Lt
膝伸展筋力（kg）		
握力（kg）		
足関節底屈筋力（kg）		

③感覚検査

	Rt	Lt
母趾先端	有／無	有／無
母趾球	有／無	有／無
第2，3趾	有／無	有／無
小趾球	有／無	有／無
アーチ部	有／無	有／無
踵	有／無	有／無

④反射

	Rt	Lt
膝蓋腱		
アキレス腱		

⑤歩行

	自然：	最大：
5メートル歩行 TUG		

⑥足底圧評価

⑦日常生活活動評価

159

図10 再発予防期のリハの実際

①足趾変形
糖尿病患者などは足趾変形を伴うことが多く，胼胝から創傷に繋がるため，足部の可動域評価や筋力評価を定期的に実施する。

②足底圧計を使用した評価
足底圧が高い部分は創傷発生リスクが高いため，定期的に評価を行う。

③アキレス腱ストレッチ
①と②をもとに関節可動域の制限が再発に繋がるため，自宅で行えるセルフストレッチの指導を行う。

④インソールの使用
足底圧を下げるためには，インソールの使用も重要であるため，装具の必要性や歩き方などを指導していく。

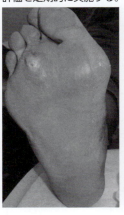 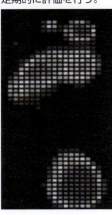 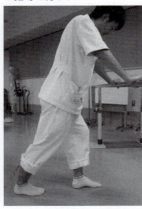 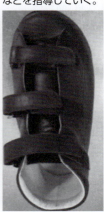

こんな症例には一工夫

感染を伴う重症虚血肢症例

60歳代前半，男性，重症下肢虚血，慢性腎不全，糖尿病
左第Ⅰ趾は一部黒色壊死し，感染を伴う創傷を有していた。
SPPは足背23 mmHg，足底32 mmHg，ABIは0.59と血流低下が認められ，血行再建術後，第Ⅰ趾切断術が施行された。感染を伴う創傷であるため，移動は車椅子として患肢は安静のため免荷管理を行った。リハでは入院時評価をもとに，患肢以外の筋力トレーニングを実施した。荷重時期は創傷治療医と相談のうえ，感染コントロールと炎症が軽快した後に，除圧サンダルでの歩行開始となった。歩行形態は前足部の創傷であるため，患側前型歩行を指導した。歩行量はリハ中の管理下で開始し，足の状態が問題ないことを確認しながら病棟での歩行へと移行した。退院に向けて入院前ADL獲得を目標にリハを進めるが，創傷治癒まで歩行量制限や除圧サンダルを屋内外で装着すること，歩行形態についての具体的な生活指導について本人と家族，透析病院の看護師と治療方針を共有し，3カ月後に無事退院となった。症例はその後も再発なく経過している。

Tips

PADリハの今後の展望

PADのリハでは，ICなどの血管に対しての運動療法と，CLIの創傷管理におけるリスクを考慮した運動療法を行う．切断後は装具を併用した移動手段，生活手段の指導を含めた治療となる．

理学療法士として，心血管のリハ以外に，運動器疾患，代謝疾患など重複障害に対するリスク管理やテクニック，そして装具などさまざまな知識とアプローチが必要である．

本書ではあまり触れてはいないが，今後，無症候性についての介入も求められる．無症候性のPADは5年後の生命予後は不良とされている[8]．

ABIが正常値であっても，糖尿病，脂質異常症や高血圧，腎不全などのリスクファクターがある患者の場合は，定期的にフォローしていくかかわりも重要と考える．

そのような取り組みがPADの重症化を防ぎ，切断患者の減少，再発予防に繋がると考える．

PADのリハは，われわれの介入する部分は大いにあるが，まだ取り組んでいる施設が少ないのが現状である．各病期に応じて積極的に介入していくことが今後求められる．

文献

1) Hirsch AT, et al.: ACC/AHA 2005 practice guidelines for the management of patients with peripheral arterial disease (lower extremity, renal, mesenteric, and abdominal aortic) Acollaborative report from the American Association for Vascular Surgery/Society for Vascular Surgery, Society for cardiovascular Angiography andInterventions, Society for Vascular Medicine and Biology, Society of Interventional Radiology, and the ACC/AHA task Force on Practice Guidelines (Writing Committee to Develop Guidelines for the Management of Patients with Peripheral Arterial Disease). Circulation 113; E463-E654, 2006.
2) Norgren L, et al.: Inter-Society Consensus for the Management of Peripheral arterial disease (TASC II). J Vasc surg 45 (Suppl S); S5-S67, 2007.
3) WÜtschert R, Bounameaux H: Dtermination of amputation level in ischemic limbs. Reappraisal of the measurement of TcPO2. Diabetes care 20; 1315-1318, 1997.
4) 森口隆彦：創傷治癒のメカニズムと影響因子．創傷の治療　最近の進歩　第2版（波利井清紀　監，森口隆彦　編著）；1-13，克誠堂出版，東京，2005.
5) TASC II Working Group：下肢閉塞性動脈硬化症の診断・治療方針II（日本脈管学会　編）；1-109，メディカルトリビューン，2007.
6) Kruidenier LM, et al.: Additional supervised exercise therapy after a percutaneous vascular intervention for peripheral arterial disease: a randomized clinical trial. J Vasc Interv Radiol 22(7); 961-968, 2011.
7) Ohta T, et al.: Indications for and limitations of exercise training in patients with intermittent claudication. VASA 31; 23-27, 2002.
8) 宮田哲郎，ほか：末梢閉塞性動脈疾患の治療ガイドライン2015年改訂版：2014年度合同研究班報告
9) Szymczak M, Oszkinis G, Majchrzycki M: The Impact of Walking Exercises and Resistance Training upon the Walking Distance in Patients with Chronic Lower Limb Ischaemia. Biomed Res Int 2016; 2016: 7515238. Epub 2016 Oct 19.
10) Myers SA, et al.: Gait kinematics and kinetics are affected more by peripheral arterial disease than by age. J Rehabil Res Dev 53(2); 229-238, 2016.
11) New PAD Guideline Emphasizes Medical Therapy, Exercise. Nov 13, 2016: AHA/ACC Guideline on the Management of lower extremity peripheral artery disease.
12) Vogel TR, Petroski GF, Kruse RL: Functional Status of Elderly Adults Before and After Interventions for critical limb ischemia. J Vasc Surg 59(2); 350-358, 2014.
13) 久保和也，ほか：糖尿病・末梢動脈疾患患者における足関節背屈可動域と足底部創傷部位の関係．日本下肢救済・足病学会誌 5(2)；81-84，2013.
14) 榊　聡子：重症下肢虚血の理学療法—トータルフットマネジメントの実際．理学療法ジャーナル 50(9)；827-832，2016.
15) 森脇　綾，ほか：母趾切断後の隣接趾変形と潰瘍形成についての検討，創傷 2(3): 118-124, 2011.
16) Dijis HM: Effect of physical theapy on limited joint mobility in the diabetic foot. A pliot study. J Am Podiatr Med Assoc 90: 126-132, 2000.
17) 西出　薫：皮膚の創傷ケア：はじめようフットケア 第2版（西田嘉代，ほか 編）；148-157，日本看護協会出版会，東京，2009.
18) Murray HJ, et al.: The association between callous formation. high pressure and neuropathy in diabetic foot ulceration. Diabet Med 13(11); 979-982, 1996.

慢性閉塞性肺疾患（COPD）

千木良佑介

COPDの診断

慢性閉塞性肺疾患（chronic obstructive pulmonary disease；COPD）の診断はスパイロメータで呼吸機能検査をすることで確定する。努力性肺活量（forced vital capacity；FVC），一秒量（forced expiratory in 1 second；$FEV_{1.0}$）から一秒率（forced expiratory in 1 second %；$FEV_{1.0}$%）を算出し，気流閉塞の程度を調べることで判断する。70％未満をCOPDと診断する。

診断は$FEV_{1.0}$%により決めるがCOPDの気流閉塞の重症度は予測一秒量に対する比率により決定する。これを対標準一秒量（% $FEV_{1.0}$：% predicted $FEV_{1.0}$）といい，この割合により気流閉塞の重症度が決定する（**表1**）[1]。

COPDにより気流閉塞が起こると，完全に息を吐き出そうとしても肺中に空気が残るようになる（動的肺過膨張）。それにより呼吸にますます努力が必要になり，呼吸困難や運動制限の原因にもなっている。

COPD患者に対する理学療法の効果

COPD患者に対する理学療法は日常生活活動（activities of daily living；ADL）改善などに効果があるが，肺機能を改善させるかどうかについては否定的な意見が多い。理学療法のプログラムは，病気についての教育，運動療法，栄養カウンセリング，心理カウンセリングなどが含まれ，こうしたプログラムにより，ADLの自立性や生活の質（quality of life；QOL）が向上し，入院の頻度や期間が減少するとともに，運動能力が高まることが期待できる。運動療法は病院の外来施設でも自宅でも行え，ストレッチング，上・下肢の筋力トレーニング，歩行，トレッドミル，エルゴメータでの運動が行われる。運動中には低酸素状態にならない様，酸素吸入が勧められる症例も多い。運動療法はそのプログラム内容にかかわらず，中止してしまうと改善した機能がすぐに低下するといわれており継続し続けることが重要である[2]。

内部障害系理学療法のなかでも，COPD患者を対象とした運動療法は有用な種目で，管理の状態，疾患の程度にかかわらず有効とされている（**図1**）[3]。

表1 COPDにおける気流閉塞の重症度分類

対象：FEV$_{1.0}$/FVCが0.70未満の患者		
重症度		病期
GOLD 1：軽度	％FEV$_{1.0}$ ≧ 80％	I
GOLD 2：中等度	50％ ≦ ％FEV$_{1.0}$ < 80％	II
GOLD 3：重度	30％ ≦ ％FEV$_{1.0}$ < 50％	III
GOLD 4：最重度	％FEV$_{1.0}$ < 30％	IV

(文献1より改変引用)

図1 安定期のCOPD管理

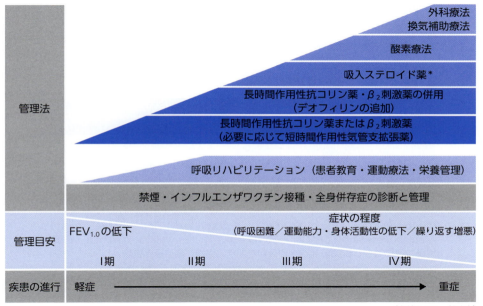

(文献3より一部改変)

評価と運動プログラムの立て方

　運動プログラムは疾患の重症度により異なるが，COPD患者の重症度は呼吸機能だけでなく運動機能やADLも含めて評価する。

　呼吸機能（気流閉塞の重症度）だけでCOPD患者の重症度を規定する[1]とADLや予後と相関しないなどの問題が指摘されていた[3]。日本呼吸器学会COPD治療ガイドライン第3版ではそれまでの気流閉塞の重症度を病期（I～IV期）とし，従来どおりFEV$_{1.0}$％と％FEV$_{1.0}$により決定するが，COPD患者の重症度は呼吸困難・運動能力の低下・繰り返す増悪などの症状を加味して評価するとしている。そのようななか，BODE index[4]など多次元的な重症度評価が生命予後の観点から有効であるという報告がある（表2）。COPDは呼吸・運動機能・栄養状態などを含めた多次

元的な重症度が高いほど運動療法の効果が出にくく[5]，理学療法の狙いや効果も異なってくることを理解しておく必要がある。

運動療法開始時や重症例

運動療法開始時や重症例では呼吸パターンの修正，胸郭や全身の柔軟性トレーニングなどのコンディショニングを中心とすることが望ましい．重症例ではコンディショニングに時間をかけたほうがよいともいわれている．一方，運動療法に慣れてきた維持期の症例や軽症例では開始当初から高い負荷の運動を行うことも可能である[2]（図2）．

運動前後のウォーミングアップとクールダウン

運動前後のウォーミングアップとクールダウンは必須の項目であるが，その間のコンディショニングや有酸素運動，筋力トレーニング，ADL練習に使用する時間は症例によって変化をつけることが重要である．

表2 BODE indexの項目

	\multicolumn{4}{c}{BODE indexの点数}
	0	1	2	3
BMI	>21	≦21		
%FEV$_{1.0}$	≧65	50〜64	36〜49	≦35
mMRC息切れスケール	0〜1	2	3	4
6MWD	≧350	250〜349	150〜249	≦149

BMI:body-mass index，%FEV$_{1.0}$：% predicted FEV$_{1.0}$，mMRC：modified Medical Research Council，6MWD：six minutes walking distance，各項目の評価数値に対してBODE indexの点数を加点，点数が高いほど重症．
BODE indexの重症度：0〜2点：I群（軽症），3〜4点：II群（中等症），5〜6点：III群（重症），7〜10点：IV群（最重症）

(文献4より作成)

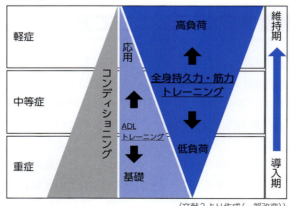

図2 プログラムの構成

(文献2より作成（一部改変））

COPDの運動器障害

以前はCOPDなどの呼吸器疾患により呼吸不全を呈している患者の運動能力低下は呼吸器系や換気能力の障害と思われていた。そのため呼吸理学療法というと胸郭や肺へのアプローチが多かった。呼吸法や徒手による呼吸介助手技・排痰手技がそれにあたる。しかしこれらを呼吸器疾患の理学療法の中心に添えるのは少し古い考えであるといえる。近年、呼吸器疾患の患者は骨格筋機能障害が指摘される[6]ようになり、それらが運動や活動の主な制限因子となり、ADLやQOLを低下させているのである。

COPDなどの慢性閉塞性肺疾患患者は、理学療法の対象となる前から、呼吸困難による低活動、不活動により廃用低下（ディコンディショニング）の悪循環に陥っている。このような悪循環から救い出し、廃用症候群の進行を止めるために運動療法は非常に有用である。COPD特有のものとしては低酸素、低栄養、全身炎症から生じる運動耐容能低下や骨格筋機能障害がある（図3）[7]。

運動耐容能低下

呼吸器疾患患者の運動能力は、①肺のガス交換能力、②骨格筋組織の構造、③局所のエネルギー代謝の過程などの要因で決まる。特にCOPD患者では軽度の運動でも呼吸不全のため低酸素状態となる。酸素が足りない、負荷が高い状態ではエネルギー代謝の過程で乳酸が産生され蓄積する。そのため骨格筋内では代謝性アシドーシス状態となる。このアシドーシスを緩衝するために換気量が増大し息切れを自覚する。このような状態が運動制限となり、ADL、QOLの低下に繋がっている。

筋力低下

COPDなどの慢性呼吸不全患者では同年代の健常者と比較すると20～30％の筋力低下があるといわれている[8]。これは下肢筋群において著明である。原因としては、①ディコ

図3 COPDの骨格筋障害のメカニズム

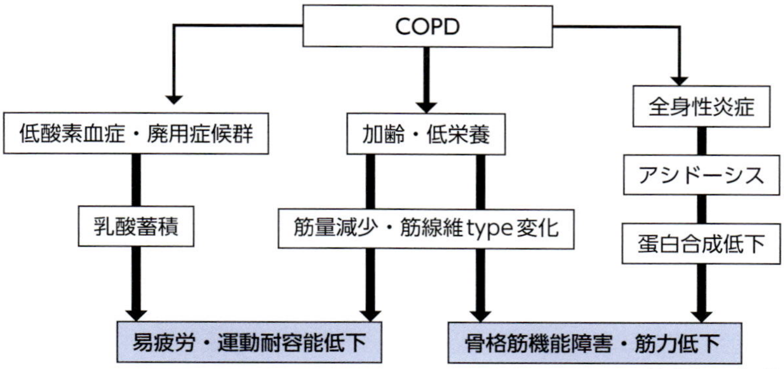

```
              COPD
    ┌──────────┼──────────┐
低酸素血症・廃用症候群  加齢・低栄養   全身性炎症
    │              │           │
    │              │        アシドーシス
    │              │           │
  乳酸蓄積   筋量減少・筋線維type変化  蛋白合成低下
    │              │           │
    ▼              ▼           ▼
易疲労・運動耐容能低下    骨格筋機能障害・筋力低下
```

（文献7より作成）

ンディショニング，②加齢変化，③ステロイドの使用，④低酸素血症，⑤栄養不良がある。ほかにもCOPDの全身性炎症は骨格筋機能障害を悪化させている[6]との報告もある。特にステロイドに関しては，ステロイドを使用していないCOPD患者と比較し，ステロイドを使用しているCOPD患者は筋力，筋断面積共に低下している[9]との報告もある。

筋の構造変化

骨格筋にはミトコンドリアが多く酸化酵素活性が高いtype I 線維（遅筋線維）と無酸素運動に適しており収縮速度の速いtype II 線維（速筋線維）が存在している。COPDなどの慢性呼吸不全患者ではtype I 線維の割合が減少し，さらにtype II 線維の萎縮が存在する。末梢の毛細血管網の密度の減少も認められ，これらがエネルギー産生効率を低下させ筋力低下の原因となっている[10]。

特にCOPD急性増悪時には，①全身炎症の亢進，②栄養障害，③ステロイドの使用，④低酸素血症，⑤高炭酸ガス血症，⑥身体不活動，により骨格筋のミトコンドリア機能不全，同化因子減少，酸化ストレス増加，アポトーシス亢進を招き骨格筋機能障害が生じる[6]。特に全身性炎症に関しては血中のTNF-α，IL-6などの炎症メディエーターやC反応性蛋白（C-reactive protein；CRP）や白血球（white blood cell；WBC）などを確認しながら，炎症が進行しているのか寛解しているのかなどの確認は重要である。

呼吸困難感のある場合

運動療法の実施に伴い呼吸困難感が増加する例では，鼻カニュラからリザーバーマスクへ変更するなど酸素療法の工夫や，非侵襲的陽圧換気療法を併用といった工夫により可能になることもある[11]。しかし，酸素の増量はCO_2ナルコーシスなどの危険性もあるため，医師と相談のうえ慎重に判断する必要がある。呼吸困難感は，①運動の負荷量が高く，②息を止めている（バルサルバ効果）時に起きやすいので，負荷設定を慎重に行い，「口すぼめ呼吸で呼気と同期させ行う」，「数を数える」など工夫が必要である。

血液中の酸素濃度レベル測定方法

運動中に低酸素状態になっていないかの確認は重要である。血液中の酸素濃度レベルを測定する方法は2つある。パルスオキシメータとよばれるセンサーを指または耳朶に取り付けSpO_2（経皮的動脈血酸素飽和度）を測定する方法と，動脈から血液を採取しPaO_2（動脈血酸素分圧）を測定する方法である。SpO_2では90％以上，PaO_2では60 mmHg以上でリスク管理する。運動時では簡易に計測可能なパルスオキシメータが有用である。

患者によっては，運動時にパルスオキシメータを使って自身のSpO_2を管理させながら運動を行う（図4）ことも自己管理の観点から重要であるといえる。

どの程度の息切れで，どの程度の疲労で，血中の酸素濃度はどのくらいかを知ることでADL上での呼吸困難をコントロールすることができるようになる。しかしSpO_2は経皮的に計測するというその特性と血液循環から10〜30秒ほどの計測値の遅れがあるという点で注意が必要である。

アシドーシスに注意

COPDの患者は，酸素レベルが低下している傾向（Ⅰ型呼吸不全）にあり，病期がさらに進行すると動脈血の二酸化炭素レベルが高く（Ⅱ型呼吸不全）なる。呼吸困難がある場合は二酸化炭素が血中に増加し呼吸性のアシドーシスになりやすく，運動負荷が高い場合は乳酸が蓄積し代謝性のアシドーシスになりやすい。いずれにせよアシドーシスは全身の筋蛋白合成能を低下[7]させ運動療法の効果を出しにくくするため注意が必要である。

酸素飽和度のほかにも，心拍数や修正Borgスケールなどを用い患者の疲労感を随時モニタリングすることは非常に重要である。

栄養障害の併存

気道閉塞や肺過膨張により呼吸筋エネルギーが増大しているため，COPD患者のエネルギー消費は予測値の120〜140％に達し，呼吸困難から栄養摂取がうまくいかず，呼吸努力による過剰なエネルギー消費が栄養障害を進行させている。わが国ではCOPD患者の約70％に体重減少が認められるといわれている[3]。栄養状態が悪いと生命予後にも影響があり望ましくない。

栄養状態の評価

栄養状態は％IBW（ideal body weight）やBMI（body mass index）で評価することが多いが，ほかにも除脂肪体重の割合の増加なども踏まえ経過を追っていく必要がある。血液生化学検査の値では血清アルブミン（基準値は約3.8〜5.3 g/dL）が栄養指標として汎用されている。臨床上でも血清アルブミンの値が3.0g/dL以下となってくると運動療法や筋力強化の効果が出にくい印象がある。このようなときはADL動作に即した運動を行い，ADLレベルの維持が重要となってくる。

しかし血清アルブミンは血球半減期が14〜21日のため，約3週間前の栄養状態を示しているということになり，現在の栄養状態の指標としての感度は低い。よって，プレアルブミンなどアルブミンの前駆物質のほうが現時点での患者の評価には有用である。

アルブミンが検査値として計上されていない場合，赤血球やヘモグロビンの値（基準値男性：13.0〜16.6 g/dL，女性：11.4〜14.6 g/dL）で栄養状態を類推することもある。ヘモグロビン（図5）は鉄分に影響を受けるが，血球成分に含まれているグロビンは蛋白質から生成されているので，アルブミンの影響も受けているのである。そしてヘモグロビンは酸素を全身に運ぶ役割もしているので，低下すると脈拍数や呼吸数が上昇しやすく，ヘモグロビン値が10 g/dL以下の場合，注意が必要であると考えている。

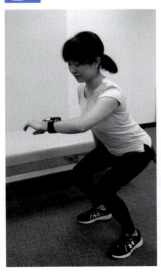

図4 酸素飽和度の確認

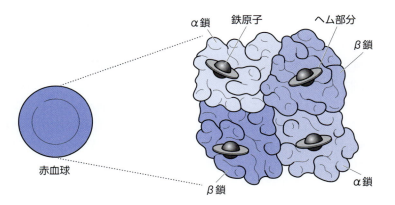

図5 ヘモグロビンの構造
ヘモグロビンはヘムといわれる鉄部分とグロビンといわれるタンパク質部分（α鎖，β鎖）からなる。ヘモグロビン1分子は酸素を4分子運ぶことができる。

胸郭可動域改善運動

　COPD患者は胸郭に可動域制限をきたしやすい。これは呼気がうまく行えないため，呼吸が浅くなりやすいことに起因する。胸郭可動域に制限があると「胸郭の弾性抵抗に抗するエネルギー」が必要となり，呼吸運動に伴う仕事量が増え酸素消費も増加し疲労を感じることになる。胸郭可動域改善運動の目的は①胸郭の可動性の改善，②換気能力の改善（胸郭・肺における），③胸郭周囲筋のリラクゼーションがある。呼吸機能において肺活量（vital capacity；VC）や1秒量（$FEV_{1.0}$）を増加させ，機能的残気量（functional residual capacity；FRC）などを減少させることで換気効率の向上が期待できる。

棒体操

　胸郭の可動性を維持，改善するための運動療法として棒体操がある。棒体操を行ううえで重要なのが最終可動域までしっかりと伸張させるということである。肘を伸展して行う上下運動では吸気で挙上し，呼気で下降することを意識ししっかりと最終可動域まで動作させる。肘を伸展した体幹の側屈では上部胸郭を，肘を屈曲した体幹の側屈では下部胸郭の側方への伸張を目的としている。肘を屈曲した体幹の回旋では呼気に合わせ体幹をひねることで呼気相側の胸郭の可動性を向上させる目的がある（図6）。混合性換気障害の患者に対して棒体操による胸郭の可動運動で呼吸機能が改善したとする報告[12]もあり，徒手的なものも含めコンディショニングに取り入れることは有用である。

棒体操のポイント

　動作に合わせ呼気を始め，動作を行い開始肢位に戻るところで呼気を吐き切るように長い呼気で行うと息を止めないように行える。自主練習などホームエクササイズとしても行

慢性閉塞性肺疾患（COPD）

いやすく継続しやすい。臥位で行う場合はシルベスター法のように吸気で挙上し，呼気で下制する方法でも換気をよくすることができ，ベッド上臥床時期の急性期やホームエクササイズでも行いやすく有用である（図7）。

棒体操は実際どの程度動かしどこまで伸張するのか，理学療法士が胸郭や上肢を触知しながら誘導することで，患者自身がどこまで動かすことが効果的なのかを理解しやすい。

徒手胸郭伸張運動

徒手による胸郭モビライゼーションにより胸郭の伸張性の改善と呼吸機能の改善があったとする報告もあり[14]，臨床でもよく用いられている。諸外国では効果があるとする論文は少ないが，わが国では徒手による介入の効果は広く論じられている（図8, 9）。

徒手肋骨捻転運動

徒手胸郭伸張運動や徒手肋骨捻転運動（図9）による介入は力を入れて伸張・捻転するというよりは呼気の最後に合わせ少しリリースするような気持ちで行うのがよい。そのためには解剖学的な肋骨の動きと運動学について知っておく必要がある。胸郭の動きは患者によって異なるので最初の何回かは呼吸

図6　胸郭可動性改善の棒体操

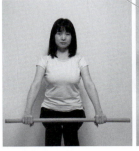

吸気に合わせて挙上する
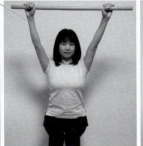
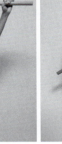
下部胸郭の伸張

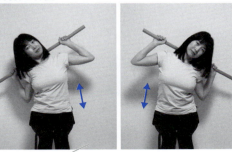

上部胸郭の伸張

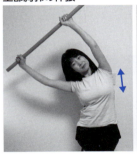
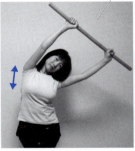
吸気に合わせて伸長する
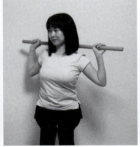
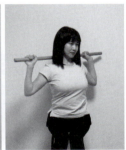

図7 臥位での胸郭可動運動

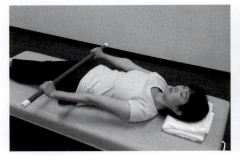
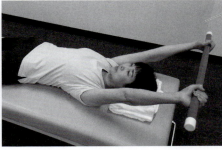

吸気で挙上することで胸部ROMになるが呼気で挙上することで肋間のストレッチにもなる

図8 徒手胸郭伸張運動

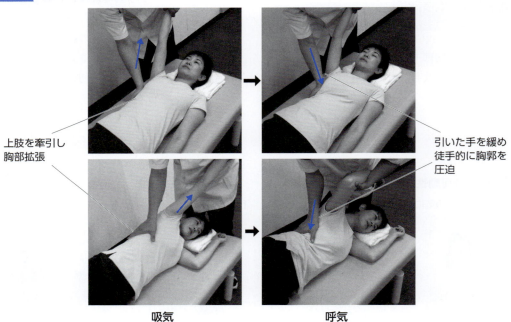

上肢を牽引し胸部拡張

引いた手を緩め徒手的に胸郭を圧迫

吸気　　　　呼気

介助のように胸郭の動きを触知しその運動方向をしっかりと見極める必要がある。何度も行いすぎると呼吸介助と同様に過呼吸により気分不快になるおそれもあるので状態を見な

Tips
徒手により抵抗をかける
　理学療法士の仕事において徒手介入は非常に重要なウェイトを占めていると考える。徒手での抵抗をかければ1～2回で，その患者のMMT的な筋力が推し量れ，3～4回で1RMの50％程の抵抗が感触としてわかる。5～10回もやっているうちに10回でall outする抵抗（1RMの80％程）をかけることができるのである。徒手抵抗をかけることに慣れれば非常に有用な毎日の評価となる。

図9 徒手肋骨捻転運動

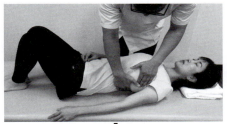
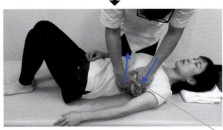

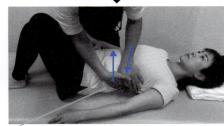

上部胸郭　　呼気に合わせ捻転させる　　下部胸郭

がら行う。COPD患者は動的肺過膨張により呼気相の胸郭可動性に制限がある場合が多いため，呼気相の胸郭可動性を向上させるような目的で行う。「息をうまく呼出できない」という患者には有効という印象がある。呼気がしっかり行えると次の吸気がうまく行えるということは理解しておく必要がある。

有酸素運動

　有酸素運動については，下肢を中心としたトレーニングに関してのエビデンスは高く有用な項目である。平地歩行，自転車エルゴメータ，トレッドミル，階段昇降などがある。歩行は最も簡便でADLにも直結しているため，自宅復帰やその後のホームエクササイズのことを考えると取り入れる必要のある項目である。入院中のリハビリテーションでは転倒の危険も少なく，運動負荷も調整しやすく，管理のしやすい自転車エルゴメータが用いられている。

Tips
目的とする筋を触知する
　患者は目的とする動作は理解できても，目的とする筋を意識することは苦手である。触知することで強化したい筋を意識することがトレーニングのなかで重要なのはその領域が生業の人にとっては常識だが，まだまだ意識できていない理学療法士は多いのではないかと思う。

有酸素運動の効果

COPDに対する有酸素運動の効果としては最大仕事量の増大，呼吸困難感の軽減，酸素摂取量（$\dot{V}O_2$），分時換気量（$\dot{V}E$），乳酸値の改善などがある[2]。これらは呼吸機能の向上，全身の筋力を含めた体力の向上だけでなく，ミトコンドリアのエネルギー産生機構の賦活化に重要な効果を上げている。ほかにもCOPDを慢性炎症性疾患としてとらえた場合，「炎症誘発サイトカインの発現抑制の可能性がある」といわれている有酸素運動を取り入れない理由はない。

自宅で行う有酸素運動

ホームエクササイズとしても，非常に安価な自宅用のエルゴメータでも負荷などを理学療法士とともに設定した後であれば，自宅でも十分有酸素運動を行えると考える。下肢の疾患や歩行の不安定があり，自宅での有酸素運動に歩行（散歩）を設定できない患者には有用である。

また，自宅で行えるようなエルゴメータがなくても，椅子に座った状態での「歩行足踏み」練習は可能である。理学療法士が息切れの具合や心拍数などから，腕の振りの大きさ，腿挙げの高さ，リズム（beat per minute；bpm）を運動負荷として設定すれば，これも十分な有酸素運動となる。自宅での継続も行いやすく，ホームエクササイズには最適である。

図10 動作時の歩行パターン

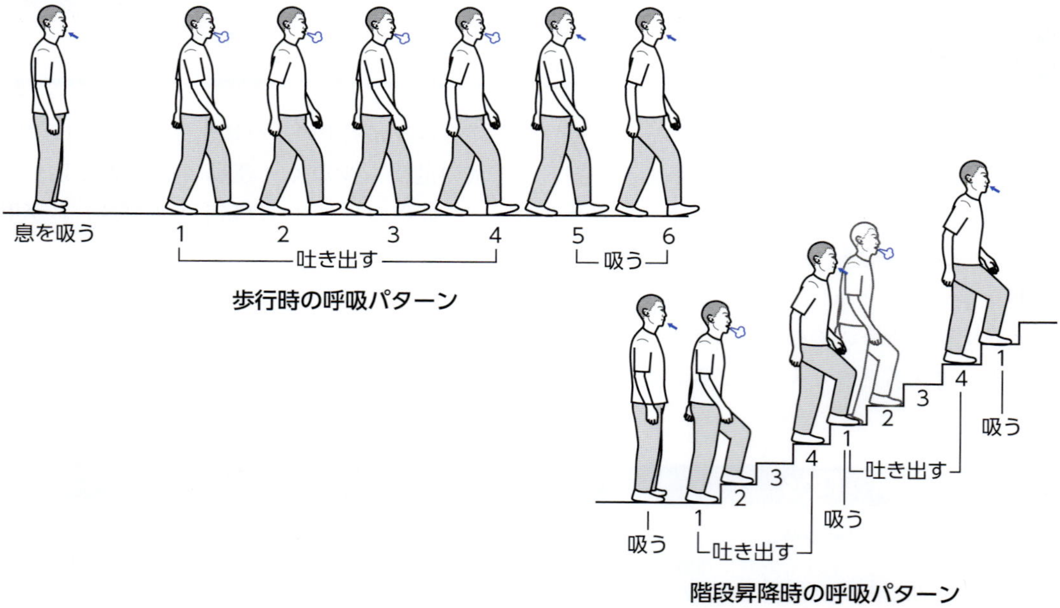

歩行時の呼吸パターン
息を吸う / 1 2 3 4 吐き出す / 5 6 吸う

階段昇降時の呼吸パターン
吸う / 1 2 吐き出す / 3 4 吸う / 1 2 3 4 吸う

（文献2より一部改変）

屋外で行う有酸素運動

屋外での活動が可能な患者では平地歩行による「散歩」が有酸素運動としては最適である。日常生活での移動能力に直結していることから日常生活活動（activities of daily living；ADL）の練習としても重要である。こちらも歩行スピードや心拍数などから理学療法士が運動負荷を設定することで有酸素運動として実施可能である。

特に呼吸を意識することで歩行時の息切れを軽減し、運動療法効果を出しやすいので、呼吸パターンを学ぶことは重要である（図10）。

レジスタンストレーニング

内部障害系理学療法における運動療法は内部障害部位への過剰な負荷を避けるため嫌気性代謝閾値（anaerobic threshold；AT）以下の強度で行われることが推奨されてきた。レジスタンストレーニングはそれ自体が循環器や呼吸器のストレスであり、理学療法としてもそれほど積極的でなかった歴史がある。COPDに対する理学療法も同様であった。しかし最近のCOPDに対するレジスタンストレーニングの報告では「短期間の漸増レジスタンストレーニングは筋力増強に中程度の効果が認められADLが改善した」[14]、「レジスタンストレーニングと全身持久力トレーニングは安全性、呼吸困難間の改善において同等の効果がある」[16]など、レジスタンストレーニングは安全で効果があると認識されてきている。

ほかにもAmerican Thoracic SocietyとEuropean Respiratory Societyは共同ステートメント[16]として、COPD患者の骨格筋強化のレジスタンストレーニングについて多くの科学的根拠から重要性を示して発表を行い、Spruitらはレジスタンストレーニング群と全身持久力トレーニング群に分け12週間の介入の結果、両群ともに健康関連QOLと6分間歩行距離が改善し、レジスタンストレーニングが全身持久力トレーニングの代用になる可能性があると報告している[17]。

これらは「リスクがあるので内部障害患者の理学療法は軽い有酸素運動が中心」ではなくなったと考えてよい。

レジスタンストレーニングの目的

一言でレジスタンストレーニングといってもその目的とするところはさまざまである。筋力、筋パワー、筋肥大、筋持久力などその目的とするところで負荷、回数、頻度など方法は変わってくる。COPD患者へのレジスタンストレーニングは筋力筋持久力、筋代謝機能改善に有効[14, 18]との報告があるが、ほかにもCOPD特有の全身性炎症（平時にもある）に対しレジスタンストレーニングは有効であり、かつ急性増悪期であってもレジスタンストレーニングは全身性炎症を亢進せずに実施可能[19, 20]との報告もある。COPD患者においては、①ADLにつながる筋の強化、②全身性炎症の抑制効果、これらを意識することが重要である。

レジスタンストレーニングの強度，収縮様式について

強度

　COPD患者のレジスタンストレーニングにおける強度についてはさまざまな報告がある。近年は比較的強度の高いレジスタンストレーニングの効果が報告されている。Clarkらは，COPD患者に対し，8種類の上下肢の強化を狙ったレジスタンストレーニングを1RMの70%という負荷で週2回，12週間行い，筋力の改善と運動耐用能の改善を認めた[21]と報告している。

　ほかにも，COPD患者に対し1RMの80%の負荷で12週間の介入を行い，筋断面積が増加した[18]という報告や，COPDに対して週3回6週間10〜12RMでの筋トレを行い運動耐容能やADL改善を認めた[22]という報告もある。徐々に運動負荷量を増加していくことや呼吸困難感を生じないようにするなど注意点はあるが，安定期のCOPD患者であれば比較的強度の強い運動も可能なことがわかってきている。

収縮様式

　筋の収縮様式についてはCOPDのような廃用性の筋力低下の要素もある場合，その廃用予防，筋力維持・強化にはIGF-1（インスリン様成長因子1）の分泌が重要であるといわれている。IGF-1を誘導する筋への刺激は求心性収縮よりも遠心性収縮がよい[23]とする報告があり，レジスタンストレーニングのなかでも息をゆっくり吐きながら，遠心性収縮の要素を意識することが重要であると思われる。これはレジスタンストレーニング中に求心性収縮の要素を意識しすぎると息を止めてしまいがちになることも踏まえ，COPDの患者では重要であると考える。

下肢のレジスタンストレーニング

臥位での下肢のレジスタンストレーニング

　COPD患者に対するレジスタンストレーニングの効果のなかで，最もエビデンスが確立しているのが下肢のレジスタンストレーニングである。下肢筋力は運動耐容能に関係する[24]，COPD患者における下肢筋力は死亡率とも関係が深い[25]，COPD患者の下肢筋断面積は健常者と比較し25%程減少している[8]などの報告があり，下肢筋力はCOPD患者における評価指標のなかでも非常に重要である。

　COPD患者の下肢筋力というと「大腿四頭

最新の研究

有酸素運動が先かレジスタンストレーニングが先か

　①動脈硬化あり，②不整脈あり，③血圧が低い，このような患者の全身の循環動態を運動のできるコンディションにもっていくウォーミングアップの目的であれば有酸素運動が先といえる。高齢者であればリスク管理の面からでも有用である。
　しかし④高重量を扱いたい場合（疲労前がよい場合），⑤動作につなげるなど比較的，難易度が高いものを行うとき，このような場合や比較的若い年代（壮年）であり①〜③の要素のない患者はレジスタンストレーニングが先でもよいと考える。
　ほかにも筋力強化や神経筋の収縮効率，最大運動強度の改善には有酸素運動よりもレジスタンストレーニングを先に行ったほうがよいとの報告もあり，その判断は理学療法士の手腕にかかっているのかもしれない。

慢性閉塞性肺疾患（COPD）

筋力」を思い浮かべる理学療法士が多いように思えるが，研究上の利便性から大腿四頭筋力を全身の筋力の推察に使用してきたという経緯があるだけで，COPD患者に多い「高齢者において低下しやすく，ADL上重要なもの」にはほかにも下腿三頭筋や大殿筋などがある。

導入時期

臥床時期は足部に重錘バンドを巻いた状態での下肢伸展挙上（straight leg raising；SLR）やブリッジが好まれるが，理学療法導入時期ではできるだけ徒手抵抗をかけ，筋力の評価も踏まえて「どこに力を入れ」「どのように行うか」しっかり指導するとよい（図11）。徒手抵抗と道具による抵抗では患者の運動に対する意識は大きく違う。道具による抵抗でのレジスタンストレーニングはホームエクササイズに移行する時期の指導でよいと考える。

kicking

今後どのような動作につなげていくかを意識しながら臥位の練習を行うと運動の質は変わってくる。kickingは歩行・立ち上がりにつなげやすいので多くの理学療法士が選択するが，動作につなげるためには殿筋群を特に意識する必要があるので，側臥位でのkickingは取り入れていただきたい（困難な場合は半側臥位でもよい）（図12）。

座位での下肢のレジスタンストレーニング

座位での運動では座位での膝伸ばし，つま先挙げ，腿挙げなどが選択されることが多い。離床時期の座位耐性をみる目的やウォーミングアップには有用である。各動作に徒手抵抗を加えたり，重錘バンドを用いたりすることで負荷を調節する。

座位でのレジスタンストレーニングも徒手抵抗によるものを取り入れると，患者はその動作の目的を理解しやすい（図13）。目的の筋を触知し理解させることは重要である。

図11 背臥位での下肢のレジスタンストレーニング

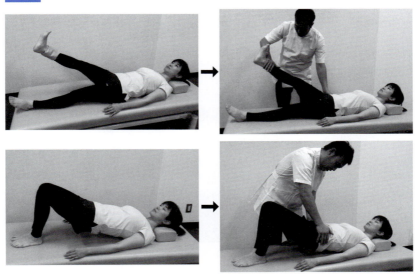

flor pushエクササイズ

　座位での下肢のレジスタンストレーニングはその動作そのものがADLに直結するものは少ない。そのなかでも「座位でのflor pushエクササイズ」は有用である（図14）。ボールやポンプなど，踏むことで形の変わるものを使用し床面に向かって踏むのである。

　座位からの立位への立ち上がり動作のなかで重要なのは，「下肢の筋を使用し床面を踏みつける」ことである。この動作では座位での臀筋群の使用方法を学べ，下肢の感覚や立ち上がりの動作方略を確認するのにも効果がある。

図12　臥位でのkickingと側臥位での後方へのkicking

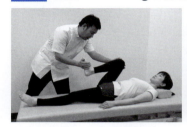
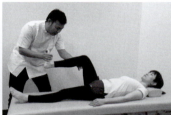
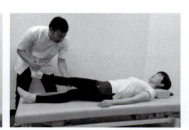
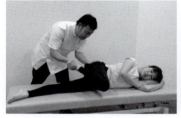
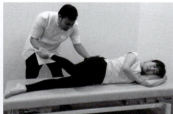
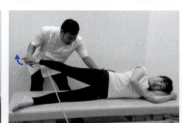

後方に蹴らせる

図13　座位での抵抗

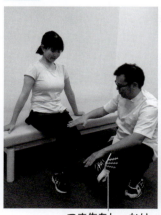

つま先をしっかり上げる

図14　座位でのflor pushエクササイズ

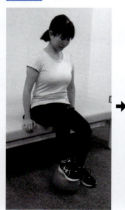
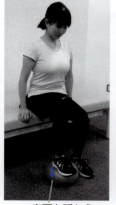
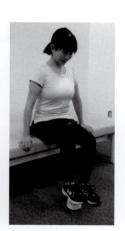

床面を踵から押すように

慢性閉塞性肺疾患（COPD）

スクワットと立ち上がりについて

スクワットと立ち上がり姿勢は非常に似ているが，異なるものである。立ち上がりは座位からの前傾姿勢を受けて体幹を起こすため，大殿筋がストレッチされた状態から収縮することになる（図15）。スクワット動作を立ち上がりというADLにつなげるにはこの部分の動作をどうつなげるかが重要である。

スクワット

スクワットでは膝を前方に出さないように注意する。そうすることで大腿四頭筋ではなく大殿筋を使用する形となり，安定した立ち上がりにつながる。立位のスタートポジションから，下肢を屈曲しながら呼気を開始し，下肢が屈曲後，伸展し終わりスタートポジションに戻ったところで息を吐き切るように行うと息切れを防ぐことができる。

立ち上がり

筋を触知して意識させる

立ち上がり時に使用する筋を触知して意識させることは重要である。筋を意識することでより強化され，パフォーマンスにつながるのはトレーニングの分野では常識である。特に立ち上がりでは大殿筋と大腿四頭筋を意識する（図16）のは重要である。呼気に合わせ立位での動作終了時にはき切ることを意識させるとよい。立ち上がり時に使用する筋は，座位に戻るときに遠心性収縮を行うため，座るときは「ゆっくり座る」ことを指導すると立ち上がり時に使用する筋が強化されやすい。

座面の高さを調整する

特に立ち上がり動作では座位から，重心前方移動期，離殿期，膝・体幹伸展期の各相を意識する。重心前方移動期→離殿期での移行が困難な場合座面を高くすることでより動作の習得が可能になる（図17）。

COPD患者で息切れが強かったり，栄養状態が十分でなかったり，筋力低下が著しく，通常の座面（38〜42cm）では離殿期の負荷が高すぎて行えない場合，座面を高くした状態で回数を多く行うほうが効果が出る場合も多い。

図15 スクワットと立ち上がり姿勢

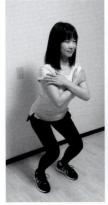
スクワット

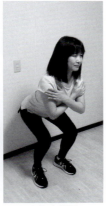
立ち上がり

図16 大殿筋と大腿四頭筋の触知

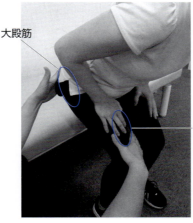
大殿筋
大腿四頭筋

バランスマットの併用，フォワードランジ

ある程度立ち上がり動作が安定してきている患者はバランスマットを用い，その上で動作を行うことで安定性が向上する。

その他，歩行や立位での前後方向の安定性を向上させるにはフォワードランジも有効である（図18）。前方の下肢を屈曲するところから呼気を開始し，前方の下肢が屈曲し，その後，伸展し終わりスタートポジションで吐き切るようにする。動作の初めから終わりまで息を吐きながら行うとよい。

上肢のレジスタンストレーニング

上肢の筋力トレーニングはADL中の呼吸困難感を軽減させる[26]との報告がある。ADL動作上でも上肢を使用した動作は息切れを起こしやすいため，取り入れるとよい。ゴムチューブやダンベルを用いて主に拳上動作や引く動作を強化するのが効果的であるという印象がある。これはCOPD患者がADL中に息切れを起こしやすい動作でもある。ホームエクササイズとして行う場合には500 mLペットボトルに水や砂を入れたもの（0.5〜1.0 kg）で代用することもできる。

特にチェストプレス様の動きは大胸筋を中心に上肢全体の筋力（僧帽筋，三角筋，上腕二頭筋，上腕三頭筋）を強化するので効果的である。座位が取れているのであれば座位で棒を使用し行うことで体幹も強化できる。個別の筋を強化するよりも効率よく上肢全体を狙った強化が可能である。

大胸筋は呼吸筋との関連が深いともいわれ，今後検討の余地はあるが，上肢が固定した状態において大胸筋はその起始・停止から吸気の補助に役立っている可能性がある。

スタートポジションから呼気を始め，上肢の最大伸展後，スタートポジションに戻るところで呼気を吐き切るように行うと息切れを軽減できる。遠心性収縮を意識して戻すときもゆっくり戻すのがよい。

大胸筋を中心とした上肢のレジスタンストレーニングは，座位から立位のレベルではベッドを利用した方法，立位では壁を利用したプッシュアップ動作など方法はさまざまである（図19，20）。

図17　座面の高さによる負荷の調整
座面を高くすると膝の屈曲角度が大きくなり，動作の負荷が減少する。

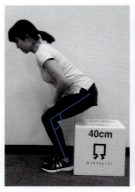
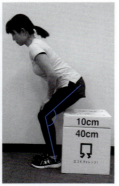

図18　フォワードランジ

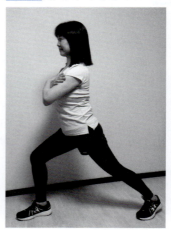

呼吸筋トレーニング

COPDでは肺過膨張，身体組成，エネルギーバランス，病態の悪化などにより呼吸筋の収縮効率や筋力低下が指摘されている。呼吸筋の低下は呼吸筋疲労を生み，呼吸不全の病態を増悪させるため注意すべきである。呼吸筋トレーニングは呼吸筋に負荷刺激を加え強化を図る方法であり，吸気筋トレーニングと呼気筋トレーニングに大別される。

呼吸筋トレーニングの効果

呼吸筋トレーニングの効果は①呼吸筋力・呼吸筋耐久性の改善，②運動耐容能の改善，③呼吸困難の軽減，④健康関連QOLの改善などがあるが，これらは主に吸気筋トレーニングの効果である[27]。しかし呼吸筋トレーニングにより咳嗽能力が向上したという報告[28]もあり，肺炎などによるCOPDの急性増悪の予防には呼気筋トレーニングも有用である可能性も考えられる。最近では吸気筋も呼気筋もバランスよく強化することが推奨されている。

図19 ベッドを利用した上肢のレジスタンストレーニング

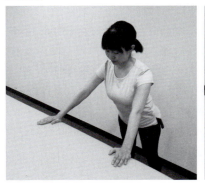
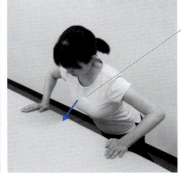

大胸筋を意識させながら

図20 壁を利用した上肢のレジスタンストレーニング

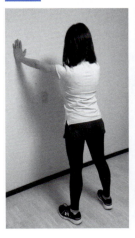
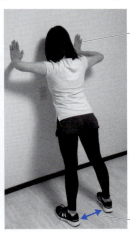

手は手首に痛みが出ない位置にする

肩幅くらいに開く

圧閾値弁を用いた呼吸抵抗負荷法

Threshold®などの圧閾値弁を用いた呼吸抵抗負荷法では，設定した圧以上の呼気・吸気をかけないと弁が開かないため，一定の負荷をかけることができる（図21）。

導入プログラムとしては，30% PImaxで15分，1日2回，6〜8週間実施するのが一般的である。30% PImaxで難しい場合は，行えるレベルの圧から徐々に負荷を増加させていく30〜70%の負荷強度も報告されている[2]。

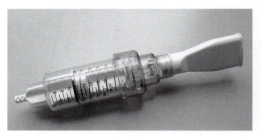

図21 Threshold® PEP（Phillips）
マウスピースの接続部位を変更することで吸気筋トレーニング用にも呼気筋トレーニング用にも変更できる。

こんな症例には一工夫

COPD患者に対する運動療法の実際

【症例】80歳代前半，男性，BMI 14.5（165 cm，39 kg），ブリンクマン指数は30本/1日×50年で1,500である。COPDの急性増悪で入院となった。救急搬送され集中治療室（ICU）へ入室。夜間は低酸素の恐れがあるため非侵襲的陽圧換気（non-invasive positive pressure ventilation；NPPV）を使用している。入院後2日から理学療法開始となり，1週目にはリハ室での理学療法開始，現在2週間が経ち病態は安定してきている。
【Cons】JCS I-1，多弁でしっかりコミュニケーション可能
【ROM・MMT】ROMは四肢に著明な制限なし，胸郭は硬い印象
MMTは上下肢とも4レベル
【呼吸状態】動作時に呼吸困難があり，Hugh-Jones分類 IV
【酸塩基平衡】PH=7.406，$PaCO_2$= 75.5 Torr，PaO_2=83.9 Torr，HCO_3=47.5。

図22 棒体操

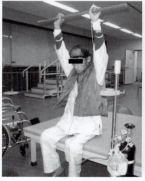
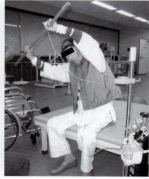
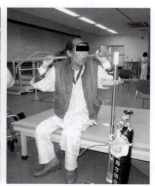

【入院前の呼吸機能】VC=2.19 L，%VC=69.5，FEV$_{1.0}$=1.06 L，PEFR(L/S)=2.57，FEV$_{1.0\%(G)}$=51.0
【HOPE】「苦しくなく屋内は1人で動きたい」
【医師からの情報】急性増悪は睡眠薬による呼吸機能低下が原因であった。栄養管理，気管支拡張薬と去痰薬にて保存的に加療中で，息切れ自制内であれば安静度freeである。低酸素血症（肺機能不全），高炭酸ガス血症（換気不全）は肺気腫による肺胞低換気と胸郭の硬さの影響である。運動療法は酸素1Lを用いてSpO$_2$=90以上の範囲で施行する。
【理学療法プログラム】
①呼吸法指導（息切れの緩和，panic control目的で口すぼめ呼吸を指導）
②呼吸介助による排痰
③胸郭の可動性維持・向上
④下肢筋力の強化
⑤歩行エクササイズ，ADL指導を中心に理学療法を施行

運動療法としては③胸郭の可動性維持・向上目的に棒体操を取り入れた（図22）。座位は安定しており，上肢の可動域制限もなくリハビリテーション介入初期から導入できた。ただ動作を行うのではなく，体幹の伸張している感覚をしっかり理解してもらい可動範囲の最終域までしっかり伸張することを意識してもらう。COPD患者の胸郭の動きとしては動的肺過膨張により下部胸郭がしっかりと下制しない患者を多くみる。本症例も下部胸郭に対しては

図23 徒手による胸郭可動域改善運動

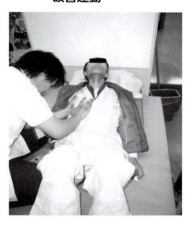

図24 下肢の筋力強化
動作に使用する筋を触知し意識してもらった後に，姿勢や動作が効果的に行われているか確認する。理学療法士がパルスオキシメータを使用し，呼吸の状態を確認しながら行う。動作はすべてスタートポジションから呼気を開始し，スタートポジションに戻ったところで呼気が終了するように調整しながら行う。息切れが問題ない場合には患者とともに回数を数えながら行った。

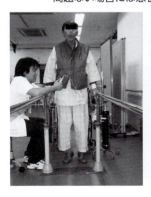 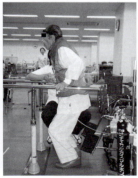 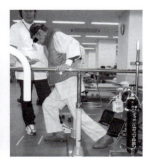

徒手的に可動性を向上するように介入した（図23）。
④下肢筋力の強化については平行棒内でのカフライズ，スクワット，フォワードランジを中心に行った（図24）。
⑤歩行エクササイズ，ADL指導では病棟内での歩行を中心に行った。随時SpO_2を確認しながら，どのように歩くと低下せず，息切れを起こしにくいのか，どの程度の息切れになるとSpO_2が低下するのか，患者と話し合いながら理解してもらう（図25）。このように息切れとSpO_2の状態をフィードバックしながら行うことで，患者は自身の呼吸の状態を理解し，退院後の呼吸困難によるパニックを防ぐことができると考える。

図25 病棟での歩行練習

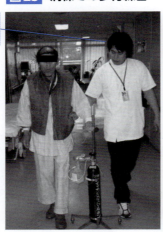
SpO_2を確認しながら歩いてみる

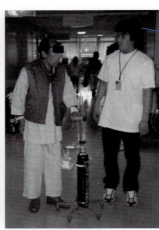
患者と話し合いながら呼吸の状態を理解してもらう

 プラスαのアプローチ

隣で掛け声をかける（一緒に回数を数える）
　われわれはただの徒手技術者ではなく理学療法士である。一緒に寄り添い，一緒に運動（療法）を行う，一緒に数を数え，隣で応援する。そうすることで運動療法に非常に効果が出るのは，臨床家であればみんなわかると思う。隣にいれば手は抜けないし，頑張ろうと患者も思ってくれるものである。重錘バンドやセラバンドを渡されて，運動の説明をされて，理学療法士がどこかへ行ってしまえば，筆者だったらさみしい気持ちになってしまうし，身が入らないと思う（もっと言えば少し馬鹿にされているのかとも思う）。そして，そんなことが理学療法だとも思いたくないのが本音である。
　「医学的管理のできるパーソナルトレーナー」それが理学療法士である。

文献

1) GOLD Report 2011日本語版，慢性閉塞性肺疾患の診断，治療，予防に関するグローバルストラテジー 2011年改訂版，メディカルレビュー社，2012.
2) 日本呼吸ケア・リハビリテーション学会呼吸リハビリテーション委員会ワーキンググループ／日本呼吸器学会呼吸管理学術部会／日本リハビリテーション医学会呼吸リハビリテーションガイドライン策定委員会／日本理学療

法士協会呼吸理学療法診療ガイドライン作成委員会 編：呼吸リハビリテーションマニュアル-運動療法-第2版，照林社，2012．
3) 日本呼吸器学会COPD ガイドライン第3 版作成委員会：COPD（慢性閉塞性肺疾患）診断と治療のためのガイドライン第3版，メディカルレビュー社，2009．
4) Celli BR, et al.: The body-mass index, airflow obstruction, dyspnea, exercise capacity index in chronic obstructive lung disease. N Engl J Med 350；1005-1012, 2004.
5) 千木良佑介，高井智子，馬場美早紀：BODE indexの重症度別呼吸リハビリテーション効果．日本呼吸ケア・リハビリテーション学会誌 24; 313-318, 2014.
6) Gayan-Ramirez G, Decramer M: Mechanisms of striated muscle dysfunction during acute exacerbations of COPD. J Appl Physiol 114(9); 1291-1299, 2013.
7) Vogiatzis I, Zakynthinos S: The physiological basis of rehabilitation in chronic heart and lung disease. J Appl Physiol 115(1); 16-21, 1985.
8) Bernard S, et al.: Peripheral muscle weakness in patients with chronic obstructive pulmonary disease. Am J Respir Crit Care Med 158[2]; 629-634, 1998.
9) Troosters T, Gosselink R, Decramer M: Chronic obstructive pulmonary disease and chronic heart failure: two muscle diseases?. J Cardiopulm Rehabil 24(3); 137-145, 2004.
10) ZuWallack R, Hedges H: Primary care of the patient with chronic obstructive pulmonary disease-part 3: pulmonary rehabilitation and comprehensive care for the patient with chronic obstructive pulmonary disease. Am J Med 121(7Suppl); S25-32, 2008.
11) Vogiatzis I: Strategies of muscle training in very severe COPD Patients. Eur Respir J 38 (4); 971-975, 2011.
12) 千木良佑介，高井智子：閉塞性換気障害者と混合性換気障害者の呼吸リハビリテーション効果の特性．理学療法科学 29(suppl-2)；45-46, 2014.
13) 田平一行，関川則子，岩城　基：慢性閉塞性肺疾患患者における胸郭モビライゼーションの即時効果．理学療法学 34(2)；59-64, 2007.
14) O'Shea SD, Taylor NF, Paratz JD: Progressive resistance exercise improves muscle strength and may improve elements of performance of daily activities for people with COPD: a systematic review. Chest 136(5); 1269-1283, 2009.
15) Iepsen UW, et al.: A Systematic Review of Resistance Training Versus Endurance Training in COPD. J Cardiopulm Rehabil Prev 35(3); 163-172, 2015.
16) Maltais F, et al.: ATS/ERS Ad Hoc Committee on Limb Muscle Dysfunction in COPD. An official American Thoracic Society/European Respiratory Society statement: update on limb muscle dysfunction in chronic obstructive pulmonary disease. Am J Respir Crit Care Med 189(9); e15-62, 2014.
17) Spruit MA, et al.: Resistance versus endurance training in patients with COPD and peripheral muscle weakness. Eur Respir J 19(6); 1072-1078, 2002.
18) Kongsgaard M, et al.: Heavy resistance training increases muscle size, strength and physical function in elderly male COPD-patients--a pilot study. Respir Med 98(10); 1000-1007, 2004.
19) Borges RC, Carvalho CR: Impact of resistance training in chronic obstructive pulmonary disease patients during periods of acute exacerbation. Arch Phys Med Rehabil 95(9); 1638-1645, 2014.
20) Troosters T, et al.: Resistance training prevents deterioration in quadriceps muscle function during acute exacerbations of chronic obstructive pulmonary disease. Am J Respir Crit Care Med 181(10); 1072-1077, 2010.
21) Clark CJ, et al.: Skeletal muscle strength and endurance in patients with mild COPD and the effects of weight training. Eur Respir J 15(1); 92-97, 2000.
22) Janaudis-Ferreira T, et al.: Resistance arm training in patients with COPD: A Randomized Controlled Trial. Chest 139(1); 151-158, 2011.
23) Bamman MM, et al.: Mechanical load increases muscle IGF-I and androgen receptor mRNA concentrations in humans. Am J Physiol Endocrinol Metab 280(3); E383-390, 2001.
24) Gosselink R, Troosters T, Decramer M: Peripheral muscle weakness contributes to exercise limitation in COPD. Am J Respir Crit Care Med 153(3); 976-980, 1996.
25) Swallow EB, et al.: Quadriceps strength predicts mortality in patients with moderate to severe chronic obstructive pulmonary disease. Thorax 62(2); 115-120, 2007.
26) Pan L, et al.: Does upper extremity exercise improve dyspnea in patients with COPD? A meta-analysis. Respir Med 106(11); 1517-1525, 2012.
27) Gosselink R, et al.: Impact of inspiratory muscle training in patients with COPD: what is the evidence? Eur Respir J 37(2); 416-425, 2011.
28) Chigira Y, et al.: Effects of expiratory muscle training on the frail elderly's respiratory function. J Phys Ther Sci 30(2); 286-288, 2018.

III 内部障害に対する運動療法の効果／呼吸器疾患に対する運動療法と効果

間質性肺炎

山口裕臣

間質性肺炎とは

間質性肺炎は，肺の間質に炎症細胞の浸潤や線維化を生じる疾患で，そのうち代表的な疾患である特発性肺線維症（idiopathic pulmonary fibrosis；IPF）では線維芽細胞の増生や膠原線維の増加がみられ，間質の線維性肥厚により肺の組織が硬くなることによって肺コンプライアンスが低下する。そのため，肺を拡張させるためにより大きな力が必要となり，呼吸仕事量が増大する。通常，呼吸パターンとしては浅く速い呼吸となる。この浅く速い呼吸パターンは安静時から認められる。これには死腔換気が増加するといった欠点があるが，胸腔内圧を大きくする必要がないため，少ない呼吸仕事量で換気ができるという利点があるといわれている[1]。通常，分時肺胞換気量は「（1回換気量－1回死腔換気量）×呼吸数」で表されるため，1回換気量が多くゆっくりとした呼吸が肺胞換気量を得るためには効率が良いが，間質性肺炎では呼吸回数を増やすことが効率的である可能性が高い。しかし，吸気ポーズや休止期は短くなり，円滑な吸気相呼気相の移行ではないため正常呼吸に比べると呼吸補助筋が過剰に使用されると思われる。

呼吸機能検査上は，拘束性換気障害として肺活量（VC）の低下，拡散障害として肺拡散能力（D_{LCO}）低下を示し，血液ガス上はPaO_2低下，$A-aDO_2$の上昇などが生じる。

分類

間質性肺炎は，原因が不明な特発性間質性肺炎（idiopathic interstitial pneumonias；IIPs）と原因が明らかな二次性に分類される[2]。原因が明らかな代表的な疾患には，膠原病による間質性肺炎，薬剤性間質性肺炎，過敏性肺炎，職業関連の間質性肺炎などがある。特発性間質性肺炎の分類を表1に示す[3]。

主要症状

間質性肺炎の主要な症状は，疾患により違いはあるが，咳嗽，安静時や労作時の呼吸困難，低酸素血症である。

特発性肺線維症（IPF）

特発性間質性肺炎は国の特定疾患として難病指定されている。その代表格であるIPFは慢性進行性に線維化する疾患であり，胸部X線・CTでは，胸膜直下・肺底部優位の網状影や蜂窩肺を認め，肺機能検査では肺活量低下を示し，D_{LCO}の低下，低酸素血症をきたす。特定疾患申請の際は重症度分類判定表（表2）に従い判定する[2]。ほかにもGAPスコアを用いた分類（表3），GAPスコアでみる生存率（表4）などがある。

表1　特発性間質性肺炎の分類

分類			疾患名	病理組織パターン
原因不明	特発性間質性肺炎（IIPs）	主要IIPs	特発性肺線維症（IPF）	UIP
			特発性非特異性間質性肺炎（NSIP）	NSIP
			呼吸細気管支炎間質性肺炎（RB-ILD）	RB
			剥離性間質性肺炎（DIP）	DIP
			特発性器質化肺炎（COP）	OP
			急性間質性肺炎（AIP）	DAD
		稀少IIPs	特発性リンパ球性間質性肺炎（LIP）	LIP
			特発性胸膜肺実質線維弾性症（IPPFE）	PPFE
		分類不能IIPs		

（文献3より翻訳引用）

表2　重症度分類判定表

新重症度分類	安静時動脈血酸素分圧	6分間歩行時SpO$_2$
I	80 Torr以上	
II	70 Torr以上80 Torr未満	90％未満の場合はIIIにする
III	60 Torr以上70 Torr未満	90％未満の場合はIVにする（危険な場合は測定不要）
IV	60 Torr未満	測定不要

（文献2より引用）

表3　GAPスコア

	因子	points
性別	女性 男性	0 1
年齢	60歳以下 61～65歳 65歳以上	0 1 2
生理学的指標	FVC（％予測） 75歳以上 50～75歳 50歳以下 DLCO（％予測） 55歳以上 36～55歳 35歳以下 測定不可	 0 1 2 0 1 2 3
	合計points	8

（文献4より翻訳引用）

表4　GAPスコアでみる生存率

stage	I	II	III
GAPスコア（points）	0-3	4-5	6-8
1年死亡率	5.6	16.2	39.2
2年死亡率	10.9	29.9	62.1
3年死亡率	16.3	42.1	76.8

（文献4より翻訳引用）

疾患ごとの予後を見据えた介入

IPF

IIPsのなかで，IPFは最も頻度が高く，かつ予後不良な疾患である。IPFの予後の予測因子としては，2011年のIPFの国際ガイドラインにおいて，初回評価では呼吸困難のレベル，予測$D_{LCO}<40\%$，6 MWT時最低$SpO_2<88\%$，高分解能CT（high-resolution computed tomography；HRCT）での蜂窩肺，肺高血圧症，時間経過では呼吸困難の増加，FVC 10%以上の低下，D_{LCO} 15%以上の低下，HRCTにおける線維化の悪化などが予後と関係があることが示された（表5）。また，診断時から2～3年の中央生存期間が示唆されている[5]ものの，急性増悪のエピソードにより急速に進行する臨床経過を有する[6]（図1）ことは知っておく必要がある。また，GAPスコアを用いた分類における1～3年までの死亡率が示されている（図2）。

膠原病に伴う間質性肺炎（CTD-ILD）

膠原病に伴う間質性肺炎（connective tissue disease-associated interstitial lung disease；CTD-ILD）は，IPFと比較してより

表5 IPFにおける予後予測因子

ベースライン因子	呼吸困難のレベル 予測$D_{LCO}<40\%$ 6 MWT時の$SpO_2<88\%$ HRCTでの蜂窩肺 肺高血圧症
時間経過因子 （6～12カ月後）	呼吸困難の増加 FVCの10%以上の低下 D_{LCO}の15%以上の低下 HRCT線維化の悪化

（文献5より翻訳引用）

図1 IPFの呼吸症状の変化における臨床経過

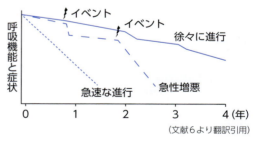

（文献6より翻訳引用）

Tips

抗線維化薬について

特発性肺線維症の治療薬として使用されているピルフェニドンは，線維化形成に関与する増殖因子（TGF-β，b-FGF，PDGF）の産生抑制を示し，さらに線維芽細胞増殖抑制作用やコラーゲン産生抑制作用も有することで，複合的な作用に基づき抗線維化作用を示すと考えられている。使用にあたり，光線過敏症が現れることがあることを知っておく必要がある。外出時は長袖の衣服の使用，帽子の着用や顔，手，耳などにこまめに効果の高い日焼け止め（SPF値50+，PA+++）を使用するよう注意喚起されている。散歩などの自主トレ指導時は，光線過敏症に対する対処法も伝えておく必要があると思われる。

図2 GAPスコアから見た死亡率

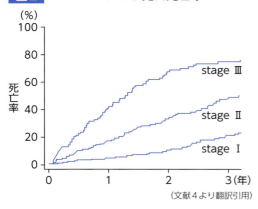

（文献4より翻訳引用）

良好な臨床経過を有すると考えられている[7,8]。入手可能な疾患特異的予後データのほとんどは全身性強皮症に伴う間質性肺炎（systemic sclerosis-associated interstitial lung disease；SSc-ILD）であり，中央生存率は5～8年と報告されている[9,10]。しかし，関節リウマチでは，UIPパターンの頻度が比較的高く，UIPパターンの予後は他の組織型と比較して不良であることが報告されている[11]。

IPAF

European Respiratory Society（ERS）/American Thoracic Society（ATS）から，膠原病の特徴を有しながらも診断基準を満たさない肺疾患に対する病名としてinterstitial pneumonia with autoimmune features（IPAF）という疾患名が提唱された。これは，膠原病特異的自己抗体，身体所見，肺の病理所見などを組み合わせて診断される[12]。IPAF基準を満たした144例を対象としたIPAFコホート生存率は，CTD-ILDよりも低くIPFよりもわずかに良好であった。HRCTまたは外科的肺生検（surgical lung biopsy；SLB）によるUIPパターンの有無で比較するとIPAFのUIPパターンはIPF患者と同様の生存率を示した。多変量解析では，年齢およびD_{LCO}のみが死亡リスクの重要な予測因子であった[14]とされている。

間質性肺炎は病態により治療方針や予後が異なり，今後の生活を考えるうえで，間質性肺炎を，特発性か二次性か，特発性のなかでもIPFなのか異なる病型なのか，検討しておく必要がある。

間質性肺炎の予後を考える場合，組織型が

Tips

間質性肺炎のバイオマーカーについて

活動性の評価の指標として血沈，CRP，LDHを測定し，間質性肺炎のマーカーとしてKL-6，SP-A，SP-Dなどを測定，膠原病血管炎の可能性を自己抗体価によって評価する。間質性肺炎では，傷害を受けた肺胞領域において再生Ⅱ型肺胞上皮細胞からの産生増加，肺胞血管透過性の亢進の機序によって起こると考えられている。そこで，Ⅱ型肺胞上皮由来の間質性肺炎マーカーとして Krebs von den Lungen-6（KL-6），Surfactant protein（SP）-A，SP-Dが広く使用されており，間質性肺炎と他疾患の鑑別，疾患活動性の評価，治療評価，予後予測などにも用いられている検査である。なかでもKL-6が間質性肺炎において最も感度（93.9％），特異度（96.3％）が高いことが報告されている[13]。

KL-6：500 U/mL
SP-D：0～109.9 ng/mL
SP-A：43.8 ng/mL未満
LDH：119～229 U/L
CRP：< 0.1 mg/dL

絶対ではなく，背景因子，臨床像を総合し，時間経過における変化も考慮したうえでの総合的判定が必要である[15]。

理学療法プログラム

下肢筋力強化練習

間質性肺炎の運動制限因子の1つとして末梢骨格筋の機能障害があるといわれており，肺活量と大腿四頭筋筋力は$\dot{V}O_2max$の独立した予測因子であるとされている[16]。また，大腿四頭筋の筋力は6 MWDで測定された運動能力と有意な関係を示したとされている[17]。

間質性肺炎の治療ではステロイド薬や免疫抑制薬が用いられるが，さまざまな副作用を示す。ステロイド薬の副作用としてミオパチーの合併などの筋力低下が認められる。また，間質性肺炎では，呼吸困難が主な原因で活動性が低下していくことが考えられるため，廃用性の筋力低下も考慮する必要がある。

筋力評価は，等尺性筋力測定器により膝伸展筋力を測定し，健常者の年代別膝伸展筋力を参考にして行う[18]。筋力強化練習には，重錘を使用した負荷の反復により大体の目安で筋トレの負荷量の設定として行う方法もある[19]。

呼吸筋ストレッチ体操

呼吸筋ストレッチ体操は，呼気筋に指令が出ているときに呼気筋の筋紡錘をストレッチすることで，脳と呼吸筋からの情報をマッチさせ，呼吸困難を減少させるものである[20]。これは普段から呼吸数が多い状態が続いている場合，呼吸筋が柔らかくなって吸気努力が減り呼吸困難が軽減すると考えられる。呼吸困難を和らげることは生活の一助になる可能性がある。なるべく普段動いているときより楽になったと実感してもらえるように，呼吸筋ストレッチ体操を行うタイミングは前後で評価できるような環境時に行うことが有効であると思われる。呼吸筋ストレッチ体操後では，非実施時と比べ連続歩行距離の延長，呼吸困難の軽減が認められることも経験する。

持続的トレーニング
歩行トレーニング

炎症期から安定期にかけては，呼吸困難や炎症反応の改善に伴い数日で変化もみられることから，患者本人の呼吸困難の程度に合わせて休憩を入れながら，そのつど強度を確認しながら行う。自主トレーニングに移行しやすいのも特徴である。自主トレーニングなどの非監視下ではBorg CR10 scale 3〜4が安全で効果的といわれているが，自覚症状が乏しい例が存在することや間質性肺炎では運動誘発性低酸素血症（exercise induced hypoxemia；EIH）が起こりやすいため，Borg CR10 scale 3〜4のときのSpO_2の評価は必要である。

自転車エルゴメータトレーニング

持続的トレーニングの設定は，予測最大心拍数による方法（HRmax法），予備心拍数を用いたHRmax reserve法，6分間歩行，目標呼吸困難スコアなどから運動強度を設定するなどさまざまな方法で行われている。運動負荷試験などが行えない場合は，運動負荷による生理的反応（HR，SpO_2，呼吸数の変化など）を確認しながら，運動仕事率（watt）とBorg CR10 scaleなどで設定している。

臨床では，一定のwattでは継続した運動が可能であるが，一定のwattを超えると呼吸数増加とともにSpO_2低下，心拍数（heart rate；HR）が上昇し，さらに呼吸数の増加

が起こり，呼吸困難を自覚したため運動制限が生じることを経験する。負荷量の設定に関しては，間質性肺炎があり普段から運動をしないことが想定される場合は少しずつ反応をみながら負荷量を上げていくことが望まれる。また，間質性肺炎では，SpO_2の低下からHRの上昇をきたすことも考えられることから，HRは上限として捉えておく必要はあると思われる。目標呼吸困難スコア（target dyspnea rate；TDR）[21, 22)]を用いた設定については，COPD対象の結果ではあるものの，Borg CR10 scale 3→50%$\dot{V}O_2$，Borg CR10 scale 5→75%$\dot{V}O_2$に相当するといわれており，運動時のCOPDの反応とも類似する面があるため，使用できるのではないだろうか。また，運動の制限は呼吸困難によるものが大きいため，運動を長く続けるためにもTDRは有効であると思われる。運動負荷量の設定については，「HRや$\dot{V}O_2$maxの40〜80%の運動強度」と記載されているものが多く，各症例においてかなり幅があることを示しているため，実際の臨床場面では，個別に生活背景や運動習慣，耐容能などを踏まえた運動処方が望まれる。

生活指導・自主トレーニング指導

6MWDの結果や毎日実施している理学療法は，自分がどのくらい動くことができるかを患者に知ってもらうことができるため，病棟での歩行トレーニングに結びつけることができる。普段の生活に取り入れられるよう，呼吸筋ストレッチ体操と歩行トレーニングの自主トレーニングを獲得できるように繰り返し実施していくことも必要である。また症例によっては，EIHを起こしやすく長期酸素療法（long-term oxygen therapy；LTOT）導入となるため，生活の幅が狭くならないよう外出時などがイメージできるようにリハビリテーション（以下，リハ）を行う必要がある。そのため酸素の使用有無による評価を行い，呼吸困難の軽減，SpO_2低下軽減，HR増加軽減が認められ，本人も楽であるなど自分で変化を認識することが有効であると思われる。運動中の酸素投与については，空気吸入下の同一運動時よりも$\dot{V}E$，$\dot{V}CO_2$，HR，乳酸値はいずれも低値を示したとされており，乳酸産生量が減少した分の換気量の低下がみられたとしている[1)]。運動中の酸素量の設定については，リハ場面での評価を提供し，主治医との相談が必要である。

ポイント

症例によっては，歩行中に最低SpO_2が80%まで下がるといった著明なEIHが起こっているにもかかわらずBorg CR10 scale 0.5とほぼ自覚症状がない症例に遭遇することもある。しかし，間質性肺炎において歩行時EIHは予後に関連するといわれている[23)]た

Tips

口すぼめ呼吸について

口すぼめ呼吸の機序は，呼気時の気道閉塞を防ぐために気道内圧を高めながら呼気を行う方法である。そのためCOPDでは有効性が認められている。疾患や病態など生理学的な疾患特性を理解することが必要であり，機序を考えると間質性肺炎に対する口すぼめ呼吸の有効性は明らかとなっていない。呼吸リズムの変化などが呼吸困難を招く場合もあるため，ルーチンな使用ではなく評価をしながら考慮すべきであると思われる。

め，本人の自覚症状だけでなくSpO$_2$の測定を行い，歩行速度の調整や酸素流量の調整などへのかかわりも必要である。その場合は，自覚症状が乏しいことで，なぜ酸素を使わなければいけないのかなどがイメージしづらいため，歩行時のSpO$_2$やHRの時間的経過を可視化して理解してもらう方法も1つである。また，主治医にもフィードバックしていく必要がある。

間質性肺炎に対して酸素療法は有効か

LTOTについては，1日15時間以上使用群のCOPDでは予後延長効果が示されているが，IPF患者に対する有効性は証明されていない。後ろ向きの研究のなかにおいては，LTOTはIPFの予後延長に寄与していなかったとされている[24]。しかし，労作時のSpO$_2$低下が予後に大きく関連することは示されている[25,26]。IPFのステートメントにおいては，安静時低酸素血症を生じた場合については，LTOTが勧められている[27]といったところであり，間質性肺炎において有効かどうかは確立されていない。ステートメントが示すように予後延長効果を期待しLTOTを積極的に行っていくべきという段階[27]に留まっている。Nishiyamaらは，労作時のみの酸素投与はdisaturation（酸素飽和度低下）の軽減はしたものの，呼吸困難の改善はさほどなかったとしている[28]が，呼吸困難の軽減例がみられ，酸素なしと比べて連続歩行距離が延長する症例もあることは臨床でも経験する。そのため，LTOTについては，安静時から肺高血圧や低酸素血症が存在する場合に勧められるが，労作時のみ存在する場合ではよく検討する必要があると思われる。臨床場面で理学療法士として考えたとき，今後の日常生活を考えるにあたり，増悪をきたすことにより入院を繰り返してしまうような症例，日常生活が肺高血圧を助長しかねないような症例に対する肺血管攣縮の予防，または呼吸困難の軽減により持続的な運動ができるようになり生活の幅が広がる可能性がある症例などかかわりはさまざまであるが，有効な可能性があればそれは選択の1つになるのではないかと考える。酸素が生活の活動範囲を狭くしてしまうことがないよう，患者の希望，生活背景，性格などを踏まえることが必要と思われる。

Tips

数値だけにとらわれない

呼吸困難の訴えがある患者に出会うことがある。安静にしていてSpO$_2$：100％なので大丈夫と考えるのではなく，努力様の呼吸をしているのか，呼吸数は多くないかなどを確認する必要がある。代償的に数値が良いだけかもしれないので，しっかり評価して考えることが必要であると思われる。

間質性肺炎に対するリハビリテーションの効果

IPF患者の臨床的に意味のある最小変化量（minimal clinically important difference；MCID）は，24〜45 m[29]，28 m[30]，その他，IPFを含む間質性肺炎患者のMCIDが29〜34 mと示されている[31]。

Boisら[29]は，24週間後におけるベースラインの6分間歩行距離（6-minute walk distance；6MWD）および6MWDの変化量の両方から，その後1年以内の死亡が非常に予測されていたとしている。6MWDの低下が死亡リスク上昇など臨床的に重大な影響を及ぼすことを示していることから，6MWDの向上だけでなく維持していくことも重要であると考えられる。Huppmannら[32]は，202例のIPFを含む402例の間質性肺炎における30日間の入院リハプログラムで，入院時と退院時の6MWDの改善はベースラインの6分間歩行距離が長いほど小さい結果となっている（図4）。

また，Kozuら[33]は，安定したIPF患者65名における8週間のリハプログラムで，MRC息切れスケールグレード2〜3では6MWDおよびSF-36（MOS 36-Item Short-Form Health Survey）において臨床的および統計的に有意な改善を示したが，グレード4〜5ではほとんど改善を示さなかったとしている。

上記の結果からも，疾患の重症度など背景因子が患者により異なるため，より個々に合わせたかかわり方が必要になると考えられる。

長期的な効果

Kozuら[34]はIPFに対して8週間の外来リハプログラムを行い，呼吸困難，筋力，6MWDとADLの改善が認められたがSF-36の変化は認められなかった。また6カ月後には，ADLを除いて改善効果は持続しなかったとしている。Hollandら[35]は25例のIPF症例を含む間質性肺炎44例において，リハプ

図4 ベースライン6分間歩行距離と6分間歩行距離の変化の関係

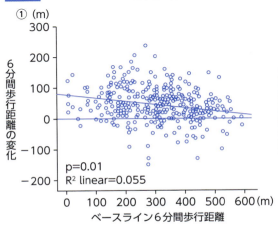
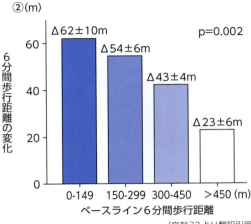

（文献32より翻訳引用）

ログラム施行6カ月後の効果持続予測因子を検討し，IPFでは障害が軽度であれば効果がより長く持続し，IPF以外の間質性肺炎（interstitial lung disease；ILD）では重症度にかかわらず効果が持続すると報告している。

間質性肺炎の運動強度の増加に伴う反応の特徴

①換気量の増加反応が慢性閉塞性肺疾患（chronic obstructive pulmonary disease；COPD）よりも顕著である。健常では換気当量（$\dot{V}E／\dot{V}O_2$）が20〜30，COPDでは25〜40であるが，間質性肺炎では30〜80とさらに高値を示す（図5）とされている[36]。つまり，酸素摂取量を確保するためには，より多くの分時換気量が必要であり，換気効率が悪く，呼吸数を増やす必要があるため，疲労の訴えも出現しやすいと考えられる。

②間質性肺炎では，換気予備能（$\dot{V}Emax$：運動時の最大分時換気量／MVV：安静時の分時換気量）は60〜80%以下であり，ほぼ最大であるがまだ換気に余力が残っている[1]といわれている。そのため，他の運動制限についても考える必要がある。

③間質性肺炎ではほぼ浅速呼吸であり，1回換気量が小さく呼吸数の増加が顕著である（図6）[36]とされている。臨床では，運動直後から浅速呼吸を呈している例がよくみられる。

④O_2 pulse（$\dot{V}O_2／HR$）は早期に頭打ちになり，最大でも10 mL／O_2／分と低値になる[37]といわれている。そのため，これにより高負荷の運動が制限されることもある。

⑤D_{LCO}の低下は，酸素交換の時間がかかることにつながるため低酸素血症に関与しており，低酸素血症の出現はCOPDよりも顕著である（図7）[36]とされている。また，安静時心拍数はCOPDと変わらないが，運動に伴う心拍数増加がCOPDに比べ顕著である[37]とされている。

図5　間質性肺炎とCOPDにおける$\dot{V}E／\dot{V}O_2$の推移

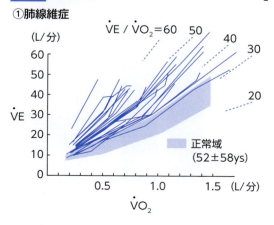
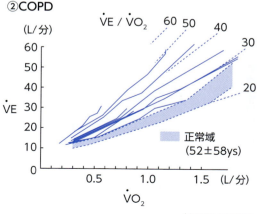

（文献36より引用）

間質性肺炎

図6 間質性肺炎とCOPDにおける1回換気量と呼吸数の関係

①肺線維症　②COPD

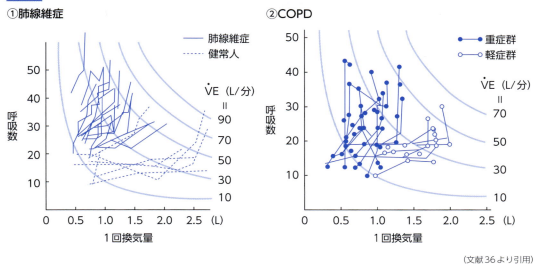

（文献36より引用）

図7 間質性肺炎とCOPDにおける$\dot{V}O_2$とPaO$_2$の関係

①肺線維症　②COPD

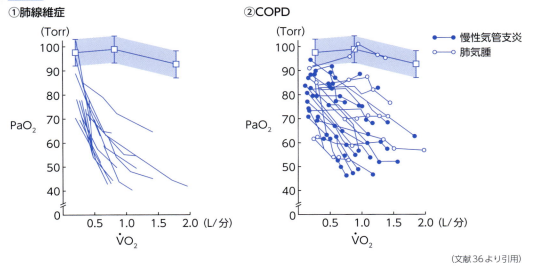

（文献36より引用）

こんな症例には一工夫

O₂使用，呼吸筋ストレッチ体操の併用により呼吸困難の軽減と歩行距離延長がみられた症例

【症例】70歳代前半，女性，149 cm，48 kg
【診断名】間質性肺炎増悪，サルコイドーシス
【現病歴】6年前，経気管支肺生検（transbronchial lung biopsy；TBLB）にて非乾酪性類上皮肉芽腫を認め，サルコイドーシスと診断された。サルコイドーシスによる間質性肺炎も認められた。入院1カ月前から緩徐に増悪する労作時の呼吸困難，膿性痰，咳嗽で間質性肺炎増悪，細菌性肺炎疑いで6年後に入院。抗菌薬で1週間加療したが改善なく，KL-6上昇，LDH，SP-Dの悪化もあり間質性肺炎の亜急性悪化が生じ，PSL 25 mgに増量となった。その数日後，リハ開始となった。
【呼吸機能検査】経過を表6に示す。
【血液ガス】pH 7.43, PaCO₂ 34.3 Torr，PO₂ 68.8 Torr，HCO₃- 22.30, BE −2.10（room air），A-aDO₂：150−68.8−34.3 / 0.8=38
【血液検査】Hb 13.6, WBC 9.3, CRP 2.84, KL-6 1476, SP-D 377, LDH 318
【画像診断】CT NSIP pattern，2年前と比べ末梢の網状影が増加しており緩徐に増悪傾向（図8）
【心エコー】visual EF 65-70%，左室壁運動正常範囲内，MR 微小（以下trivial），AR 軽度（以下mild），TR mild，PR trivial，推定平均肺動脈（PA）圧19 mmHg，肺高血圧（PH）なし
【修正MRC息切れスケール（mMRC）】3
【握力】右21.4kg，左19kg
【膝伸展筋力（μ-Tus）】右0.46 kgf / W，左0.42 kgf / W
【6 MWD（リハ開始4日後 WBC 9.1, CRP 0.56）】195 m（鼻カニュラ2L使用），SpO₂：98→90%，HR83→112, Borg CR-10 scale呼吸0.5→2 下肢0.5→1

表6 1年間での呼吸機能の経過

	X−3年前	X−2年前	1年での差
VC (L)	1.79	1.38	− 0.41
% VC (%)	73.7	60.5	− 13.2
% FVC	79.4	63.8	− 11.6
% FEV₁.₀	90	72.8	− 17.2
FEV₁.₀%	89.5	90.44	0.94
D_LCO (%)	64.1	50.2	− 13.9

図8 高分解能CT（HRCT）

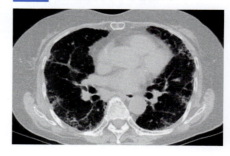

【3分間歩行距離】
O_2なし：90 m，最低SpO_2：73%，HR130，Borg CR10 scale 呼吸4下肢0.5
O_2あり：120 m，最低SpO_2：89%，HR109，Borg CR10 scale 呼吸2下肢0.5

　本症例は，もともと活動的で畑作業などもしていたとのことだが，入院前から徐々に間質性肺炎による呼吸困難が増悪し，歩行速度を落とすことで呼吸困難の軽減を図っていたと思われる。そのため，初回6MWDでは，SpO_2の低下があまりなく呼吸困難も比較的少ない状態で歩行していたと考えられる。入院の直前まで20 m程度先の畑には行っていたようであり下肢筋力低下はみられるものの下肢疲労の訴えはなく歩行中の制限因子にはなっていないと考えられた。

　O_2使用の有無による3分間の歩行テストを実施した。紙面にて最低SpO_2，HRの推移の違いを可視化してもらうことで，自覚症状の違い，歩行距離の変化を理解してもらうようにした。また，歩行前の呼吸筋ストレッチ体操も呼吸困難軽減効果が認められたため，歩行開始前の準備運動として活用してもらった。2週間のリハ介入期間であったが，呼吸筋ストレッチ体操を併用した6MWDで312 m，SpO_2：88%，HR120，Borg CR10 scale 呼吸3で可能となり，最終的には病棟での自主的な歩行トレーニングにもつながり，LTOT導入し退院となった。

インターバルトレーニングを導入した症例

【症例】90歳代前半，女性
【診断名】特発性肺線維症（IPF），誤嚥性肺炎
【現病歴】5年前に間質性肺炎と診断された。2年前，蜂窩肺を認め特発性肺線維症の診断となった。活動性を示唆する所見に乏しく，年齢も高齢であり抗線維化薬の適応とせず対症療法を行っていた。2年後，労作時呼吸困難の増悪があり入院。誤嚥性肺炎とIPF増悪が考えられたが，抗菌薬で効果あり，誤嚥性肺炎と考えられた。入院1週間後にリハ依頼があり開始となった。
【入院前生活】数カ月前からデイサービスに行くようになり，週2回入浴。往復20 m程度のトイレの往復がやっとで，ほぼ座椅子で生活していた。ベッド使用，トイレ自立。肺炎増悪の入院は初回である。
【血液検査】表7に示す。KL-6 597，SP-D 190，LDH 190。
【画像診断】胸部X線は，肺野全体にすりガラス影あり（図9）。CTでは，両側末梢優位に嚢胞性変化・牽引性気管支拡張・網状影あり，1年半前と比べ間質影の増悪が徐々に進行，UIP pattern。左下葉にすりガラス影あり（図10）。
【トイレ時】鼻カニュラ1LにてSpO_2：85%まで低下，Borg CR10 scale 4

表7　血液検査

	入院時	リハビリ開始時
Hb（g/dL）正常値11.8〜15.1	10.6	11.2
WBC（×10³/μL）正常値4.6〜9.6	4.2	3.9
CRP（mg/dL）正常値＞0.1	2.97	0.75

Hb：ヘモグロビン，WBC：白血球数，CRP：C反応性蛋白

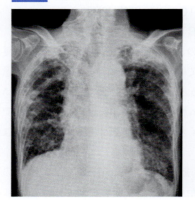

図9 胸部X線

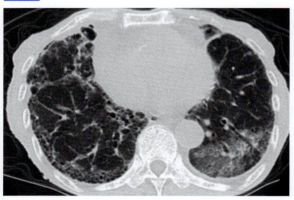

図10 CT画像

【リハ時】安静時鼻カニュラ2LにてSpO$_2$：100％，安静時呼吸数34回
【握力（Rt/Lt）】8.6 kg／8.0 kg
【下肢筋力（Rt/Lt）】0.25kgf／W 0.15kgf／W
【初回6MWD】11m SpO$_2$：100→92％（鼻カニュラ2L）33秒で休憩し，Borg CR10 scale 呼吸5下肢3で終了。短距離歩行自体はふらつかずに可能。

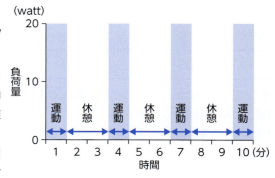

図11 インターバルトレーニング（間欠的トレーニング）の1例

　上記情報や結果などを踏まえて，6分間歩行から見た予測peak $\dot{V}O_2$ peak（mL／kg／分）から算出する[38]と，METsは1.03，身体活動としては座位または立位の静的な活動（METs：1.0-1.9）でありほぼ座位に近い状態である[39]。またもともと歩行はトイレへの移動程度であり活動的でないため，少しでも運動をしてもらうには低強度での運動から始めることが望ましいと思われた。今よりもトイレが楽に行えることを目標とした。

【理学療法プログラム】

◆低強度インターバルトレーニング
　呼吸困難が強いため，背もたれにもたれかかって行えるようにリカンベントエルゴメータを選択した。また，トレーニングの設定については，図11に示すように計10分とし，トレーニング1分間後，休憩1分30秒を繰り返し実施した。20 watt 1 min SpO$_2$：95％ HR 97 Borg CR10 scale 2，20 watt 1 min SpO$_2$：95％ HR 98 Borg CR10 scale 4，20watt 1分 呼吸下肢ともBorg CR10 scale 4であった。少しの運動で呼吸困難の訴えがある場合，リハ時間を確保することが困難な場面がある。低強度インターバルトレーニングは，短時間での運動と休憩を繰り返しながら実施できるため，SpO$_2$の低下やHR上昇があまりなく，持久性トレーニングを開始しても一定負荷量の持続運動が困難な場合や呼吸困難

による運動制限が顕著な場合など，重症例でも継続可能な場合に運動の導入として始めることがある．

気胸合併間質性肺炎のかかわり

IPFでは気胸の合併率が78例中4例で5.1%の罹患率[40]と報告されている一方，IPF84人中17人（20.2%）が臨床経過中に気胸を生じ，診断時からの気胸の累積発生率はそれぞれ1年で8.5%，2年で12.5%，3年で17.7%であったとしている[41]ものもある．また，BMIの低下，HRCTの網状影拡大の程度（≧grade 2）の2つの因子が，気胸発症と有意に関連していたと述べている．また，IPF合併気胸患者の生存率が有意に低かったと報告している．HRCTにて囊胞形成や拡大がみられるような場合は気胸のリスクに注意が必要である．場合によっては胸膜癒着術も行われている．気胸合併例においては，胸腔ドレーンの挿入時にエアリークなどがみられる場合を含め，ベッド上で息みや呼吸数の大幅な上昇がないよう低負荷での筋力トレーニングなどから開始し，気胸の再発がないか確認をしながら介入する必要がある．以上から，IPF患者において気胸発症は珍しいものではなく，臨床中に注意すべき事項として知っておく必要があるといえる．

間質性肺炎のリハについては，歩行距離などの長期的な有効性は不明である．また，進行の度合いは症例により異なり，原疾患の進行による増悪など予後に関してもさまざまである．予後については，呼吸機能，CT，運動耐容能，活動量，肺高血圧の進行，呼吸器感染の繰り返しの有無など多くの情報を複合的に判断して捉えることが必要と考えられる．

自宅での管理が困難な場合，増悪することが増えてきた，在宅酸素の導入を始めたなどをきっかけとして，訪問看護などの医療支援による，増悪の減少やその人の生活の生きがいを達成し，苦しいなかでもしたいことを続けられるようなサポートがより必要になってくると考える．そのため，運動耐容能を向上させることだけが必要なことではないと思われる．その人の活動レベルや生活の幅をいかに上げていけるか，また維持していけるかが重要ではないだろうか．そのためには，その他の職種などと協力し合い，訪問看護なども踏まえたプロによる体調管理の継続，自宅での生活範囲の確認など多方面からのかかわりが重要であると考えられる．

文献

1) 藤本繁夫，ほか：拘束性肺疾患と運動．日本呼吸管理学会誌 10(2)；181-188, 2000.
2) 日本呼吸器学会びまん性肺疾患診断・治療ガイドライン作成委員会 編，特発性間質性肺炎診断と治療の手引き 改訂第2版，南江堂, 2011.
3) Travis WD, et al.: An Official American Thoracic Society/European Respiratory Society Statement: Update of the International Multidisciplinary Classification of the Idiopathic Interstitial Pneumonias. Am J Respir Crit Care Med 188(6); 733-748, 2013.
4) Ley B, et al.: A Multidimensional Index and Staging System for Idiopathic Pulmonary Fibrosis. Ann Intern Med 156(10); 684-691, 2012.
5) Raghu G, et al.: An Official ATS/ERS/JRS/ALAT Statement/ Idiopathic Pulmonary Fibrosis/ Evidence-based Guidelines for Diagnosis and Management. Am J Respir Crit Care Med 183(6); 788-824, 2011.

6) Kim DS, et al.: Classification and Natural History of the Idiopathic Interstitial Pneumonias. Proc Am Thorac Soc 3(4); 285–292. 2006.
7) de Lauretis A, et al.: Review series: Aspects of interstitial lung disease: connective tissue disease-associated interstitial lung disease: how does it differ from IPF? How should the clinical approach differ?. Chronic Respiratory Disease 8(1); 53-82, 2011.
8) Fischer A, et al.: Connective tissue disease-associated interstitial lung disease: a call for clarification. Chest 138(2); 251–256, 2010.
9) Wallace B, et al.: Management of Connective Tissue Diseases Associated Interstitial Lung Disease: A Review of the Published Literature. Curr Opin Rheumatol 28(3); 236-245, 2016.
10) Herzog EL, et al.: Review: Interstitial Lung Disease Associated With Systemic Sclerosis and Idiopathic Pulmonary Fibrosis,:how similar and distinct?. Arthritis Rheumatol 66(8); 1967-1978, 2014.
11) Park JH,et al.: Prognosis of Fibrotic Interstitial Pneumonia Idiopathic versus Collagen Vascular Disease–related Subtypes. Am J Respir Crit Care Med 175(7); 705–711, 2007.
12) Fischer A, et al.: An official European Respiratory Society/American Thoracic Society research statement: interstitial pneumonia with autoimmune features. Eur Respir J 46(4); 976-987, 2015.
13) Ohnishi H, et al.: Comparative study of KL–6, surfactant protein–A, surfactant protein–D, and monocyte chemoattractant protein–1 as serum markers for interstitial lung diseases. Am J Respir Crit Care Med 165 (3); 378–381, 2002.
14) Oldham JM, et al.: Characterisation of patients with interstitial pneumonia with autoimmune features. Eur Respir J 47(6); 1767-1775, 2016.
15) 長井苑子：IIPsの予後（IPF，NSIP）．日本胸部臨床 72（増刊）；5087-5092, 2013.
16) Nishiyama O, et al.: Quadriceps Weakness Is Related to Exercise Capacity in Idiopathic Pulmonary Fibrosis. Chest 127(6); 2028-2033, 2005.
17) Watanabe F, et al.: Quadriceps weakness contributes to exercise capacity in nonspecific interstitial pneumonia. Respir Med 107(4); 622-628, 2013.
18) 呼吸ケア・リハビリテーション学会，ほか 編，呼吸ケアリハビリテーションマニュアル運動療法 第2版，140-142，照林社，2012.
19) Williams MA, et al.: Resistance Exercise in Individuals With and Without Cardiovascular Disease. Circulation 116(5); 572-584, 2007.
20) 田中一正，本間生夫：生理機能からみた運動療法．呼吸 20(12)；1242-1247, 2001.
21) Horowitz MB, et al.: Dyspnea Ratings for Prescribing Exercise Intensity in Patients With COPD. Chest 109(5); 1169-1175, 1996.
22) Mahler DA, et al.: Stability of Dyspnea Ratings after Exercise Training in Patients with COPD. Med Sci Sports Exerc 35(7); 1083-1087, 2003.
23) Lama VN, et al.: Prognostic Value of Desaturation during a 6-Minute Walk Test in Idiopathic Interstitial Pneumonia. Am J Respir Crit Care Med 168(9); 1084-1090, 2003.
24) Douglas WW, et al.: Idiopathic pulmonary fibrosis:Impact of oxygen and colchicine, prednisone,or no therapy on survival. Am J Respir Crit Care Med 161(4 pt 1); 1172-1178, 2000.
25) Hallstrand TS, et al.: The timed walk test as a rneasure of severity and survival in idiopathic pulmonary fibrosis. Eur Respir J 25(1); 96-103, 2005.
26) Nishiyama O, et al.: A simple assessment of dyspnoea as a prognostic indicator in idiopathic pulmonary fibrosis. Eur Respir J 36(5); 1067-1072, 2010.
27) Raghu G, et al.: An Official ATS/ERS/JRS/ALAT Statement-Idiopathic Pulmonary Fibrosis- Evidence-based Guidelines for Diagnosis and Management. Am J Respir Crit Care Med 183(6); 788-824, 2011.
28) Nishiyama O, et al.: Effect of ambulatory oxygen on exertional dyspnea in IPF patients without resting hypoxemia. Respir Med 107(8); 1241-1246, 2013.
29) de Bois RM,et al.: Six-Minute-Walk Test in Idiopathic Pulmonary Fibrosis. Am J Respir Crit Care Med 183(9); 1231-1237, 2011.
30) Swigris JJ, et al.: The 6minute walk in idiopathic pulmonary fibrosis: longitudinal changes and minimum important difference. Thorax 65(2); 173-177, 2010.
31) Holland AE, et al.: Small changes in six-minute walk distance are important in diffuse parenchymal lung disease. Respir Med 103(10); 1430-1435, 2009.
32) Huppmann P, et al.: Effects of inpatient pulmonary rehabilitation in patients with interstitial lung disease. Eur Respir J 42 (2); 444-453, 2013.
33) Kozu R, et al.: Effect of disability level on response to pulmonary rehabilitation in patients with idiopathic pulmonary fibrosis. Respirology 16(8); 1196-1202, 2011.
34) Kozu R, et al.: Differences in Response to Pulmonary Rehabilitation in Idiopathic Pulmonary Fibrosis and Chronic Obstructive Pulmonary Disease. Respiration 81(3); 196-205, 2011.

35) Holland AE, et al.: Predictors of benefit following pulmonary rehabilitation for interstitial lung disease. Respir Med 106(3); 429-435, 2012.
36) 藤本繁夫, ほか：運動時の換気とガス交換. 臨床スポーツ医学 21(4), 313-319, 2004.
37) 谷口興一, ほか 編：運動負荷テストと運動療法, 217-237, 南江堂, 2004.
38) Cahalin L, et al.: The Relationship of the 6-Min Walk Test to Maximal Oxygen Consumption in Transplant Candidates With End-Stage Lung Disease. Chest 108(2); 452-459, 1995.
39) 呼吸ケア・リハビリテーション学会, ほか 編：呼吸ケアリハビリテーションマニュアル運動療法 第2版, 47, 照林社, 2012.
40) Franquet T, et al.: Spontaneous pneumothorax and pneumomediastinum in IPF. Eur Radiol 10(1); 108-113, 2000.
41) Nishimoto K, et al.: The prognostic significance of pneumothorax in patients with idiopathic pulmonary fibrosis. Respirology 23(5); 519-525, 2018.

内部障害に対する運動療法の効果／代謝疾患に対する運動療法と効果

糖尿病，脂質異常症，肥満

設楽達則

糖尿病

運動療法が糖尿病にもたらす効果

糖尿病に対する運動療法の効果は急性効果と慢性効果に大別され，それぞれ異なった機序で血糖値を低下させる。

急性効果：ブドウ糖，脂肪酸の利用が促進され血糖値が低下する。

慢性効果：インスリン抵抗性が改善する。

急性効果

急性効果の機序を図1に示す。急性効果は運動中，運動直後の即時効果のことである。インスリンによるものとは異なる機序であり，インスリンに関係なく血糖値を低下させる。運動することで，筋細胞内にあるglucose transporter 4（GLUT4）[※1]が細胞膜表面まで移動し，骨格筋が血中の糖（グルコース）をエネルギーとして消費する。もともと筋内にはグリコーゲン[※2]が貯蔵されてお

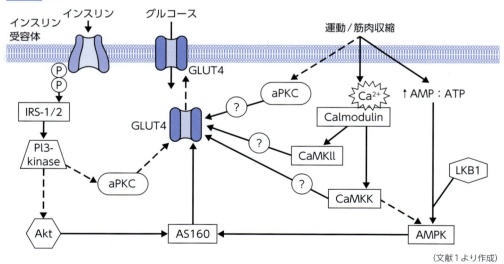

図1 骨格筋へのグルコース輸送

（文献1より作成）

※1 glucose transporter 4（GLUT4）：グルコース輸送体。細胞膜を横切って糖を細胞内へ輸送する。GLUTには1〜5と7があり，GLUT4は骨格筋，心筋，脂肪組織でのインスリンによるグルコースの取り込みを担当する。
※2 グリコーゲン：グルコースが多数結合した炭水化物の貯蔵型。肝臓や筋肉に貯蔵される。

り，運動開始直後は筋内のグリコーゲンから先に消費され，続いて血中のグルコースを消費する。

慢性効果

慢性効果の機序を図2に示す。①インスリン感受性の低いtype Ⅱ線維から，インスリ

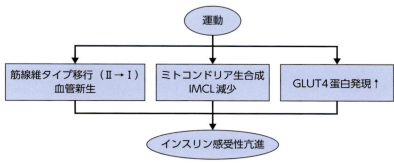

図2 運動療法の慢性効果

（文献2より引用改変）

最新の研究

SGLT-2阻害薬と骨格筋

2014年に新たな糖尿病の経口薬，SGLT-2阻害薬が発売された。SGLT-2とは腎の近位尿細管で糖を再吸収する働きのある糖輸送担体である。SGLT-2を不活化することで糖の再吸収を阻害し尿中に糖を排出し血糖値を下げる。糖が血中からなくなるため，その代償として脂質がエネルギーとして燃やされ体重減少効果も期待できるとされる。しかし，同時に骨格筋量も低下させるといわれ，特にサルコペニアの患者への使用は禁忌とされる。しかし，SGLT-2阻害薬を投与した日本人糖尿病患者112人の検討で握力が増加したという報告[3]（図3）も存在し，骨格筋量と筋力の間に乖離がある可能性も考えられる。これは血糖コントロールに伴う糖尿病患者特有の末梢神経障害の改善などが考察される。今後，骨格筋のマス（量）とパフォーマンス（力）の両側からの検討が望まれる。

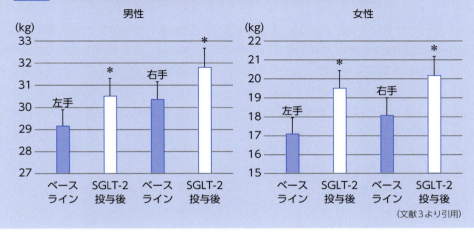

図3 SGLT-2阻害薬投与前後の握力（男性：92名，女性：20名）

（文献3より引用）

ン感受性の高いtype I線維に変化するといわれている[4]。②骨格筋細胞内脂質（intramyocellular lipid；IMCL）は，インスリンシグナルの伝達不全を招くことが知られるようになった。運動によりIMCLが消費され，インスリンのシグナル伝達（インスリン抵抗性）を改善する[5]。③運動によりGLUT4蛋白質量の増加やインスリン感受性の亢進が進むが，運動をやめると数日以内で元のレベルに戻ってしまう[6]。

糖尿病の特徴

　糖尿病には1型糖尿病と2型糖尿病の代表的な2つの型が存在する1型糖尿病は，主に自己免疫を基礎にした膵β細胞の破壊，ヒト白血球抗原などの遺伝因子に何らかの誘因・環境因子が加わって起こり，肥満とは関係がない。一方，2型糖尿病は，インスリン分泌の低下やインスリン抵抗性をきたす複数の遺伝因子に過食，運動不足などの環境因子が加わって起こり，肥満または肥満の既往があることが多い。どちらもインスリンの作用不足により持続的な高血糖状態となることが最大の特徴である。患者の割合は2型糖尿病がその大半を占めており，臨床上多くのリハビリテーションスタッフ（以下，リハスタッフ）が経験するのも2型糖尿病である。
　また，糖尿病合併症も運動療法を行ううえで忘れてはならない。病状の進行や長期の罹病期間により糖尿病網膜症，糖尿病腎症，糖尿病性神経障害，糖尿病性足病変などを併発する。これらの合併症によるリスク管理には運動療法開始前の情報収集，評価が重要である。

糖尿病のリスク管理

　まず血糖値の管理が重要である。高血糖，低血糖の両者に注意する必要がある。
　高血糖では，糖尿病ケトアシドーシスと高血糖高浸透圧症候群に注意する。一般的には空腹時血糖値が250 mg／dL以上で運動は控える。高血糖症状には，激しい口渇，多飲，多尿，倦怠感，頭痛，悪心，嘔吐，腹痛などがある。
　低血糖では，中枢神経症状のほうが血糖値の低下が進んでいると考える。70 mg／dL以下であればブドウ糖10 gを服用する。約15分後に血糖値を測定し，低血糖が持続するようであれば再度ブドウ糖10 gを服用させる。なお，α-グルコシダーゼ阻害薬服用中の患者ではショ糖（砂糖）の吸収に時間がかかるため，必ずブドウ糖を選択する。運動は血糖値を低下させるため，リハスタッフにとっては高血糖より低血糖のほうが高頻度と思われる。低血糖はインスリンやスルホニル尿素薬を使用している患者で起こりやすい。低血糖症状には，発汗，不安，動悸，頻脈，手指振戦，顔面蒼白，頭痛，眼のかすみ，空腹感，眠気（生あくび）がある。血糖値が50 mg／dL以下になると，意識レベルの低下，異常行動やけいれん，昏睡がある。
　高血糖，低血糖のどちらも症状が現れたら直ちに運動を中止し，血糖値を測定する。異常値であれば適切な対処が必要である。
　また，糖尿病合併症のリスク管理も重要である。代表的な合併症と注意点を表1に示す。
　また，運動療法の考慮すべき検査値を表2に示す。

表1　糖尿病合併症とリスク管理

糖尿病合併症	リスク管理
網膜症	増殖網膜症では網膜出血を避けるため，血圧上昇を招きやすいレジスタンストレーニングや高強度インターバルトレーニングは避ける
腎症	骨格筋量の維持・増加を目的とした必須アミノ酸などの追加摂取には1日の蛋白質摂取量を考慮する
神経障害	運動に伴う心拍応答が悪い可能性があるため，有酸素運動の際には心拍数のみではなく自覚的運動強度も参考にするとよい 狭心症などが疑われる場合は，無症候性心筋虚血に注意する。可能であれば心肺運動負荷試験を受けることが望ましい
足病変	足底や足趾に潰瘍や壊疽を認める場合には，ウォーキングなど荷重のかかる運動様式は避ける。自転車であってもペダルや固定用ストラップの当たりに注意する

表2　糖尿病の考慮すべき検査値

検査	基準値	糖尿病の値
空腹時血糖（mg/dL）	70〜110 mg/dL	126 mg/dL以上
随時血糖（mg/dL）	200 mg/dL	200 mg/dL以上
75 g OGTT	負荷前血糖値： 110 mg/dL未満 負荷後2時間値： 140 mg/dL未満	2時間値： 140〜200 mg/dL （境界型） 200 mg/dL以上 （糖尿病型）
HbA1c（%）	NGSP：4.6〜6.2%	6.5%以上
尿蛋白	陰性	1+〜2+
尿ケトン体	陰性	1+〜3+
尿糖	陰性	1+〜3+
eGFR（mL/分/1.73 m²）	60〜90 mL/分/1.73 m²	30 mL/分/1.73 m²以上 （腎症前期〜顕性腎症期） 30 mL/分/1.73 m²以下 （腎不全期）

糖尿病に対する運動療法の実際

糖尿病に対する運動療法は血糖値を下げることに主眼が置かれ，高血糖状態を正常化させることが目的である．有酸素運動とレジスタンストレーニングがその代表である．

有酸素運動

有酸素運動は自転車エルゴメータやトレッドミルを使用するほか，ウォーキングや踏み台昇降を選択する場合が多い．強度は最大酸素摂取量（$\dot{V}O_2max$）の50％とされ，Borg指数では11「楽である」～13「ややきつい」が目安となる．強度の設定にはKarvonen法[※3]などがよく用いられるが，自律神経障害による心拍応答不良の可能性もあることから，心拍処方には欠点があることを念頭に置いておく．できれば心肺運動負荷試験を行い，嫌気性代謝閾値や心筋虚血の有無などを評価しておくとよい．頻度は週3日以上で，毎日行うのが理想である．

レジスタンストレーニング

一方，レジスタンストレーニングは，大筋群を動かす8～10種類を選択するのが一般的である．米国スポーツ医学協会と米国糖尿病学会[7]の勧告では，強度は1RM（repetition maximum）の50～80％，量は8～10回×3～4セットで，頻度は週2～3日とされている．網膜症を指摘されている場合は過度な血圧上昇を避けるため，強度や反復回数は慎重に設定する必要がある．また，レジスタンストレーニングは筋の超回復の観点から連日行わないほうがよいと思われる．

糖尿病の場合，血糖値のピークを下げること，低血糖を避けることの2点から運動のタイミングを調整することも大切である．一般的には食後1時間の運動が推奨されるが，連続グルコース・モニタリング（continuous glucose monitoring；CGM）を行っている患者の場合は，血糖値のピークを知るよい材料となる．経口ブドウ糖負荷試験（oral glucose tolerance test；OGTT）も血糖値のピークを大まかに把握できる．運動療法開始時にCGMやOGTTの結果で食後血糖のピークを把握し，そのピークのタイミングで運動を行うのが理想的である．低血糖が心配される患者の場合は，レジスタンストレーニングを先行すると低血糖を起こしにくい（図4）．

※3 Karvonen法：〔(220－年齢)－安静時心拍数〕×k＋安静時心拍数
例えば最大運動強度の50％としたい場合，kに0.5を代入する．

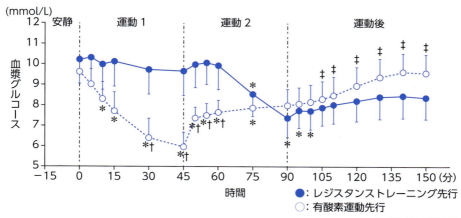

図4 血糖値の変化（レジスタンストレーニング先行 vs. 有酸素運動先行）

（文献8より翻訳引用）

こんな症例には一工夫

糖尿病＋狭心症の症例

60歳代後半，男性。身長：170 cm，体重：77.9 kg，BMI：26.9，腹囲：90 cm

【診断名】糖尿病，狭心症

【病前生活】料理人。妻と2人暮らし。共働きのため食事は1人で済ませている。外食が多く，麺類を好んで食べていた。

【現病歴】かかりつけ医より糖尿病教育のため紹介入院となった。糖尿病は以前から指摘され，内服薬も処方されていた。2年程前から仕事の勤務時間がシフトワーキングとなったのを機に内服をやめてしまった。眼科医より単純網膜症を指摘されている。

【冠動脈造影検査】左前下行枝#9 90%，左回旋枝#12 90%

【心臓超音波検査】左室駆出率67%，壁運動異常なし

【血液データ】空腹時血糖：215 mg/dL
連続グルコース・モニタリング（CGM）：354 mg/dL（食後1時間）
HbA1c：11.2%
尿蛋白：陰性
尿ケトン体：陰性
尿糖：2+
血清Cペプチド[※4]：1.1 ng/dL
Cペプチドインデックス[※5]：0.46
HOMA-IR[※6]：1.06
クレアチニン：0.71 mg/dL

eGFR（推算糸球体濾過量）：85 mL／分／1.73 m²

【処方薬】 アマリール®（スルホニル尿素薬），ビクトーザ®（GLP-1受容体作動薬），メインテート®（β遮断薬），ジゴキシン®（強心薬），ミカムロ®（降圧薬）

【栄養（医師指示）】 糖尿病食1,800 kcal

【心肺運動負荷試験（cardiopulmonary exercise testing；CPX）】
　自転車エルゴメータで実施。虚血所見なし（表3）。

【嫌気性代謝閾値（anaerobic threshold；AT）】 10.8 mL／分／kg（3.1 METs）

【最高酸素摂取量（peak $\dot{V}O_2$）】 15.8 mL／分／kg（4.5 METs）

【運動処方】 心拍数：81 bpm
　　　　　自転車エルゴメータ：41 watts
　　　　　トレッドミル：4.9 km／時，傾斜2%

【体組成検査（インピーダンス法）】
　除脂肪量：56.9 kg（骨格筋量：31.2 kg）
　体脂肪量：21.0 kg（体脂肪率：27.0%）
　基礎代謝量：1,609 kcal

【運動療法】
・立位でのウォーミングアップ（10分）
・自転車エルゴメータ（41 watts 15分）
・トレッドミル（4.9 km／時，傾斜2% 15分）
・レッグプレス（30 kg 10回×3セット）

表3 症例CPX結果

	安静時	AT時	RCP時	peak時
心拍数（bpm）	61	81	88	92
血圧（mmHg）	117／78	148／72	155／82	165／92
心電図波形	洞調律	洞調律	洞調律	洞調律

AT：anaerobic threshold（嫌気性代謝閾値）
RCP：respiratory compensation point（呼吸代償点）
peak：最大運動強度

※4　Cペプチド：プロインスリン（インスリンの前駆物質）が膵β細胞で切断されることにより，インスリンと等モルで分泌されるペプチド。Cペプチドを測定することによってインスリン療法中の患者でも内因性インスリン分泌能を推測することができる。空腹時血中Cペプチドが0.6 ng／mL未満であれば，インスリン分泌が高度に低下した状態（インスリン依存状態）と考えられる[9, 10)]。

※5　Cペプチドインデックス：
空腹時血中Cペプチド値（ng／mL）×空腹時血糖値（mg／dL）×100
インスリン分泌能の指標。1.2以上の場合は食事・経口薬治療で，0.8未満の場合はインスリン治療で良好な血糖コントロールが得られるといわれる。

※6　HOMA-IR：
空腹時インスリン値（μU／mL）×空腹時血糖値（mg／dL）／405
インスリン抵抗性の簡便な指標の1つ。空腹時血糖値140 mg／dL以下の場合で信頼性が高い。1.6以下の場合は正常。2.5以上の場合にインスリン抵抗性があると考えられる[9)]。

・レッグエクステンション（15 kg 10回×3セット）
・臥位，座位でのクーリングダウン（10分）
・自主トレーニング指導
※レッグプレス，レッグエクステンションは隔日に実施した。

【考察】本症例はインスリン分泌不全による2型糖尿病である。冠動脈造影検査で病変を認めているが，心肺運動負荷試験では虚血所見はみられず，運動中の心筋虚血のリスクは低いといえる。CGMにて食後1時間で血糖値のピークを迎えることがわかっており，運動療法はこのタイミングで行うようにする。現在，低血糖のリスクが比較的高いスルホニル尿素薬を服用しているため，運動中や運動後の低血糖症状には注意する。低血糖症状の経験があるとのことで事前に患者本人から聴取した（冷や汗，頭痛など）。有酸素運動の強度は嫌気性代謝閾値レベルで行い，心拍応答不良の可能性も考慮して，運動中にBorg指数を確認した。肥満のため，トレッドミルでの下肢関節への負担には留意し，関節痛があれば上肢エルゴメータや座位でのトレーニング方法（足踏み，メディスンボールやバランスボールを利用した運動など）の選択肢もあることを伝えた。レジスタンストレーニングの強度は50%1RMで強度を設定し，レジスタンストレーニング直後に血圧を測定し安全を確認した（145 / 75 mmHg）。単純網膜症が指摘されているが，眼科医に相談したところ中等度強度までであれば問題はないとの回答だった。現在，インスリン抵抗性は高くないが，男性としては体脂肪率が高く肥満であるため，減量していくことが望ましい。そこで摂取カロリーと基礎代謝量から運動・活動による目標消費カロリーを計算し（糖尿病食1,800 kcal −基礎代謝量1,609 kcal = 191 kcal），運動へのモチベーションとした。

> 消費エネルギーの算出方法
> 体重（kg）×METs×運動時間（時）×1.05

本症例の場合，ATレベルでの30分間の有酸素運動で，77.9（kg）×3.1（METs）×0.5（時）×1.05 = 126 kcalとなる。有酸素運動以外にもウォーミングアップやクーリングダウン，レジスタンストレーニングも行っているため，消費カロリーはプラスαとなるはずである。

脂質異常症

運動療法が脂質異常症にもたらす効果

　運動療法は善玉コレステロール（high density lipoprotein-cholesterol；HDL-C）を増加させ[11, 12]，中性脂肪（triglyceride；TG）を減少させる。脂肪組織内のTGがグリセロールと遊離脂肪酸に分解されて血中に放出される。一定時間連続して運動すると骨格筋内のグリコーゲンが枯渇し，血中グルコースと遊離脂肪酸がエネルギーとして筋に取り込まれるようになる。さらに運動時間を延長することでエネルギー源は糖代謝から脂質代謝へとシフトしていく。悪玉コレステロール（low density lipoprotein-cholesterol；LDL-C）に影響を与える因子は，遺伝性疾患（家族性高コレステロール血症）を除けば，主に食事である。

脂質異常症の特徴

　脂質異常症は動脈硬化の原因となることで知られる。特にLDL-Cは粥状動脈効果を発症・進展させる点で重要である。表4にLDL-CとHDL-Cの性質を示す。過剰なLDL-Cは血管壁に蓄積しマクロファージに取り込まれ，泡沫細胞から脂肪線条を形成する。LDL-Cなどが過剰な状態が長く続くことで，血管平滑筋細胞の増殖，細胞外線維組織の増生，石灰化などの因子が加わり，プラ

表4　LDL-CとHDL-Cの性質

	性質
LDL-C	粥状効果を発症・進展させるリポ蛋白。過剰になると酸化などにより変性したLDL由来のコレステロールが血管壁に蓄積する
HDL-C	粥状効果を抑制させるリポ蛋白。血管壁に蓄積した過剰なコレステロールを取り出し，肝臓へ逆転する

Tips

横紋筋融解症
　横紋筋融解症はCKが正常上限の10倍以上に上昇し，クレアチニン上昇を伴う筋肉症状があり，通常は茶褐色尿と尿ミオグロビンを伴う[13]とされる。横紋筋融解症はスタチンやフィブラート系薬の副作用として知られるが，発症率は0.02〜0.03%ということであるから1万人に2〜3人ということになり，極めて低率である。通常のレジスタンストレーニングでもCKが上昇することがあるが，この場合は2〜5倍の上昇と言われる。運動療法を処方するスタッフとしては，過負荷による筋痛・脱力であるのか，本当に横紋筋融解症なのかの鑑別のため，頭に入れておきたい。もし横紋筋融解症の可能性が高いのであれば，医師に報告し薬剤の中止を検討することになる。

ーク（粥腫）となる。プラークが破裂すると数十秒のうちに血栓が生じ，急性冠症候群を発症する。LDL-Cを減少させる（正常化させる）ことでプラークを覆う線維性被膜を厚くさせ，プラークの破綻を起こりにくくする。一方，HDL-Cは血管壁に蓄積したコレステロールを取り出す働きをもち，粥状動脈効果を抑制する。

脂質異常症には自覚症状がほとんどないが，特有の身体所見がある（表5）。アキレス腱肥厚や眼瞼黄色腫，角膜輪などは患者と対面するだけでわかるものもある。

脂質異常症のリスク管理

脂質異常症特有の運動療法におけるリスク管理はないが，脂質異常症を土壌とした動脈硬化性疾患，とりわけ冠動脈疾患に注意する。運動療法開始前に心肺運動負荷試験を行い，運動中の心筋虚血の有無などを確認してから安全に実施すべきである。競技性が高く，緊張や興奮を伴う種目は十分に注意して行う。

脂質異常症に対する運動療法の実際

糖尿病と同じく有酸素運動をメインとしたメニューとなる。ただし，脂質の消費を目的とする場合と糖質の消費を目的とする場合それぞれにおいて，運動の持続時間とタイミング（時間帯）が重要である。持続時間は1日30分以上で，タイミングは食直後を避け，食前または食後2時間以降が望ましい。中等度の強度であれば，持続時間が長ければ長いほど脂質が燃焼される割合が高くなるが，10分程度の短時間でも効果はあるとされる。頻度は週3回以上を目標とし，理想は毎日である。

レジスタンストレーニングは必要に応じて追加する。ただし，スタチン系やフィブラート系の薬剤を服用している場合は横紋筋融解症[※7]に注意し，クレアチンホスホキナーゼ（creatine phosphokinase；CPK）の上昇がないか確認してから行う。

表5 脂質異常症特有の身体所見

症状	所見
アキレス腱肥厚	X線撮影（側面像）で9mm以上ある場合，家族性コレステロール血症が疑われる
眼瞼黄色腫	黄色調の扁平隆起として上眼瞼の内側に生じる
角膜輪	角膜にコレステロールが沈着したもの。白色輪（白色〜灰青色）を呈する

※7 横紋筋融解症：骨格筋細胞が急激に破壊される病態。脂質異常症の治療薬であるスタチン系の副作用で起こることがある。筋の挫滅や過激な運動など外傷性のものが原因になることもある。

こんな症例には一工夫

脂質異常症＋狭心症の症例

60歳代後半，女性。身長：146 cm，体重：46.9 kg，BMI：22.0，腹囲：65 cm
【診断名】家族性高コレステロール血症（familial hypercholesterolemia；FH）ヘテロ型[8]，労作性狭心症
【病前生活】介護職（ヘルパー）。午前中のみの勤務。夫と2人暮らし。調理は本人が担当する。昼食は弁当を持参する。
【現病歴】前医にてFHを指摘され，フォローされていた。ロスバスタチンを内服している。冠動脈CTにて病変を認め，当院を外来受診した。外来運動療法にて経過観察となった。
【既往歴】黄色腫（アキレス腱）切除術
【家族歴】いとこ（脂質異常症），親戚（虚血性心疾患）
【アキレス腱X線】アキレス腱肥厚19.5 mm，石灰化あり
【冠動脈CT】右冠動脈＃1重度，＃2閉塞，左前下行枝＃6-7軽度，左回旋枝＃11-13中等度
【心臓超音波検査】左室駆出率65％，壁運動異常なし
【血液データ（空腹時）】総コレステロール（total cholesterol；TC）：239 mg/dL
　　　　　　　　　　　LCL-C（直接法）：197 mg/dL
　　　　　　　　　　　LDL-C（Friedewald法[9]）：189 mg/dL
　　　　　　　　　　　HDL-C：30 mg/dL
　　　　　　　　　　　TG：101 mg/dL
　　　　　　　　　　　non HDL-C[10]：209 mg/dL
　　　　　　　　　　　LDL/HDL[11]：6.6（LDL直接法）
　　　　　　　　　　　LDL/HDL：6.3（LDL Friedewald法）
　　　　　　　　　　　CPK：450U/L
【処方薬】クレストール®（ロスバスタチン），ゼチア®（エゼチミブ），ロレルコ®（プロブコール）
【栄養】1,800 kcal
【CPX】自転車エルゴメータで実施。心拍数が130 bpmを超えたところから虚血所見を認め

---

[8] ヘテロ型とホモ型（図5）：ヘテロ型は，片方の対立遺伝子に異常がある（LDL-C：150〜420 mg/dL，総コレステロール：230〜500 mg/dL）。ホモ型は，両方の対立遺伝子に異常がある（LDL-C：500〜900 mg/dL，総コレステロール：600 mg/dL以上）。図5に家族性高コレステロール血症（FH）家系の一例を示す。
[9] Friedewald法（Friedewaldの式）：LDL-C＝TC－HDL-C－TG／5
Friedewald法の適用は，空腹時採血であること，TG＜400 mg/dLであることが条件である。
[10] non HDL-C：HDL-C以外のコレステロール（LDL，カイロミクロン，very low density lipoprotein，intermediate lipoprotein）。食後採血時やTG≧400 mg/dLの場合にはnon HDL-C（TC－HDL-C）を用いる。TCやHDL-Cは直前の食事に影響を受けない値である。non HDL-Cの管理目標値（表6）はLDL-Cの管理目標値に30 mg/dLを足したものである。
[11] LDL/HDL：LDL-C÷HDL-C
「LH比」ともいう。動脈硬化性疾患を防ぐには2.0以下，高血圧症や糖尿病などの冠危険因子を有する者，虚血性心疾患や脳血管疾患の再発予防には1.5以下が望ましい。

る(表7)。AT：16.1 mL/分/kg(3.1 METs)，peak V̇O₂：26.0 mL/分/kg(7.4 METs)
【運動処方】心拍数：127 bpm
　　　　　自転車エルゴメータ：50 watts
　　　　　トレッドミル：5.2 km/時，傾斜3%

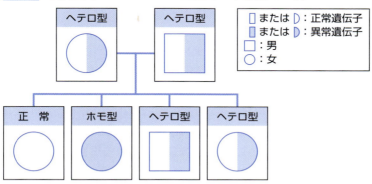

図5　家族性高コレステロール血症（FH）家系の一例

表6　脂質異常症の診断基準と冠動脈疾患患者の管理目標値

	診断基準	管理目標値
LDL-C	≧140 mg/dL 高LDLコレステロール血症	<100 mg/dL
	120～139 mg/dL 境界型高LDLコレステロール血症	
HDL-C	<40 mg/dL 低HDLコレステロール血症	≧40 mg/dL
TG	>150 mg/dL 高トリグリセライド血症	<150 mg/dL
non HDL-C	—	<130 mg/dL

表7　CPX結果

	安静時	AT時	RCP時	peak時
心拍数（bpm）	93	127	142	142
血圧（mmHg）	113/58	189/66	206/68	206/68
心電図波形	洞調律	洞調律	洞調律 ST低下 (1 mm)	洞調律 ST低下 (1 mm)

【体組成検査（インピーダンス法）】
　除脂肪量：32.4 kg（骨格筋量：17.7 kg）
　体脂肪量：14.2 kg（体脂肪率：30.6％）
　基礎代謝量：916 kcal

【運動療法】
・立位でのウォーミングアップ（10分）
・自転車エルゴメータ（50 watts 30分）またはトレッドミル（5.2 km／時，3％ 30分）
・臥位，座位でのクーリングダウン（10分）
・自主トレーニング指導

【考察】本症例は家族性高コレステロール血症を原因とした労作性狭心症である。冠動脈CTにて病変を認めており，CPXでは呼吸性代償開始点以降，ST低下がみられた。そのため，運動療法ではAT以下の強度に設定し，心拍数は130 bpmを超えないよう患者本人にも注意を促す必要がある。TGは管理目標値以下だが，HDL-Cは30 mg／dLと低値である。LDL-Cは197 mg／dLと管理目標値を大きく超えており，LDL／HDLも6と動脈硬化性疾患のリスクが高い状態である。そこで運動療法に期待される役割はLDL-Cを回収する機能をもつHDL-Cを増やすことである。運動メニューは有酸素運動をメインとし，HDL-Cの増加を主目的とする。運動の持続時間は効率的な脂質消費を意識し，比較的長時間（20分以上）とする。症例には，運動時間が短くても効果はあることは伝え，たとえ短時間でも運動習慣を続けることが何より大切であることを理解させる。一般的にレジスタンストレーニングも推奨されるが，本症例に限っては運動耐容能の低下は認めず，必要性は高くない。症例本人の希望や有酸素運動に飽きてしまったときのレパートリー程度に考えておく。自主トレーニングは心筋虚血を避けるため，脈拍計を購入し運動中の自己モニタリングを勧める。

肥満

運動療法が肥満にもたらす効果

　肥満患者の場合，運動療法に期待される効果は減量であることが多い。体重減少はエネルギー消費量に依存し，身体活動量の増加により減量体重の維持効果が期待できる[14]とされる。肥満患者の運動療法は有酸素運動を選択されることが多いが，一方のレジスタンストレーニングは減量と体重維持についてエビデンスがまだ不十分である[15]。

肥満のリスク管理

　肥満患者の場合，他の代謝疾患や循環器疾患に加え，運動器疾患のリスクも高い。

循環器関連の合併症

　循環器的な合併症には，糖尿病や脂質異常症，高血圧症などからくる虚血性心疾患が代表的である。運動療法中の胸部症状は虚血性心疾患の可能性があるため，自覚症状には注

意したい．しかし，糖尿病を合併する場合には無症候性心筋虚血もありうる．

運動器関連の合併症

運動器的な合併症には，過体重からくる変形性関節症がある．股関節や膝関節に荷重時痛や可動域制限があることも少なくない．運動時には安静時の数倍の負荷が関節や骨にかかることを忘れてはならず，運動器的な合併症への配慮・予防には体重を免荷した状態での運動様式を選択することが重要である（表8）．トレッドミルは比較的体重制限が高めに設定されているが，ウォーキングは下肢関節への負担が強く，関節症を進行させる可能性がある．リカンベント型サイクルエルゴメータは，トレッドミルの次に体重制限が高いが，背もたれにより体幹の代償動作が制限されるため，結果的に股関節や膝関節の十分な屈曲角度が要求される．一方のアップライト型サイクルエルゴメータは，比較的体重制限が低いが，背もたれによる制限がないため（体幹を後傾させることができるため），リカンベント型より屈曲角度は小さくて済む．過体重による下肢関節への影響の観点で運動様式を選択すると，アッパーボディ（上肢）エルゴメータがあり，比較的高い体重制限で，かつ椅子座位で運動するため，下肢関節への影響が極めて少ない（図6）．

肥満に対する運動療法の実際

体重減少のために，運動療法に求められるのは総合的な身体活動量の増加，エネルギー消費量の増加である．このことを考慮すると，監視型運動療法では，必然的に持続時間の長い有酸素運動の選ぶことになる．10分以上継続する中強度（3〜6METs）の運動または生活活動が勧められる．

表8　有酸素運動マシンの体重制限と下肢関節への負担

有酸素運動マシン	体重制限（kg）	下肢関節への負担
トレッドミル	<180	++
リカンベント型自転車エルゴメータ	<140	+
アップライト型自転車エルゴメータ	<110	±
アッパーボディ（上肢）エルゴメータ	<150	−

※群馬県立心臓血管センターの備品を参考に作成

図6　アッパーボディ（上肢）エルゴメータでの有酸素運動

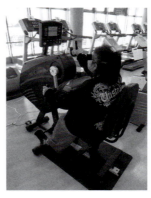

こんな症例には一工夫

肥満＋糖尿病の症例

50歳代後半，男性。身長：162 cm，体重157.0 kg，BMI：59.8，腹囲：158 cm
【診断名】高度肥満症，糖尿病，脂質異常症，高血圧症，高尿酸血症
【病前生活】事務員。両親と生活。昼食は外食（週3〜4回ラーメン＋ライス）。水中ウォーキングの習慣があったが，2カ月前にインフルエンザに罹患し，それ以降は運動していなかった。
【現病歴】最近，食欲が増進し徐々に体重が増加したため移動も困難となった。上記診断に対する加療と体重コントロール目的で入院となった。
【既往歴】両変形性膝関節症（膝屈曲角度　右：110°，左：100°）
【血液データ】随時血糖：202 mg / dL
　　　　　　HbA1c：7.5%
　　　　　　血清Cペプチド：6.7 ng / dL
　　　　　　クレアチニン：0.54 mg / dL
　　　　　　eGFR：122 mL / 分 / 1.73 m^2
　　　　　　TC：161 mg / dL
　　　　　　LDL-C（直接法）：94 mg / dL
　　　　　　HDL-C：42 mg / dL
　　　　　　TG：238 mg / dL
　　　　　　non-HDL：119 mg / dL
　　　　　　LDL / HDL：2.2
　　　　　　尿酸：6.8 mg / dL
【処方薬】アマリール®（グリメピリド），テネリア®（テネリグリプチン臭化水素酸塩水和物），アクトス®（ピオグリタゾン塩酸塩），スーグラ®（イプラグリフロジンL-プロリン），メトホルミン塩酸塩，フェブリク®（フェブキソスタット），ミカルディス®（テルミサルタン），ベニジピン塩酸塩
【栄養】1,400 kcal
【運動療法】・座位での上肢ストレッチ
　　　　　・*アッパーボディ（上肢）サイクルエルゴメータ（12 W 5分×3セット）
　　　　　・*座位での足踏み（5分×3セット）
【考察】本症例は高度肥満患者である。減量を目的とした有酸素運動が必要であるが，過体重であるため運動様式の選択が重要である。ウォーキング（トレッドミル）は下肢関節への負担が懸念されるため，下肢エルゴメータはリカンベント型，アップライト型のいずれも体重制限を超過しているため本症例の運動療法として適さない。下肢関節への負担が少ないこ

と，有酸素運動マシンの体重制限未満であることの2つの条件を満たす運動様式としてアッパーボディ（上肢）エルゴメータと座位での足踏みが消去法的に浮かび上がった。マシンで設定可能な最も低い負荷で運動したが，5分程度で息切れが他覚的に認められたため，アッパーボディエルゴメータと座位での足踏みを交互に繰り返した。

　糖尿病や脂質異常症などの生活習慣病をもち，これらに由来する動脈硬化性疾患発症の可能性についても忘れてはならない。運動中に自覚的運動強度を確認するなどして，過度な強度には注意したい。

文献

1) Röckl KS, et al.: Signaling mechanisms in skeletal muscle: acute responses and chronic adaptations to exercise. IUBMB Life, 60(3); 145-153, 2008.
2) 加賀英義，ほか：血糖低下のメカニズムとエビデンス．糖尿病の理学療法（清野　裕　ほか　監）；糖尿病の理学療法，85，メジカルビュー社，2015.
3) Sano M, et al.: Increased grip strength with sodium-glucose cotransporter 2. J Diabetes 8(5), 736-737, 2016.
4) Dube JJ, et al.: Exercise-induced alterations in intramyocellular lipids and insulin resistance: athlete's paradox revisited. Am J Physiol Endocrinol Metab 294(5); E882-E888, 2008.
5) Tamura Y, et al.: Effects of diet and exercise on muscle and liver intracellular lipid contents and insulin sensitivity in type 2 diabetic patients. J Clin Endocrinol Metab 90(6); 3191-3196, 2005.
6) Kawanaka K, et al.: Changes in insulin stimulated glucose transport and GLUT-4 protein in rat skeletal muscle after training. J Appl Physiol 83; 2043-2047, 1997.
7) Colberg SR, et al.: American College of Sports Medicine, American Diabetes Association: Exercise and type 2 diabetes: American College of Sports Medicine and the American Diabetes Association: joint position statement. Exercise and type 2 diabetes. Med Sci Sports Exerc 42 (12); 2282-2303, 2010.
8) Yardley JE, et al.: Effects of performing resistance exercise before versus after aerobic exercise on glycemia in type 1 diabetes. Diabetes Care 35(4); 669-675, 2012.
9) 日本糖尿病学会 編・著：糖尿病治療ガイド2016-2017，文光堂，2016.
10) 油野友二：臨床検査．糖尿病の理学療法（清野　裕，ほか 監），70，メジカルビュー社，2015.
11) Kodama S, et al.: Effect of aerobic exercise training on serum levels of high-density lipoprotein cholesterol: a meta-analysis. Arch Intern Med 167(10); 999-1008. 2007.
12) Koba S, et al.: Physical activity in the Japan population: association with blood lipid levels and effects in reducing cardiovascular and all-cause mortality. J Atheroscler Throm 18(10); 833-845, 2011.
13) 日本動脈硬化学会 編：動脈硬化性疾患予防のための脂質異常症治療ガイド2013年版改訂版，56，2017.
14) National Institutes of Health: Clinical Guidelines on the Identification, Evaluation, and Treatment of Overweight and Obesity in Adults – The Evidence Report. Obes Res 6(2); 51S-209S,1998.
15) Donnelly JE, et al.: for the American College of Sports Medicine Position Stand. Appropriate physical activity intervention strategies for weight loss and prevention of weight regain for adults. Med Sci Sports Exerc 41(2); 459-471, 2009.

内部障害に対する運動療法の効果／腎臓疾患に対する運動療法と効果

慢性腎臓病（CKD）

浅野貞美

慢性腎臓病患者に対する運動療法の考え方

かつて慢性腎臓病（chronic kidney disease；CKD）患者に対する運動は尿蛋白排泄量や腎機能が悪化するのではないかという懸念から制限されるケースが多かった。しかしながらCKD患者への運動制限を支持する臨床的な根拠はなく，また，CKD患者への運動が腎疾患を悪化させるという科学的な根拠もない。さらに，CKD患者の日常や社会生活を過度に制限し，長期間にわたって安静を強いることは，生活の質（quality of life；QOL）を大きく損なうのみならず，運動耐容能の低下やインスリン抵抗性の増加を介して心血管系合併症を増加させ，腎疾患の進行速度を増加させる危険性がある[1]。

近年，CKD患者に対する運動療法の効果が報告されるようになり，日本腎臓学会のCKD診療ガイドラインでは，CKDの各ステージを通して，過労を避けた十分な睡眠や休養は重要であるが安静を強いる必要はないことが述べられている[2]。また米国スポーツ医学会（American college of Sports Medicine；ACSM）のガイドラインでは，透析にまで至らない保存期CKD患者にも透析患者と同様の運動処方内容が推奨されており，CKD患者における運動療法が重要であることが述べられている[3]。

最近，CKD患者に対する運動療法には，心大血管疾患発症予防や透析導入時期遅延効果の役割も期待されている。本項では，CKDの概要や透析患者および保存期CKD患者に対する運動療法のエビデンス，具体的な運動処方ついて概説する。

CKDの概要

CKDの定義

CKDとは，原疾患を問わず，慢性に経過する腎臓病すべてを包括的にとらえる疾患概念である。

CKDの概念は2002年に米国腎臓財団（National Kidney Foundation）によって提唱され，その後，急速にヨーロッパや日本を含めたアジア諸国に普及している。

CKDは表1のように定義される。すなわち，腎臓の障害，もしくは糸球体濾過量（glomerular filtration rate；GFR）で表される腎機能の低下が3カ月以上持続するものすべてを含んでいる。

CKDの重症度分類

　CKDの重症度は，原因（cause；C），腎機能（GFR；G），蛋白尿（アルブミン尿；A）によるCGA分類で評価され，死亡，末期腎不全，心血管死亡のリスクが色分けして示されている（詳細はCKD診療ガイド[2]を参照）。日本腎臓学会では，腎機能を5段階のステージ（病期）に分類し，また，原疾患をできるだけ記載するよう推奨している（例：糖尿病G2A1）。蛋白尿区分は，原疾患が糖尿病の場合には尿アルブミンで評価し，原疾患が糖尿病以外の場合には尿蛋白で評価する。透析を受けている場合にはD（dialysisのD）をつける（例：G5D）。

腎機能の評価

　腎機能を表す指標として，血清クレアチニン（creatinine；Cr）値または血清シスタチンC（cystatinC；Cys-C）値をもとにGFRを推定した推算GFR（estimated GFR；eGFR）が用いられている（表2）。Crの生成量は筋肉量に比例するため，筋肉量が少ない四肢切断者や長期臥床例では低値となり，血清Cr値を基にした推算糸球体濾過量（eGFRcreat）は高く推算されうる。eGFRcreatでは評価が困難な場合は，筋肉量や食事，運動の影響を受けにくい血清Cys-C値を基にした推算糸球体濾過量（eGFRcys）が有用である。

表1　CKDの定義

① 尿異常，画像診断，血液，病理で腎障害の存在が明らか
　特に0.15 g/gCr以上の蛋白尿（30 mg/gCr以上のアルブミン尿）の存在が重要
② GFR＜60 mL/分/1.73 m²
　①，②のいずれか，または両方が3カ月以上持続するもの

（文献2より引用）

表2　eGFRの推算式

男性
　eGFRcreat（mL/分/1.73 m²）＝194×$Cr^{-1.094}$×年齢$^{-0.287}$
　eGFRcys（mL/分/1.73 m²）＝（104×$Cys-C^{-1.019}$×$0.996^{年齢}$）－8

女性
　eGFRcreat（mL/分/1.73 m²）＝194×$Cr^{-1.094}$×年齢$^{-0.287}$×0.739
　eGFRcys（mL/分/1.73 m²）＝（104×$Cys-C^{-1.019}$×$0.996^{年齢}$×0.929）－8

（文献2より引用）

CKDの病態

　腎臓は，血液内の老廃物の排泄や体液量，電解質，血圧，造血の調節など，生命の維持に非常に重要な役割を担っている。CKDの進行に伴いこれらの機能が障害されると多様な病態を呈する。種々の内因性物質が体内に蓄積すると，尿毒症症状を引き起こし，さまざまな悪影響を全身へ及ぼす。また，レニン-アンジオテンシン系の活性化や体液貯留，交感神経活性化は高血圧の発症に関与する。さらに，エリスロポエチン産生低下により腎性貧血が起こり，腎性貧血はCKDをさらに進行させる。近年の臨床研究では，病態に応じた治療を行うことで腎機能低下を抑制できることが明らかになっている。

CKDはCVDの危険因子である

　CKDは心血管疾患（cardiovascular disease；CVD）の強力な危険因子である。腎機能は，GFR 60 mL/分/1.73 m² 未満で死亡，CVDの発症リスクとなり，GFRが低下すればするほど，相対リスクは高くなる。欧米のCKDにおいては，透析導入される患者数よりもCVDにより死亡する患者のほうが多い[2]。わが国においても，CKDはCVDの重大なリスクである。CKD患者では，CVDの古典的危険因子により多くあるいは強く曝露されており，さらに他の危険因子として，CKD関連非古典的CVD危険因子の関与が想定されている（表3）。

表3　CKDにおける心血管疾患CVDの危険因子

古典的危険因子	高齢，男性，高血圧，LDL高値，HDL低値，糖尿病，喫煙，身体活動低下，閉経，身体社会的ストレス，CVDの家族歴，左室肥大
CKD関連非古典的CVD危険因子	CKDの病型，GFR低下，蛋白尿，レニン－アンジオテンシン系活性化，細胞外液量過剰，P・Ca 代謝異常，脂質代謝異常，貧血，低栄養，炎症，感染症，血栓形成性要素，酸化ストレス，ホモシステイン上昇，尿毒物，電解質異常など

（文献4より引用）

慢性腎臓病（CKD）

 ## 透析患者への運動療法

透析患者の特徴

透析患者はさまざまな問題点を抱えているが，外見上からはわかりにくいため，周囲の人々に障害が理解されないという切実な悩みがある。

多くの血液透析患者は透析療法を受けるために週に3回透析施設に通院する必要があり，時間的な拘束を半永久的に継続しなければならない。また，日常生活において食事管理や水分・塩分摂取制限，服薬管理，シャント[※1]管理などのさまざまなセルフケアを長期にわたり実施することが健康維持のために必要となる。これらによる精神的，身体的苦痛は大変大きいと考えられる。

高齢の透析患者は重篤かつ多様な合併症を有する比率が高く，要介護状態にある患者や認知症を合併している患者の割合は増加しつつある。さらに，1人暮らしの透析患者は1996年には7.0％であったが，2011年には10.7％と増加傾向にあり[6]，透析施設への通院が困難な患者が増加している。

透析患者が可能な限り住み慣れた地域で生活を続けるため，さらには健康寿命の延伸に向け，理学療法士は，運動療法という手段を用いて，現在の運動機能の維持・向上や要介護状態への移行阻止，心血管疾患の発症予防に寄与しなければならない。

透析患者の検査

透析患者は，乏尿または無尿のため，腎臓から排泄される溶質（尿毒症性物質）は体内に蓄積する。体内に蓄積した溶質は，透析により体外に除去されるため，透析前後で血中濃度は大きく変化する。したがって血液・生化学検査値を評価する場合は，採血のタイミングが重要である。また，腎機能正常者と透析患者では正常値が異なることを理解しなければならない。

運動療法の安全性や有効性を確認する際に，重要な情報となる検査を表4に示す。なお，運動耐容能や心電図，心臓超音波検査などの循環器系検査は他項を参照していただきたい。

運動療法の適応と禁忌

米国の腎臓病予後改善イニシアチブ（Kidney Disease Outcomes Quality Initiative；K/DOQI）による「透析患者における心血管病CVDガイドライン」[7]では，スタッフはすべての透析患者の運動レベルを引き上げるように奨励すべきであると述べられている。

禁忌や中止基準については，日本の「心血管疾患におけるリハビリテーションに関するガイドライン」[8]で示されている禁忌・中止

※1 血液透析を行う際に血液量が確保できるように，動脈と静脈を体内または体外で直接つなぎ合わせた血管のこと。橈骨動脈と橈側皮静脈もしくは正中皮静脈と吻合して作るのが一般的である。

基準が推奨される。運動中の事故を防止するためには，これらの禁忌の有無をしっかり把握したうえで運動療法を開始する必要がある。

理学療法評価

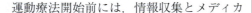

運動療法開始前には，情報収集とメディカルチェックを実施する（表5）。

透析患者に対して運動療法を実施する場合，合併症や治療内容，透析状況により運動処方やモニタリングを変更する必要があるため，適切な情報収集が重要となる。情報収集には，透析導入原疾患，虚血性心疾患や糖尿病などの合併症の有無やその重症度，服薬状況，入院歴，透析歴，CTR，透析治療が安

表4　透析患者の検査

検査項目	解説	基準値	透析患者の参考値（透析前）
ヘモグロビン（Hb）	貧血の指標	男性：13.0～17.5 g/dL 女性：11.5～15.0 g/dL	10～12 g/dL
ヘマトクリット（Ht）	血液中に占める血球成分の体積の割合。Ht値がこれより高くても低くても死亡リスクは増加する。	男性：40.0～55.0% 女性：35.0～50.0%	30～33%
血清アルブミン（Alb）	高値：血液濃縮（脱水），高蛋白血症 低値：血液希釈，栄養摂取不足，浮腫	3.8～5.3 g/dL	3.9±0.3 g/dL
カリウム	高値：四肢脱力感，知覚異常が出現する。死に至る不整脈をきたすことがある。	3.5～5.5 mEq/L	透析前：5.5 mEq/L以下 透析後：3～3.5 mEq/L
尿素窒素（BUN）*	高値：透析時間の不足，蛋白質の過剰摂取 低値：蛋白質の摂取不足	8～20 mg/dL	70～90 mg/dL
血清クレアチニン	筋肉に含まれている蛋白質の老廃物 GFR推定に使用される。	男性：1.2 mg/dL以下 女性：1.0 mg/dL以下	男性：1.2 mg/dL以下 女性：1.0 mg/dL以下
β2-ミクログロブリン	透析アミロイドーシスの原因物質	0.8～1.8 μg/L	15～50 μg/L以下
BNP*	心不全の診断や重症度評価に重要	1.84 pg/mL以下	基準値は示されていない
副甲状腺ホルモン（intact PTH）	副甲状腺機能の指標	10～65 pg/mL	60～240 pg/mL
spKt/V**	透析量の指標	─	血液透析：1.4, 腹膜透析：1.7
標準化蛋白異化率	蛋白摂取状況を把握できる指標	─	0.9～1.2 g/kg/日
心胸郭比（cardio thoracic ratio；CTR）	心臓の大きさを表す指標	─	男性：50%以下 女性：55%以下

*BNP：脳性ナトリウム利尿ペプチド（brain natriuretic peptide）
**spKt/V：single-pool Kt／Vurea

定して行えているかどうかなどを確認する。透析患者の多くは降圧薬を服用しており，心拍数に影響する薬剤もあるため，薬剤の種類や処方量を確認する必要がある。これらの情報は診療カルテに記載されていることが多い。

メディカルチェックには，血液検査，生化学検査，運動耐容能の検査，循環器系の検査，骨関節系の検査，足部の検査などがある。メディカルチェックは理学療法士が直接測定し得るものではない検査項目が多いが，病態の把握や運動療法を実施するうえで重要な情報が含まれているため，これらの検査項目に関する基本的な知識が必要となる。メディカルチェックを基に運動療法適応の可否を判断し，適応であれば個々の患者の運動機能や日常生活活動能力を評価し，運動プログラムを立案する。また，日常生活において透析施設への通院やセルフケアなどが実践できるよう，精神心理機能，社会的背景を評価し，

本人および家族のHopeを十分考慮したうえで治療目標を設定する。

理学療法士は，客観的な身体機能の評価，運動プログラムの再評価を定期的に実施し，運動療法の効果を判定しなければならない。運動療法の効果判定は，他人と比較するのではなく患者個人の時間的経過を捉えることが重要である。この効果判定には，理学療法士としての専門性を発揮することが求められている。

運動療法の種類

現在，エビデンスに基づいたCKD患者のための運動処方は十分に確立されておらず，ACSMの慢性腎疾患患者のための運動勧告が推奨されている。そのため，ACSMの運動勧告に，理学療法評価に基づき立案した運動

表5 主な理学療法評価の例

	評価項目
バイタルサイン	血圧，心拍数
骨格筋筋力	握力，膝伸展筋力, sit to stand to sit tests（STS）など
バランス機能	functional reach test，片脚立位
運動能力	timed up and go test（TUG），最大歩行速度
基本的ADL	機能的自立度評価表（functional independence measure；FIM），Barthel Index
手段的ADL	老研式活動能力指標
身体活動量	質問紙，歩数計，活動記録
運動耐容能	最高酸素摂取量（peak $\dot{V}O_2$），6分間歩行
健康関連QOL	Medical Outcomes Study Short Form 36item Health Survey（SF-36）
精神機能	改訂長谷川式簡易知能評価スケール（HDS-R）， ミニメンタルステート検査（mini mental state examination；MMSE）
社会的背景	家屋状況，家族環境，社会資源
その他	body mass index（BMI），関節可動域検査，疼痛評価，動作分析など

プログラムを組み合わせた運動処方が望ましいと考える。ACSMの運動勧告を**表6**に示す。

有酸素運動

安全かつ効果的な有酸素運動を実施するためには，心肺運動負荷試験（cardiopulmonary exercise testing；CPX）により嫌気性代謝閾値（anaerobic threshold；AT）や心肺予備能を評価したうえで運動強度を設定することが望ましい。血液透析を受けている患者では，CPXは透析を実施しない日に実施すべきであり，またピーク時心拍数は，年齢別予測最大心拍数の75％までにすべきである[9]。

一方，持続携行式腹膜透析（continuous ambulatory peritoneal dialysis；CAPD）を受けている患者では，腹腔に透析液がない状態で運動負荷試験を受けるべきである[10]。

運動頻度は週に3〜5日とし，1回20〜60分間の歩行や自転車エルゴメータを行う。高齢者や低体力者，運動習慣のない患者において持続的な有酸素運動が困難な場合には，1回10分程度の運動を1日に複数回に分けて行ってもよい。運動療法開始初期の運動強度は，軽度強度（酸素摂取予備能の40％未満）から中等度（酸素摂取予備能の40〜60％）にし，患者の耐容能に基づいて時間をかけて進行させていくように修正する[3]。なお運動時間と同様，高齢者や低体力者ではさらに軽度強度から開始し，徐々に運動強度を進行させていくように配慮する。

臨床上，CPXに基づく運動処方が理想的であるが，設備上の問題などでCPXの実施が困難な場合には，心拍数と自覚的運動強度（ratings of perceived exertion；RPE）を組み合わせて運動強度を設定する（**表7**）。心拍数は酸素摂取量との間に直線関係があることが知られており，頻繁に運動強度の設定に用いられているが，透析患者においては，服薬などの影響により心拍数が運動強度の信頼できる指標とはならないこともあるため，RPEを常に監視する必要がある。

レジスタンストレーニング

レジスタンストレーニングとは，一定以上の抵抗をかけて筋力と筋持久力の増大を図る運動の総称である。ACSMのガイドライン[3]では，レジスタンストレーニングは安定した慢性腎疾患者の総体的な健康のために重要

表6 慢性腎疾患患者のための運動勧告

頻度	有酸素運動3〜5日/週，レジスタンス運動2〜3日/週
強度	中等度強度の有酸素運動 〔すなわち酸素摂取予備能の40〜60％，RPE 6〜20点（15点法）の11〜13点〕，レジスタンス運動は1-RMの60〜75％
時間	持続的な有酸素運動で20〜60分/日，しかしこの時間が耐えられないのであれば，10分間の間欠的運動曝露で計20〜60分 レジスタンストレーニング：10〜15回反復で1セット 患者の耐容能と時間に応じて，何セット行ってもよい
種類	ウォーキングやサイクリングのような有酸素運動 レジスタンスのためには，マシンあるいはフリーウェイトを使用する 大筋群を動かすための8〜10種類の異なる運動を選ぶ

（文献3より引用）

であることが述べられている。レジスタンストレーニングには，過負荷の原則と特異性の原則があり，過負荷の原則とは，トレーニング強度が通常用いている負荷よりも強くなければ効果は期待できないという原則である[11]。トレーニングの効果を得るためには，強度，時間，頻度が重要となる。また特異性の原則とは，ある種の能力は同じ類の運動を用いたトレーニングにより効果的に高めることができるという原則である[11]。これら2つの原則を念頭に置いてトレーニングを行う必要がある。ACSMによる慢性腎疾患患者のための運動勧告では，運動頻度は週に2，3日とし，フリーウェイトやマシンを使用し，大筋群を動かすための8〜10種類の異なる運動を選ぶことを推奨している。運動強度は1 repetition maximum（1RM）の60〜75％の負荷を10〜15回反復し，患者の耐容能と時間に応じて複数セット行うことが勧められている。運動強度を設定するために，最大筋力を評価することが望ましいが，透析患者は高血圧を合併していることが多く，血圧の変動を考慮すると最大筋力の測定が困難な場合がある。

レジスタンストレーニングは交感神経を緊張させ血中カテコールアミンが増すことから心拍数を上昇させるが，この場合の心拍数の増加は酸素摂取量と並行しないため，心拍数は強度の指標にすることはできない[3]。そのためRPEなどを用いて運動強度を設定する。

ウォームアップとクールダウン

運動療法の前後には，関節損傷や低血圧などを予防する目的でウォームアップとクールダウンを行う。ウォームアップは，骨格筋を収縮・伸展させ，血液循環を促進し，安静時の代謝を持久性運動のレベルに近づける。また結合織の伸展性を高め，関節の可動域を広げ，骨格筋の障害を予防する。クールダウンは，徐々に安静時の心拍数・血圧に戻し，急激な静脈還流の減少を防ぐことにより，運動後の低血圧やめまいを予防する[8]。運動の種類は，ウォームアップはストレッチングを中心に行い，クールダウンでは速度を落とした歩行や走行，ストレッチングなどを行う。運動時間は，ウォームアップ・クールダウンともに約5〜10分間実施する。

表7　運動強度の指標

心拍数を用いた運動強度の設定方法
　予備心拍能から処方心拍数を決定するKarvonen法がある。
　目標心拍数＝｛(220－年齢)－安静時心拍数｝×運動強度＋安静時心拍数
　例）年齢：80歳，安静時心拍数：60拍/分，運動強度：50％
　　｛(220－80歳)－60拍/分｝×50％＋60拍/分＝100拍/分

　近年では，心拍予備能を安静時心拍数から求める方法（$H_{Rrest}+\alpha$）があり，心血管疾患におけるリハビリテーションに関するガイドライン[8]にも簡易的な方法として記述されている。

RPEを用いた運動強度の設定方法
　代表的なものとして，Borgスケールがある。
　一般的にBorgスケール13（ややきつい）が，ATにあたるとされている。

運動療法中のモニタリング

運動療法中にモニタリングを行う目的は，運動療法の安全性と有効性を確認することである。すなわち，運動処方が決定し運動療法を開始した後も，運動療法が安全に実施できているかどうか，また，運動療法に対する良好な効果がもたらされているかどうかを観察し，必要に応じて運動処方を修正する必要がある。

運動中に理学療法士が測定または評価し得るモニタリングの指標には，めまいやふらつきなどの自覚症状，RPE，心拍数，血圧，経皮的動脈血酸素飽和度（percutaneous oxygen saturation；SpO_2）などがある。安静時の各モニタリング指標を十分に把握したうえで，運動療法経過中（ウォームアップ，有酸素運動，レジスタンストレーニング，クールダウン）にこれらがどのように変化していくかを捉えることが重要である。運動中の生理的反応については他項を参照していただきたい。

表8　透析患者における有酸素運動の先行研究

著者（発表年）	各群の人数，介入方法	期間（週間）	結果
Liao (2016)[12]	I群20, IAC，週3回（20分間, RPE 12～15）C群20, 通常ケア	12	Alb，BMI，炎症性サイトカインレベル，血管内皮前駆細胞数（CD133, CD34），6分間歩行↑
Wu (2014)[13]	I群32, IAC（10～15分間, RPE 12～16, HR↑20 bpm）C群33, 通常ケア	12	6分間歩行, STS，握力, KD-QOL_SF™↑
Makhlough (2012)[14]	I群25, IAC，週3回（患者の能力に基づき15分間）C群23, 通常ケア	8	血清リン，カリウム値↓
Wilund (2010)[15]	I群8, IAC，週3回（45分, RPE 12～14）C群9, 通常ケア	16	shuttle walk test↑，心外膜脂肪↓
Toussaint (2008)[16]	I群9, IAC，週3回（最低30分）C群10, 通常ケア	12	PWV，BNP↓
Molsted (2004)[17]	I群22, AT，週2回（AT：20～30分ストレッチ等，15～20分 CE, RPE 14～17）C群11, 通常ケア	20	有酸素能力，スクワットテスト，SF-36（身体的側面）↑
Akiba (1995)[18]	I群10, AT，週3回（CE，20分）C群10, 通常ケア	12	C群は$\dot{V}O_2max$，$\dot{V}O_2AT$↓，I群は変化なし
Goldberg (1983)[19]	I群14, AT，週3～5回 C群11, 通常ケア	48±4	有酸素能力，運動ストレステスト，HDL，Ht↑，血圧，トリグリセリド↓

I群：介入（intervention）群, C群：対称（control）群, IAC：透析中エルゴメータ（intradialytic aerobic cycling）, AT：aerobic training, CE：cycling exercise, BMI：body mass index, $\dot{V}O_2max$：最大酸素摂取量, $\dot{V}O_2 AT$：$\dot{V}O_2$ anaerobic threshold, HDL：High density lipoprotein

運動療法の効果

透析患者に対する運動療法のエビデンスは，近年ランダム化比較試験（randomized controlled trial；RCT）による報告が増加している．RCTでの先行研究を運動の種類別に示す．

有酸素運動の効果

表8に示した有酸素運動に関する研究では，透析中に週3回の頻度でエルゴメータを用いた運動を実施している報告が多かった．透析中の有酸素運動では，Borgスケールを用いたRPEにより運動強度を設定することが多く，ACSMが推奨している運動強度（RPE 11～13）より高く設定されている．運動時間は運動療法前後のウォームアップとクールダウンを含み徐々に時間を延長している．

有酸素運動の効果として，運動耐容能を示す指標である6分間歩行や有酸素能力の向上，全身持久力を示す指標であるシャトルウォークテストの向上，筋力の指標である握力やSTSの増大，QOLの改善が得られている．また血液検査データによる検証も複数行われており，Alb，HDL，Ht値の上昇やリン，カリウム，BNP，トリグリセリド値の低下が報告されている．その他，血管系に及ぼす効果では，動脈硬化の指標である脈波伝播速度（pulse wave velocity；PWV）や血圧，血管内皮機能の改善が得られている．

レジスタンストレーニングの効果

透析患者に対するレジスタンストレーニング単独の効果を報告したRCTでの研究は少ない．表9に示したレジスタンストレーニングに関する研究では，運動頻度は週に3回，Borgスケールを用いたRPEにより運動強度を設定し，RPE11～17の範囲内で実施している．運動種類は，マシンやレジスティックバンドなどを用いる方法や自荷重でのレジスタンストレーニングを実施している．

レジスタンストレーニングの効果として，骨格筋量の増加や最大筋力の増大，QOLの改善が得られている．また血液検査データに及ぼす効果では，総コレステロールやトリグリセリド，C反応性蛋白（C-reactive protein；CRP）の低下が得られている．

表9 透析患者におけるレジスタンスの先行研究

著者（発表年）	各群（人），介入方法	期間（週間）	結果
Song（2012）[20]	I群20，RT，週3回（30分間，RPE 11～15，レジスティックバンド，重錘使用）C群20，通常ケア	12	骨格筋量，下肢筋力，QOL↑，体脂肪率，総コレステロール，トリグリセリド↓
Dong（2011）[21]	I群33，IDON＋RT，週3回（RT：レッグプレス12回×3）C群33，IDON	24	体重，1-RM↑
Cheema（2007）[27]	I群24，RT，週3回（RPE 15～17，10種類×2）C群25，通常ケア	12	筋力，大腿中央周径，上腕中央周径↑，CRP↓

RT：レジスタンストレーニング，IDON：intradialytic oral nutrition

有酸素運動とレジスタンストレーニングの併用効果

有酸素運動とレジスタンストレーニングの併用効果を検討した研究を表10に示す。運動頻度は週に3回，20〜45分間のエルゴメータやトレッドミルを用いた有酸素運動とRPE12〜16もしくは1RMの50〜65％の範囲内で，30分間のレジスタンストレーニングを実施している。

運動を併用した際の効果として，運動耐容能を示す指標であるpeak $\dot{V}O_2$ や6分間歩行の改善が得られている。また筋力の指標である握力やSTS，下肢筋力の増大，運動時間の延長効果がある。さらにQOLや生活満足度

表10 透析患者における有酸素運動とレジスタンストレーニングを併用した先行研究

著者（発表年）	各群（人），介入方法	期間（週間）	結果
Frih (2017)[25]	I群21，AT＋RT，週4回（AT：20分，CE，トレッドミル，RT：1-RMの50％，12〜15回，Quadなど） C群20，通常ケア	16	STS10，STS60，握力，TUG，6分間歩行，SF36，栄養状態↑，Hospital Anxiety and Depression Scale↓
Giannakos (2013)[23]	I群12，IAC＋RT 週3回（IAC：45分，50 rpm，RT：1-RMの60〜65％） C群12，IAC ＊restless leg syndrome (RLS) 有	24	睡眠の質↑，RLS重症度，うつスコア↓
Orcy (2012)[24]	I群13，AT＋RT，週3回（AT：20分，CE，RT：10分，RPE 13〜14） C群13，RT（RT：30分，レジスティックバンド，重錘など使用）	10	I群では6分間歩行距離↑
Ouzouni (2009)[26]	I群19，AT＋RT，週3回（AT：30分，CE，RT：30分，RPE 13〜14） C群14	40	peak $\dot{V}O_2$，運動時間，SF36（身体的側面），QOL，生活満足度↑，うつスコア↓
Kouidi (2009)[31]	I群30，併用した運動，週3回（AT：40分，CE，RT：30分，15回×3，RPE 13） C群29，通常ケア	40	peak $\dot{V}O_2$，HRV↑
Vilsteren (2005)[32]	I群53，IAC＋RT，週2〜3回（AT：30分，CE，RT：透析前30分，RPE 12〜16） C群43	12	行動変容，反応時間，下肢筋力，Kt/V，QOL↑
DePaul (2002)[33]	I群20，AT＋RT，週3回（AT：CE，RT：Quad・Hamstring 等張性運動） C群18，関節可動域訓練	12	I群では最大下運動テスト，筋力↑

Quad：quadriceps muscles，TUG：Timed Up and Go test，HRV：heart rate variability

が改善し，うつスコアの低下が得られている。
　Giannakosらは，有酸素運動とレジスタンストレーニングを併用した群では，有酸素運動単独群と比較し，睡眠の質が有意に改善し，うつスコアが有意に低下したことを報告している[23]。Orcyらは，有酸素運動とレジスタンストレーニングを併用した群では，レジスタンストレーニング単独群と比較し，6分間歩行距離が有意に延長したことを報告している[24]。

リスク管理

　前述のとおり，透析患者への運動療法はさまざまな効果をもたらすが，運動療法を実施する際にはリスク管理に注意する必要がある。
　初めて運動療法を実施する際には，精神的な不安や緊張により交感神経活動が亢進し，心拍数や血圧が上昇する場合がある。運動療法開始前には診療カルテより情報を収集し，患者の特性を適切に把握することが重要である。
　透析患者は高血圧を合併していることが多い。レジスタンストレーニングは，心拍数や血圧の変動が大きくなることが知られているが，運動中に息をこらえてしまうと，バルサルバ効果に伴い血圧上昇が懸念されるため，運動中は呼吸を止めないように指導する必要がある。また，等尺性収縮は末梢血管抵抗の増大に伴い，収縮期血圧と拡張期血圧が著明に上昇することが知られているため，血圧が高い場合には行うべきではない。

透析関連低血圧

　透析患者にみられる低血圧，すなわち透析関連低血圧は，透析低血圧，起立性低血圧，常時低血圧の3つに分類される。透析中の血圧低下に影響する要因は，ドライウェイト（dry weight；DW）[※2]の下方設定や体液量が過剰で透析による除水量が大きい場合である。また，栄養不良による低アルブミン血症では膠質浸透圧が低値となり，除水に伴う間質から血管内への体液移動が不十分となるため血圧低下を惹起する可能性がある。透析中の血圧低下を避けるためには，除水速度の軽減などの対応が必要である。糖尿病患者は起立性低血圧を生じる頻度が高く，自律神経障害が主因として関与し，ドライウェイトの上方修正や降圧薬投与で対処する[30]。

低血圧患者に対する運動療法

　透析中の急激な血圧低下や起立性低血圧は予後不良と相関していることが報告されており，透析低血圧や起立性低血圧を生じる患者への運動療法は，実施の可否を医師と十分に検討する必要がある。常時低血圧は複合的な原因により生じているため，普段の血圧値を十分に把握することが重要である。常時低血圧の透析患者に運動療法を実施する場合は，主治医に収縮期血圧の下限値を確認することが必要であり，血圧や自覚症状，心拍数をモニタリングしながら，慎重に実施する。

透析患者に対する血圧測定

　透析患者に対する血圧測定は，シャント閉塞や狭窄を防止するため，動静脈シャントのない側で測定を行う。透析患者では，シャン

※2　臨床的に浮腫などの溢水所見がなく，透析による除水操作によって最大限に体液量を減少させた時の体重。それ以上の除水を行えば，低血圧，ショックが必ず起こるような体重[32]。

ト狭窄などにより両側にシャントを作成していることがある。そのような場合は現在使用しているシャント肢を患者に確認し、使用していない側で血圧を測定する。また、透析患者の血圧は、血圧を測定するタイミングにより値が異なることは忘れてはならない。体液増加による影響を強く受け、透析前の体液過剰な状態では血圧は高く、透析治療に伴う除水により血圧は低下する。

運動療法のタイミング

透析患者に対し、いつ運動療法を行うべきかを検討している報告は数少ない。

Konstantinidouらは、48人の透析患者を3群（A群：非透析日に外来での監視下運動療法、B群：透析中運動療法、C群：自宅での非監視下運動療法）に割り付け、6カ月間にわたる運動療法の効果を、機能改善（運動時間、最高酸素摂取量の変化率）と参加率に着目し比較検討した。その結果、A群が最も効果的であったが、脱落率も高かったことを報告している。B群はA群と比較し機能改善は得られなかったが、脱落率も低く、またC群よりも良好な結果を得られたことを示している[31]。以上の結果から、非透析日の監視下運動療法が最も効果的であるが、運動習慣を継続するためには、透析中の運動療法が適していることが示唆される。

透析中運動療法

透析患者は透析療法を受けるための時間的拘束や透析施行後の疲労感などにより、運動するための時間の確保が困難な現状にある。そのため最近では、透析の最中に運動療法を実施する施設が増えている。週3回の透析中に運動療法を行うことで、非透析日やほかの時間帯に改めて運動療法の時間を設定しなくてよく、透析中の時間を有効活用できることから、非常に効率的な運動療法が行える。また、透析中の運動療法は、医療従事者が血圧や脈拍、自覚症状などの変化を確認しながら適切な指導ができるため、安全に実施できると考えられる。

透析中に運動療法を行う場合は、低血圧反

図1　透析中運動療法

①透析中有酸素運動

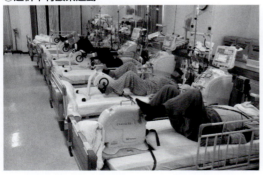

②透析中レジスタンストレーニング

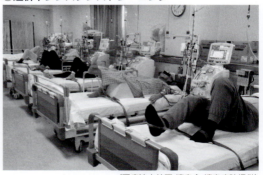

(医療法人社団 嬉泉会 嬉泉病院提供)

応を避けるために，循環動態が安定している透析開始2時間以内に実施すべきである。

具体的な運動処方

運動頻度は週3回の透析中とし，電動アシスト付きエルゴメータを用いた有酸素運動とレジスティックバンドやゴムボールを用いたレジスタンストレーニングを行うことが推奨されている（図1）。運動強度は前述のとおり運動負荷試験を実施し，酸素摂取予備能の40〜60%から徐々に運動強度を上げていく。運動負荷試験の実施が困難な場合には，安静時心拍数＋30（β遮断薬投与例では20）とBorgスケール11〜13を組み合わせてモニタリングを行う。運動療法時には疲労が翌日まで残らないよう留意する。運動療法の前後にはウォームアップ，クールダウンをそれぞれ約5〜10分間実施する。

東北大学の上月正博教授が監修に携わった「てらすエルゴ」（昭和電機）は，患者の体力に合わせて軽度-中等度の負荷量が調節できる負荷量可変式エルゴメータである（図2）。ベッド上で使用しても揺れが少なく，また，軽量設計のためベッドへの上げ下ろしや持ち運びにも便利である。

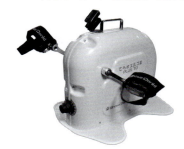

図2 透析中運動療法に用いられるエルゴメータの例
（てらすエルゴ，写真提供：昭和電機）

合併症に対する運動療法

透析患者は多様な背景を有しており，複数の合併症を併発している患者が多い。

合併症の診断基準や各種検査項目，具体的な運動療法については他稿に譲り，合併症を併発している透析患者の特徴や運動療法時の注意点を述べる。

末梢動脈疾患（peripheral arterial disease；PAD）

透析患者では，40%の患者がPADを有しており，その約半数が無症状であることが報告されている[33]。また，重症下肢虚血（critical limb ischemia；CLI）へ進展し，CLIにより下肢大切断に至った透析患者の

忘れられないエピソード

人と人との絆を大切に

下腿の小さな創傷からCLIとなり，両大腿切断に至った透析患者を担当した。切断前は杖歩行が可能であったが，切断直後はほぼすべての動作において全介助が必要となった。「ちょっとの傷がこんなになるとは思わなかった」と毎日泣いていた。自信を失い，多くの不安を抱えている患者だったが，目指すべきゴールをともに設定し，できるようになった動作を具体的に褒めて，自信の回復に努めた。

その後一意専心にリハに取り組むようになり，移乗動作やトイレ動作など，車椅子上での日常生活は自立となった。CLIによる下肢大切断の生命予後は不良であるが，切断より5年以上経った今でも元気にしており，他の透析患者の良き手本にもなっている。「○○さんのこれから先の人生について，一緒に考えましょう」という理学療法士の姿勢は必ず患者に伝わると感じた出来事であった。

生命予後は著しく不良であるため（1年生存率40％，5年生存率15％），PADを早期に発見し，治療介入を行い，CLIに至らないようにすることが求められている[34]。

透析患者は，PADによる痺れや間欠性跛行時の疼痛は糖尿病性神経障害によるものだと思っている場合が多い。これらの鑑別には問診が重要であり，下肢の疼痛は両側性か片側性か，疼痛の部位，冷感の有無，症状の出現時期を確認する。また，足背動脈や後脛骨動脈の触知をすることも重要である。PADの場合疼痛は比較的片側性であり，疼痛部位は下腿後面にあり，冷感を伴うことが多く，一定の距離を歩いたときに症状が出現する。一方，糖尿病による感覚神経障害は両側性であり，下肢の末梢に生じることが多い。

また，足関節上腕血圧比（ankle-brachial pressure index；ABI）は，PADの診断において頻用される非侵襲的検査法であるが，透析患者では血管石灰化が高度で高頻度に認められるため，ABIの値が偽正常化することがある。そのため，皮膚灌流圧（skin perfusion pressure；SPP）や超音波検査などを組み合わせて診断することが望ましい。

下肢切断に至った場合

透析患者の切断端は透析治療に伴う容量変化が大きく，また，皮膚乾燥症や皮膚掻痒症が多くの患者に認められるため，ソケットの採型には工夫が必要である。ソケットが適切に適合していない状態で義足を使用すると，創傷が形成され，壊死となるリスクがある。通常，義足のソケットは切断後の浮腫が軽減し断端が成熟した後，個々の断端に合わせ作製するが，透析患者の場合にはドライウェイトや透析間の体重増加量，栄養状態を十分に把握することが重要であり，個々の患者の使用機会，使用頻度に合わせて採型を行う。

緑内障や白内障により視力の低下がみられる患者や，末梢神経障害や透析アミロイドーシスにより手の巧緻性が低下している患者では，義足を処方しても適切に装着できない可能性もある。また，義足を用いた歩行訓練にはかなりのエネルギーが必要なため，透析による疲労感や低体力により，歩行訓練が難渋し長期にリハビリテーション（以下，リハ）を要すケースは少なくない。そのため，視力や手の巧緻性，切断前の運動機能などを十分に考慮したうえで義足を処方しなければならない。

運動療法の際には，常に創部の感染の有無を確認し，感染が創部表面になくとも筋膜下に奥深く波及することも多いため，関節可動域訓練や筋力強化訓練などにおいて必要以上に創部を圧迫しないよう注意する。

透析患者では無症状から急速に壊死が進行し切断に至る例が少なくない。そのため，患者の精神的苦痛は図りしれないものがあり，切断後の生活に大きな不安を抱えている。理学療法士は，機能回復や能力改善にのみに着目するのではなく，精神的なフォローも行う必要があると考える。

糖尿病

糖尿病を合併している透析患者は著しく増加している。日本透析医学会の統計調査によると，2016年透析導入患者および年末患者の主要原疾患第1位は糖尿病性腎症であり，それぞれの割合は，43.2％，38.8％であったことを報告している[5]。

糖尿病を合併している透析患者の運動療法を開始する前には，心血管疾患などの合併症の有無やその重症度，糖尿病の合併症である神経障害や網膜症など医学的情報を収集する必要がある。

透析液に含まれているブドウ糖濃度は，数

種類（0, 100, 125, 150 mg/dL）である。午前透析や午後透析患者は，食後1〜2時間の時点で透析を開始することが多い。糖尿病を合併している透析患者では，透析前に高血糖になることが多く，食後高血糖がある場合はブドウ糖格差が血液と透析液の間に生じるため，血漿グルコースは透析液中に拡散し，透析中に血糖値は低下する。特にインスリン治療中の透析前血糖値が高い例ほど，透析中に血糖値は低下する[35]。透析患者は低血糖時に自律神経症状がなく，急激に意識低下に至ることがあるため注意が必要である。透析中に運動療法を実施する場合には，患者の食後高血糖の有無を確認し，また，低血糖症状（自律神経症状，中枢性神経症状）やその対処方法を把握しておくべきである。

薬物療法や食事療法を実施している場合

薬物療法や食事療法を実施している患者では，運動中に低血糖を生じるリスクがある。特にインスリン治療中の患者では低血糖が生じやすいため，運動前や運動中の補食の検討や，運動療法の時間帯や種類，運動強度を調節する必要がある。運動中に低血糖症状が出現した場合には，血糖自己測定器で血糖値を測定し，70 mg/dLであればブドウ糖を服用する。

糖尿病網膜症を合併している場合

糖尿病網膜症を合併している患者で眼圧が高い場合には，高強度の有酸素運動，レジスタンストレーニング（特に等尺性収縮），頭位を下げる運動や頭部を振る運動は眼圧を上げ，眼底出血や硝子体出血を起こすことがあるため避ける必要がある。

自律神経障害のある場合

自律神経障害を有している患者では運動中に血圧低下や上昇を起こしやすく，運動中に突然死や無症候性心筋梗塞などの合併症を起こすおそれもある。そのため運動強度はCPXにより設定することが望ましく，軽度強度から開始し，慎重に運動療法を実施する。

感覚神経障害のある場合

感覚神経障害を有している患者では，運動療法前後に足部の状態をよく観察し，下肢への荷重運動を控える必要がある[36]。

透析アミロイドーシス

CKD患者，特に長期透析患者では，β2-ミクログロブリンの代謝機能が失われ，β2-ミクログロブリンを主要構成成分とするアミロイド線維が体内の組織に沈着，蓄積する。β2-ミクログロブリンは透析で除去されないため，透析患者の血中には健常人の20〜40倍の濃度で蓄積している。

透析アミロイドーシスは，手根管症候群，破壊性脊椎関節症，骨嚢胞性病変などの多様な骨関節障害のみでなく，心臓や肝臓，消化

忘れられないエピソード

Hopeの重要性

PT1年目のころ，透析アミロイドーシスが進行している長期透析患者を担当した。評価をもとに問題点を抽出し，「トランスファーや立ち上がり動作の介助量軽減」を短期目標に設定したところ，「俺は缶ビールが1人で飲めるようになりたいから，手の運動のみお願いします」とのこと。水分制限があることはもちろん把握されている。ご家族や医師とリハビリ方針を検討した結果，まずは本人のHopeを尊重しようということになり，無事ストローを使用し両手で缶ビールが飲めるようになった。リハビリの効果を実感し，必要性を理解されたようで，その日を境に他の訓練にも意欲的に取り組まれ，当初の目標を達成できた。筆者にとっても，患者のHopeや個別性を加味したプログラムの重要性を再認識することができた貴重な経験となった。

管などの多臓器障害を引き起こし，生命予後にも影響する。

透析アミロイドーシスはすべての運動器に生じうるが，透析患者では脊椎，肩関節，手関節，股関節，膝関節，足関節など多関節が障害されやすく，疼痛，腫脹，屈曲拘縮をきたす。また，上下肢機能低下，体幹機能低下，バランス機能低下，歩行障害などさまざまな運動機能障害を引き起こし，ADLやQOLの低下をもたらす。

透析アミロイドーシスが進行している患者の運動療法は，骨関節系の脆弱性を考慮し，負荷量は軽度強度とすべきである。可動域訓練は疼痛による有痛性拘縮へ進展しないよう，疼痛を誘発しない範囲内で愛護的に実施する必要がある。関節拘縮や運動機能障害により転倒のリスクが高いため，日常的な動作を安全に行えるよう環境整備を行い，また，動作中に転倒しないように注意すべきポイントをわかりやすく患者に説明することが重要である。

保存期CKD（透析導入前）患者への運動療法

左右の腎臓は体重の0.5～0.6％の小さな臓器にもかかわらず，安静時には心拍出量の約20％（毎分約1,000 mL）の血液供給を受けている。しかし激しい運動時には，骨格筋への血流量が心拍出量全体の80％となり，腎臓への血流量は大きく減少する。運動中の腎血流量は強度依存的に直線的に下降し，GFRは高強度の運動で低下することから[37]，腎機能障害は運動により増悪する可能性があるとされ，CKD患者に対する運動は長らく否定的に捉えられる傾向であった。しかし，運動による腎機能の一時的な変化がどの程度長期予後に関与するかは不明であり，日本腎臓学会の「エビデンスに基づくCKD診療ガイドライン2013」においても，運動がCKDの発症・進展に影響を与えるかは明らかではないことが述べられている[38]。

保存期CKD患者に対する運動療法の効果を明らかにした報告は数少ないが，最近では，適度な運動が腎機能には悪影響を及ぼさずに，むしろ運動耐容能やQOLの向上，糖・脂質代謝の改善などのメリットをもたらす可能性があることが報告されている[1]。CKD患者に対する運動療法の考え方は，従来の「運動制限」から「運動推奨」へ大きな転換期を迎えている（図3）。

保存期CKD患者における運動療法の有効性を示すさらなるエビデンスの構築が求められている。

保存期CKD患者の身体的特徴

保存期CKD患者では身体活動量の低下[40]，筋力や運動耐容能の低下[41]，骨格筋の萎縮や機能低下[42]などが示されている。また，保存期CKD患者における食事療法は治療の基盤であるが，食欲低下や低蛋白食を意識するあまりエネルギー摂取量が不足し，protein energy wasting（PEW）を併存しやすい。さらに，慢性炎症や尿毒素の蓄積などが加わり，フレイル※3，サルコペニア※4を高頻度に合併し，その割合は腎機能が低下するにつれて増加する。

図3 CKD患者における運動療法の考え方：運動制限から運動療法へ

これまでのCKD患者：運動制限

| 保存期CKD患者 → 腎機能を悪化させないために安静が治療の1つ |
| CKD透析患者 → 透析前後は疲労が出やすく，安静にしがち |

↓ ・医療・透析技術の進歩，超高齢社会の到来（患者の超高齢化）
　・運動療法のエビデンス蓄積

これからのCKD患者：運動療法

| 保存期CKD患者 → ・運動療法では腎機能は悪化しない，むしろ改善する
・透析移行を防止するための治療法の1つとして運動療法が必要
・運動療法は心血管疾患の予防に有効
・サルコペニア・フレイル・protein-energy wasting（PEW）予防に有効 |
| CKD透析患者 → ・運動療法では透析効率が改善する
・ADLの改善，降圧薬・心不全治療費の減少のための治療法の1つとして運動療法が必要
・運動療法は心血管疾患の予防に有効
・サルコペニア・フレイル・PEW予防に有効 |

（文献39より引用）

運動処方

　保存期CKD患者の治療目的は，CKDの進展抑制およびCVDの発症予防である。そのために，生活習慣の改善，食事，血圧，血糖，脂質，尿酸などの管理や治療が必要となる。

　高血圧は治療可能な危険因子であり，CKD患者では血圧を良好にコントロールすることが最も重要である。また，糖尿病性腎症はESKDに至る最大の主要原疾患であるが，十分な血糖管理を行うことで，CKDの進展抑制が可能である。CKD患者では，脂質異常症の治療により蛋白尿の減少と腎機能低下抑制が期待されている。運動療法は血圧や血糖値，血中脂質を改善させる治療の基本であり，すなわち，保存期CKD患者に対する運動療法は，腎機能に良好な影響を与える可能性がある。

　日本腎臓学会の「エビデンスに基づくCKD診療ガイドライン2013」では，運動を指導する場合には十分な注意を要するため，個々の患者の活動性，運動耐容能，循環器系のリスクなどを定期的に評価したうえで運動計画を立てるのが望ましいと述べられている。

　現在，CKD患者に対する運動療法のガイドラインはなく，科学的根拠に基づいた運動処方は明らかにされていない。また，急性増悪しているCKD患者や高度蛋白尿を合併するCKD患者への運動療法の是非に関してもエビデンスはない。したがって，CKDの各ステージを通して倦怠感が著明な場合や全身浮腫，心不全を呈する場合を除き，安定したCKD患者では心肺機能に問題のない範囲での定期的な運動が推奨されており，腎機能をよく観察しながら運動処方を調節する。

　運動処方は，ACSMの一般向けの運動勧告

※3 加齢にともなうさまざまな機能変化や予備能力低下によって健康障害に対する脆弱性が増加した状態[43]と定義され，身体的フレイルのみならず，精神・心理的フレイル，社会的フレイルを含む概念とされる。
※4 身体的な障害や生活の質の低下，および死亡などの有害な転帰のリスクを伴うものであり，進行性および全身性の骨格筋量・骨格筋力の低下を特徴とする症候群である[44]。

をもとに，初期の運動強度を軽度強度（酸素摂取予備能の40％未満）から中等度（酸素摂取予備能の40〜60％）にし，患者の耐容能に基づいて時間をかけて進行させていくように修正する。ACSMの運動勧告を表7（p.222）に示す。具体的な運動療法の手順は透析患者の運動処方（p.219）を参照していただきたい。

運動療法の効果

Heiweらが2014年に報告した41件のRCTをもとにしたシステマティックレビューでは，運動介入群では運動耐容能，筋力，循環器系指標（血圧，心拍数など），歩行能力，健康関連QOLの改善が認められたと報告している[45]。しかしながらこのRCTでは，血液透析患者に関する研究がほとんどを占めており，保存期CKD患者に関する研究は数少ない。

近年，保存期CKD患者における運動療法の効果を検討した報告は徐々に増えてきており，RCTでの先行研究を運動の種類別に示す。

有酸素運動の効果

Van CraenenbroeckらはCKDステージ3〜4の40人を介入群（19人）と対照群（21人）に割り付け，自宅での有酸素運動を3ヵ月間実施した結果，介入群ではpeak $\dot{V}O_2$ と健康関連QOLが有意に改善したことを報告している[46]。Bariaらは，CKD患者27人をセンターでの監視下運動群（10人），自宅運動群（8人），対照群（9人）に割り付け，有酸素運動（1回30分）を週3回，12週間実施した結果，監視下運動群では内臓脂肪と腹囲が減少し，下肢の除脂肪体重が増加したことを報告している[47]。Headleyらは，CKDステージ3の46人（糖尿病と高血圧合併もしくは糖尿病合併）を，介入群（25人）と対照群（21人）に割り付け，有酸素運動（peak $\dot{V}O_2$ の50〜60％）を週3回，16週間実施した結果，介入群では$\dot{V}O_2$max と健康関連QOLが改善したことを報告している[48]。

レジスタンストレーニングの効果

Watsonらは，CKDステージ3〜4の38人を介入群（20人）と対照群（18人）に割り付け，下肢のレジスタンストレーニング（1-RMの70％，10〜12回×3セット）を週3回，8週間実施した結果，介入群では筋肉断面積，筋肉量，膝伸展筋力，運動能力が改善したことを報告している[49]。

有酸素運動とレジスタンストレーニングの併用効果

Greenwoodらは，CKDステージ3〜4の18人を介入群（8人）と対照群（10人）に割り付け，有酸素運動（エルゴメータ，1回20分）と上下肢のレジスタンストレーニング（1-RMの80％，8〜10回×3セット）を週3回，12カ月間実施した結果，介入群ではPWV，腹囲，peak $\dot{V}O_2$ が減少したことを報告している[50]。Howdenらは，CKDステージ3〜4の72人を介入群（36人）と対照群（36人）に割り付け，有酸素運動（エルゴメータ，1回20〜30分）とレジスタンストレーニング（マシン使用）を週2〜3回，8週間（その後10カ月間は自宅で運動を継続）実施した結果，介入群ではpeak $\dot{V}O_2$，拡張機能が上昇し，体重，動脈弾性率が減少したことを報告している[51]。

リスク管理

保存期CKD患者では，CKDステージの進行に伴い尿濃縮力障害，高窒素血症，水・電解質異常，代謝性アシドーシス，腎性貧血，二次性副甲状腺機能亢進症などさまざまな合併症が出現する．また，CKDはCVDの強力なリスク因子であるため，虚血性心疾患や突然死などの循環器系リスクを常に考慮しなければならない．個々の患者の血圧や尿蛋白，腎機能などの指標を注意深く観察し，運動療法を実施する．

運動療法経過中に腎機能が急速に悪化した場合には運動療法を一時休止し，その後腎機能が安定した場合には，医師の指示に従い運動療法を再開する．休止期間中，身体活動量が低下しないように，個々の患者の運動機能に応じた目標を設定して指導していくことが重要である．

こんな症例には一工夫

病気は売るほどある

多くの血液透析患者さんより聞かれる言葉だ．

確かに腎疾患のほかにも心疾患，高血圧，糖尿病，末梢動脈疾患，透析アミロイドーシスなどさまざまな合併症を併発している例は少なくない．

紹介するのは80歳代の男性で透析歴20年ほどの入院透析患者．筋力低下や脊柱，股関節，膝関節の屈曲制限が顕著で，移動はストレッチャーがメイン，ほぼすべての動作において全介助が必要であった．

リハ介入当初は「病気は売るほどある．年も年だからリハは必要ない．」と拒否傾向であったが，じっくり患者と向き合い，実現可能性のある目標をともに立て続けた．

理学療法士として毎日のリハで気をつけたことは，翌日まで疲労を残さないこと，患者さんの能力を最大限に引き出す現実的な運動プログラムを設定すること，日々の変化を見逃さず，褒め上手になること．

数カ月経過すると動作能力が劇的に改善した．移乗動作が軽介助になり自宅への外泊も可能になったことで患者のリハに対する意欲がさらに高まった．
最終的には「病気の数や年は関係なかった．リハやってよかった．ありがとう．」と笑顔で退院された．

さまざまな職業があるなかで，感謝の言葉を受けたり，ともに喜びや幸せを感じたりできる職業はどれくらいあるのだろう？　十分なやりがいを感じ，誇りをもてるこの職業につけてよかったと思う瞬間である．

文献

1) 上月正博 編著：腎臓リハビリテーション．234-235，医歯薬出版，2012.
2) 日本腎臓学会 編：CKD診療ガイド2012．東京医学社，2012.
3) American College of Sports Medicine : ACSM's Guidelines for Exercise testing and Prescription（8th ed），Lippincott Williams & Wilkins Wolter Kluwer Health, 2011.
4) 伊藤貞嘉，柏原直樹：慢性腎臓病―病態理解に基づいた予防と治療のあり方．25-39，メディカルレビュー社，2009.
5) 日本透析医学会統計調査委員会：2015年末の慢性透析患者に関する基礎集計．図説わが国の慢性透析療法の現況 2015年12月31日現在（http://docs.jsdt.or.jp/overview/index2016.html）（2017年12月27日時点）
6) 杉崎弘章，ほか：透析患者の高齢化・長期化による問題点と透析提供体制に関する将来予測―アンケート調査―．日透析医学会誌 28(1)；80-93，2013.
7) NKF-K/DOQI : K/DOQI clinical practice guidelines for cardio vascular disease in dialysis patients. Am J Kid Dis 45(3); 1-128, 2005.
8) 心血管疾患におけるリハビリテーションに関するガイドライン（2012年改訂版）．循環器病の診断と治療に関するガイドライン（2011年度合同研究班報告）（http://www.j-circ.or.jp/guideline/pdf/JCS2012_nohara_h.pdf）（2018年1月4日時点）
9) Painter P, Moore GE : The impact of recombinant human erythropoietin on exercise capacity in hemodialysis patients. Adv Ren Replace Ther 1(1); 55-65, 1994.
10) Painter PL, Krasnoff JB : End stage metabolic disease : renal failure and liver failure. In: Durstine JL, ed. ACSM's Exercise Management for Persons with Chronic Diseases and Disabilities, 2nd ed. Champaign: Human Kinetics ; 126-132, 2003.
11) 市橋則明：臨床理学療法領域におけるコア・パラダイム-筋力トレーニングにおけるパラダイムシフト．理学療法学 42(8)；695-696，2015.
12) Liao MT, et al. : Intradialytic aerobic cycling exercise alleviates inflammation and improves endothelial progenitor cell count and bone density in hemodialysis patients. Medicine（Baltimore）95(27)；2016.
13) Wu Y, et al. : Effect of individualized exercise during maintenance haemodialysis on exercise capacity and health-related quality of life in patients with uraemia. J Int Med Res 42(3)；718-727, 2014.
14) Makhlough A, et al. : Effect of intradialytic aerobic exercise on serum electrolytes levels in hemodialysis patients. Iran J Kidney Dis 6 ; 119–123, 2012.
15) Wilund KR, et al. : Intradialytic exercise training reduces oxidative stress and epicardial fat: a pilot study. Nephrol Dial Transplant 25: 2695–2701, 2010.
16) Toussaint ND, Polkinghorne KR, Kerr PG : Impact of intradialytic exercise on arterial compliance and B-type natriuretic peptide levels in hemodialysis patients. Hemodial Int 12 ; 254–263, 2008.
17) Molsted S, et al. : Five months of physical exercise in hemodialysis patients: effects on aerobic capacity, physical function and self-rated health. Nephron Clin Pract 96 ; 76–81, 2004.
18) Akiba T, et al. : Effects of recombinant human erythropoietin and exercise training on exercise capacity in hemodialysis patients. Artif Organs 19 ; 1262–1268, 1995.
19) Goldberg A, et al. Therapeutic benefits of exercise training for hemodialysis patients. Kidney Int Suppl 16 ; 303–309, 1983.
20) Song WJ, Sohng KY : Effects of progressive resistance training on body composition, physical fitness and quality of life of patients on hemodialysis. J Korean Acad Nurs 42 ; 947–956, 2012.
21) Dong J, et al. : The effect of resistance exercise to augment long-term benefits of intradialytic oral nutritional supplementation in chronic hemodialysis patients. J Ren Nutr 21(2)；149-159, 2011.
22) Cheema B, et al. : Progressive exercise for anabolism in kidney disease（PEAK）: a randomized, controlled trial of resistance training during hemodialysis. J Am Soc Nephrol 2007; 18: 1594–1601
23) Giannaki CD, et al. : A single blind randomized controlled trial to evaluate the effect of 6 months of progressive aerobic exercise training in patients with uraemic restless legs syndrome. Nephrol Dial Transplant 28 ; 2834–2840, 2013.
24) Orcy RB, et al. : Combined resistance and aerobic exercise is better than resistance training alone to improve functional performance of haemodialysis patients — results of a randomized controlled trial. Physiother Res Int 17(4)；235–243, 2012.
25) Frih B, et al. : The Effect of Interdialytic Combined Resistance and Aerobic Exercise Training on Health Related Outcomes in Chronic Hemodialysis Patients : The Tunisian Randomized Controlled Study. Front Physiol 8 ; 288, 2017.
26) Ouzouni S, et al. : Effects of intradialytic exercise training on health-related quality of life indices in haemodialysis patients. Clin Rehabil 23 ; 53–63, 2009.
27) Kouidi EJ, Grekas DM, Deligiannis AP : Effects of exercise training on noninvasive cardiac measures in patients

28) van Vilsteren MC, de Greef MH, Huisman RM : The effects of a low-to-moderate intensity pre-conditioning exercise programme linked with exercise counselling for sedentary haemodialysis patients in The Netherlands: results of a randomized clinical trial. Nephrol Dial Transplant 20(1) ; 141-146, 2005.
29) DePaul V, et al. : The effectiveness of aerobic and muscle strength training in patients receiving hemodialysis and EPO : a randomized controlled trial. Am J Kidney Dis 40 ; 1219-1229, 2002.
30) 日本透析医学会：透析関連低血圧．日本透析医学会雑誌 44(5)；363-368, 2011.
31) Konstantinidou E, Koukouvou G, Kouidi E, et al : Exercise training in patients with end-stage renal disease on hemodialysis: comparison of three rehabilitation programs. J Rehabil Med 34(1) ; 40-45, 2002.
32) 日本透析医学会：ドライウェイトの設定．日本透析医学会雑誌 46(7)；606-609, 2013.
33) Okamoto K, et al. : Peripheral arterial occlusive disease is more prevalent in patients with hemodialysis: comparison with the finding of multidetector-row computed tomography. Am J Kidney Dis 48(2); 269-276, 2006.
34) 愛甲美穂，日高寿美，石岡邦啓：透析患者における末梢動脈疾患 リスク分類（鎌倉分類）を用いたフットケア介入による重症下肢虚血進展防止に対する有用性．透析会誌 49(3)；219-224, 2016.
35) 日本透析医学会：血液透析患者の糖尿病治療ガイド2012 透析液ブドウ糖濃度．透析会誌 46(3)；327-329, 2013.
36) 日本糖尿病学会 編：科学的根拠に基づく糖尿病診療ガイドライン2013, 南江堂, 2013.
37) 鈴木政登：運動と腎機能：そのメカニズムと役割．体育学研究 40(4)；248-252, 1995.
38) 日本腎臓学会：エビデンスに基づくCKD診療ガイドライン2013, 東京医学社, 2013.
39) 上月正博：CKDにおけるリハビリテーション．日本内科学会雑誌 105(7)；1296-1302, 2016.
40) West SL, et al. : The Association of Daily Activity Levels and Estimated Kidney Function in Men and Women With Predialysis Chronic Kidney Disease. Kidney Int Rep 2(5) ; 874-880, 2017.
41) Clyne N : The importance of exercise training in predialysis patients with chronic kidney disease. Clin Nephrol 61(1) ; 10-13, 2004.
42) Roshanravan B, et al. : Association between physical performance and all-cause mortality in CKD. J Am Soc Nephrol 24(5); 822-830, 2013.
43) 荒井秀典：フレイルの意義．日老医誌 51；497-501, 2014.
44) 厚生労働科学研究補助金（長寿科学総合研究事業）高齢者における加齢性筋肉減弱現象（サルコペニア）に関する予防対策確立のための包括的研究研究班：サルコペニア：定義と診断に関する欧州関連学会のコンセンサス ―高齢者のサルコペニアに関する欧州ワーキンググループの報告―の監訳．日老医誌 49(6)；788-805, 2012.
45) Heiwe S, Jacobson SH : Exercise training in adults with CKD : a systematic review and meta-analysis. Am J Kidney Dis 64(3) ; 383-393, 2014.
46) Van Craenenbroeck AH, et al. : Effect of Moderate Aerobic Exercise Training on Endothelial Function and Arterial Stiffness in CKD Stages 3-4 : A Randomized Controlled Trial. Am J Kidney Dis 66(2); 285-296, 2015.
47) Baria F, et al. : Randomized controlled trial to evaluate the impact of aerobic exercise on visceral fat in overweight chronic kidney disease patients. Nephrol Dial Transplant 29 ; 857-864, 2014.
48) Headley S, et al. : Short-term aerobic exercise and vascular function in CKD stage 3 : a randomized controlled trial. Am J Kidney Dis 64 ; 222-229, 2014.
49) Watson EL, Greening NJ, Viana JL : Progressive Resistance Exercise Training in CKD : A Feasibility Study. Am J Kidney Dis 66(2) ; 249-257, 2015.
50) Greenwood SA, et al. : Effect of exercise training on estimated GFR, vascular health, and cardiorespiratory fitness in patients with CKD : a pilot randomized controlled trial. Am J Kidney Dis 65(3); 425-434, 2015.
51) Howden EJ, et al. : Effects of exercise and lifestyle intervention on cardiovascular function in CKD. Clin J Am Soc Nephrol 8(9); 1494-1501, 2013.

III 内部障害に対する運動療法の効果／フレイル，サルコペニアに対する運動療法と効果

がん関連

立松典篤

〈がん患者に対する運動療法〉

がん患者における運動療法の役割と効果

近年のがん領域においては支持療法分野のニーズが高まってきており，がんリハビリテーション（以下，リハ）はその1つとして期待されている。がん治療は外科手術，薬物療法，放射線療法が一般的であり，これらの治療に伴う副作用や後遺症により，がん患者の生活の質（quality of life；QOL）はしばしば低下することが知られている。このような諸問題を予防・改善する手段としてがんリハが注目されており，そのなかでも運動療法は多くの役割を担っているとされている。がん患者に対する運動療法は国内外の多数のガイドラインで強く推奨されており，体力維持や周術期合併症発症率の軽減，在院日数の短縮，倦怠感の軽減，QOL向上などが期待されている[1]。2013年に出版された「がんのリハビリテーションガイドライン」[2]では，計62のクリニカルクエスチョン（clinical question；CQ）の約1/3にあたる22のCQが運動療法に関するものである。そして，そのほとんどが推奨グレードA（行うよう強く勧められる）またはB（行うよう勧められる）であり，効果としては身体機能や日常生活活動（activities of daily living；ADL）能力の維持向上，倦怠感や精神的ストレスの軽減，QOLの維持向上などが挙げられている。

がん患者に運動療法を行う際のリスク管理

がん患者に対する運動療法の多くはがん治療と並行して実施されるため，がん治療に伴う副作用や合併症などが身体に及ぼす影響（表1）を十分に理解し，適切なリスク管理の下で運動療法を実施していくことが重要となってくる。この点に関しては，前述した複数のガイドラインのなかでも述べられており，米国スポーツ医学会のガイドライン[1]で

Tips

支持療法とは？

「がん医療における支持療法とは，がん随伴症状の管理，およびがん治療の有害事象の発生予防と管理である。ここでいう管理とは，精神身体な症状に対応するものであり，がんの宣告から始まるがん治療の経過中，そして終末期に至るまでの治療に伴う副作用の管理を意味する。リハビリテーション，2次がんの予防，サバイバーシップと終末期医療も包括的に支持療法の範疇に含む」[3]とされている。

は，がんの原発巣別や病期別，治療別に推奨される評価や運動処方なども記載されている．このガイドラインのなかで，がん患者にかかわるセラピストががん特有のリスクを考慮して運動療法の処方や実施を行うことができれば，治療前・治療中・治療後のいずれの時期においても運動療法の安全性は確保され，その効果も期待できるとされている．実際の臨床現場においては，患者の自覚症状（疼痛，呼吸困難，倦怠感，嘔気・嘔吐，気分など），全身状態，がんの進行度，治療の経過について把握し，リスク管理を行う．表2に示すような「がん患者におけるリハビリテーション中止基準」[4]という指標を参考に

表1 がん治療が身体に及ぼす影響

	手術	化学療法	放射線療法
疲労	○	○	○
疼痛	○	○	○
心血管機能障害		○	○
肺機能障害	○	○	○
末梢神経障害		○	
認知機能障害	○	○	○
生殖機能障害		○	○
体重変化	○	○	
脂肪量増加・除脂肪量低下	○	○	
骨量減少		○	○
筋骨格・軟部組織障害			
免疫機能低下もしくは貧血		○	
リンパ浮腫	○		○
消化器機能障害	○	○	○
皮膚障害		○	○

（文献1より一部改変）

表2 がん患者におけるリハの中止基準

① 血液所見：ヘモグロビン7.5 g/dL以下，血小板50,000/μL以下，白血球3,000/μL以下
② 骨皮質の50％以上の浸潤，骨中心部に向かう骨びらん，大腿骨の3 cm以上の病変などを有する長管骨の転移所見
③ 有腔内臓，血管，脊髄の圧迫
④ 疼痛，呼吸困難，運動制限を伴う胸膜・心嚢・腹膜・後腹膜への滲出液貯留
⑤ 中枢神経系の機能低下，意識障害，頭蓋内圧亢進
⑥ 低・高カリウム血症，低ナトリウム血症，低・高カルシウム血症
⑦ 起立性低血圧，160/100 mmHg以上の高血圧
⑧ 110回/分以上の頻脈，心室性不整脈

（文献4より翻訳引用）

することも有用であるが，これらの基準を満たしていたとしても運動療法を行わなければならない状況も存在するため，主治医やリハ医，看護師などの他職種としっかりと情報共有を行い，適切な判断を下していくことが重要となってくる。

〈フレイル・サルコペニアを呈するがん患者に対する運動療法〉

がん患者のフレイル・サルコペニア

「平成29年版高齢社会白書」[5]によれば，わが国における平成28（2016）年の65歳以上の高齢者人口の割合は27.3％と過去最高となっており，高齢化率は今後も上昇し続けるといわれている。この高齢化に伴い高齢がん患者数も年々増加してきており，国立がん研究センターがん対策情報センターの発表によると，2013年に新たにがんに罹患した人の約75％が65歳以上の高齢者であると報告されている[6]。近年，高齢者の健康寿命や要介護状態に大きな影響を与える要因としてフレイル（虚弱）やサルコペニアの存在が注目されてきている。フレイルは高齢期に生理的予備能が低下することでストレスに対する脆弱性が亢進し，機能障害，要介護状態，死亡などの不幸な転機に陥りやすい状態とされ，生理的な加齢変化と機能障害，要介護状態の間にある状態として理解されている。一方，サルコペニアは加齢に伴って筋肉が減少し，握力や歩行速度の低下など機能的な側面をも含めて定義されている。サルコペニアが進行すると転倒，活動量低下が生じやすく，フレイルが進行して要介護状態につながる可能性が高くなり，高齢者の運動機能，身体機能を低下させるばかりでなく，ADLや生命予後を低下させてしまうとされている。これらはがん医療の分野においても同様であり，フレイルやサルコペニアの存在は術後合併症や化学療法・放射線療法の副作用発症リスクの増大，さらには死亡リスクの増大に繋がるといった報告が出てきている[7,8]。

フレイルを呈するがん患者の特徴

一般的に，高齢者は加齢に伴い併存する慢性疾患（生活習慣病など）の疾患数が増加すると同時に，認知機能障害や転倒，摂食・嚥下障害，うつなどのいわゆる老年症候群とよばれるさまざまな病態も増加してくる。つまり，高齢がん患者はがんに罹患したときすでに老年症候群を有し，ADLが低下している可能性がある。前述のように，このようなフ

Tips
情報共有の重要性
各職種間において中止基準が統一していることは非常に重要である。もし職種間で中止基準の認識にずれがあるようだと患者を困惑させてしまうため，注意が必要である。

表3 日本臨床腫瘍グループによる高齢がん患者の分類

分類		定義
fit		元気な非高齢者と同じ標準治療を受けることのできる状態
unfit	vulnerable（脆弱）	元気な非高齢者と同じ標準治療は受けることができないが、なんらかの治療を受けることができる状態
	frail（フレイル）	積極的な治療の適応にならないと思われる状態（ベストサポーティブケアや緩和医療のみの治療の対象）

レイル（脆弱）な高齢がん患者においては、がん治療に伴う副作用や合併症発症のリスクが高く治療成績やQOLが低下することが知られているため、高齢がん患者の治療選択は難しい課題である。このような状況のなか、日本臨床腫瘍研究グループは「高齢がん患者」を1つの集団として考えるのではなく、元気な非高齢者と同じ標準治療を受けることのできる集団を「fit」、そうでない集団を「unfit」と分類し（表3）、高齢がん患者においてはfitとunfitを治療前の段階で把握し、unfitな集団に対してはより適切な治療選択を行っていくことが推奨されている[9]。Cailletら[10]は、がんと診断された70歳以上の高齢がん患者375名に対して、多角的な機能評価およびそれに基づく多職種ミーティングにて治療方針を検討した結果、約2割の患者において当初主治医が考えていた治療方針から変更されたと報告している。このように、治療開始前に多職種による多角的な評価に基づいて高齢がん患者のフレイル状況を判断し、治療方針に反映する取り組みが行われるようになってきている。

サルコペニアを呈するがん患者の特徴

サルコペニアとは、筋肉量の低下に筋力の低下または身体機能の低下を伴う病態である。その成因によって、加齢に伴う筋肉量の減少である原発性（一次性）サルコペニアと、活動性の低下（廃用性症候群）や低栄養、臓器不全や侵襲、腫瘍などの疾患に伴う筋肉量の減少である二次性サルコペニアに分類される（表4）[11]。がん領域においては、がん罹患者の高齢化に伴う原発性サルコペニアの増加に加え、がんそのものやがん治療に伴う影響による二次性サルコペニアの合併が大きな問題となっている。Nishigoriらは、食道がん患者199例のうち149例（75％）がサルコペニアに分類され、サルコペニア群で有意に術後肺合併症発症率が高かったと報告している[12]。また、Huangらは、胃がん患者470例の前向き検討で、サルコペニア症例をプレサルコペニア（21％）、サルコペニア（10

> **Tips**
> フレイルの定義の違いに注意
> 日本臨床腫瘍研究グループの「frail（フレイル）」は老年医学における「フレイル」と同義語ではないため注意が必要である。

表4 サルコペニアの分類

原発性サルコペニア（primary sarcopenia）	
加齢性サルコペニア （age-related sarcopenia）	加齢以外に明らかな原因がないもの
二次性サルコペニア（secondary sarcopenia）	
活動関連サルコペニア （activity-related sarcopenia）	寝たきり，不活発な生活習慣，失調あるいは無重力状態が原因となり得るもの
疾患関連サルコペニア （disease-related sarcopenia）	重症臓器不全（心臓，肺，肝臓，腎臓，脳），炎症性疾患，悪性腫瘍や内分泌疾患に付随するもの
栄養関連サルコペニア （nutrition-related sarcopenia）	吸収不良，消化管疾患，あるいは食思不振を起こす薬剤使用などに伴うエネルギーおよび／または蛋白質の摂取量不足に起因するもの

％），高度サルコペニア（7％）の3群に分類したところ，高度サルコペニア群は有意に術後在院日数が長く，術後合併症の独立危険因子であると報告している[13]。このように，食道がんや胃がん患者は術前より通過障害などの経口摂取障害に伴う低栄養や種々の要因による活動量低下をきたしていることが多く，二次性サルコペニアを合併していることが多い。また，がん患者の低栄養や不活動は化学療法や放射線療法などの集学的治療のコンプライアンスを低下させ，入院期間の延長やperformance statusやQOLの低下を生む原因となる。実際に，がん患者がいったん栄養障害をきたすと「低栄養〜治療の副作用〜さらなる低栄養〜治療継続能の低下〜不良な予後」という悪循環に陥ってしまうことが多い。したがって，不活動や低栄養から引き起こされる二次性サルコペニアを予防・改善するための介入が求められている。

フレイル・サルコペニアを呈するがん患者のアセスメント

予後予測やリスクアセスメント

フレイルやサルコペニアを有するがん患者が抱える問題はさまざまであり，個別性が高い。したがって，介入前に適切なスクリーニング評価を行うことで，患者が抱える問題点や運動療法を行ううえで必要なリスク管理を

 Tips

サルコペニアの診断基準
2010年の欧州サルコペニア・ワーキンググループの診断基準を基盤として，国際的にさまざまな診断基準が用いられている。どの診断基準を用いたかによってサルコペニアの有病率は異なってくるため，注意が必要である。日本人は欧米人とは体格が異なるため，2014年のアジアサルコペニア・ワーキンググループの診断基準を用いることが多い。

明確にし，適切な目標設定を行っていくことが求められる。一般的に，がん領域においては患者の全身状態を把握する際にperformance status（PS）という5段階の簡易的な尺度を用いることが多く（表5），治療適応基準の判定や治療効果の指標，生存期間の予測因子としての有用性が示されている[14]。しかしながら，PSだけではフレイルやサルコペニアを有するがん患者の複雑な状態を反映しているとは言い難い。近年，老年医学の分野では高齢者の複雑な状態を把握するための方法として，CGA（comprehensive geriatric assessment）を用いた多面的な評価が推奨されている（表6）。がん領域においても，従来のPS評価に加えて，ADLや老年症候群などの評価を含めた多面的な評価を介入前に行うことが望ましいだろう。ただし，CGAは項目が多いために測定には多大な時間がかかるという欠点があるため，より簡便な評価尺度としてG8（Geriatric 8）[15]やVES-13（Vulnerable Elders Survey-13）[16]などが開発されており，日本臨床腫瘍研究グル

表5 ECOG performance status

grade	PS（performance status）
0	まったく問題なく活動できる。発症前と同じ日常生活が制限なく行える
1	肉体的に激しい活動は制限されるが，歩行可能で軽作業や座っての作業は行うことができる（例：軽い家事，事務作業）
2	歩行可能で自分の身の回りのことはすべて可能だが，作業はできない。日中の50％以上はベッド外で過ごす
3	限られた自分の身の回りのことしかできない。日中の50％以上をベッドか椅子で過ごす
4	まったく動けない。自分の身の回りのことはまったくできない。完全にベッドか椅子で過ごす

＊ECOG: Eastern Cooperative Oncology Group

表6 CGA（comprehensive geriatric assessment）の代表的なドメインと評価項目

ドメイン	評価項目
身体機能	activities of daily living（日常生活活動） institutional activities of daily living（手段的日常生活活動）
併存疾患	charlson comorbidity index cumulative illness rating scale
社会経済的	生活状況，収入，介護者の有無，経済的問題，交通機関へのアクセス
老年症候群	認知症，うつ，せん妄，転倒，骨粗鬆症，持続的めまい，自律性の喪失など
認知機能	mini mental state examination
多剤投与	投薬数，薬物間相互作用
栄養	body mass index（体格係数） mini nutritional assessment

ープではG8を高齢がん患者の必須尺度として用いることを推奨している（表7）。これらの評価バッテリーなどを用いて，これから治療を受けるがん患者がどのような問題を抱えているのか，今後どういったリスクが起こり得るのかを事前に把握しておくことが重要となる。

身体機能・身体活動量のアセスメント

フレイル・サルコペニアを呈するがん患者の多くは，治療前より低身体機能・低身体活動量の状態であるだけでなく，治療中および治療後に廃用性に進行し，いわゆる廃用症候群に至るケースが少なくない。したがって，治療前・治療中・治療後の適切なタイミングで身体機能や身体活動量を評価し，必要時に介入を行っていくことが重要となる。

身体機能の評価

身体機能の評価に関しては，そのときの全身状態や必要な情報によって行うべき評価は異なってくる。ただし，フレイル・サルコペニアの状態を経時的に評価していくという観点からは，握力や歩行速度などは必要不可欠である。また高齢かつ脆弱な集団であること

表7 G8（Geriatric 8）スクリーニングツール

質問項目	該当回答項目
過去3カ月間で食欲不振，消化器系の問題，咀嚼，嚥下困難などで食事量が減少しましたか	0：著しい食事量の減少 1：中等度の食事量の減少 2：食事量の減少なし
過去3カ月間で体重の減少はありましたか	0：3kg以上の減少 1：わからない 2：1～3kgの減少 3：体重減少なし
自力で歩けますか	0：寝たきりまたは車椅子を常時使用 1：ベッドや車椅子を離れられるが，歩いて外出できない 2：自由に歩いて外出できる
BMI値	0：19未満 1：19以上21未満 2：21以上23未満 3：23以上
1日に4種類以上の処方薬を飲んでいますか	0：はい 1：いいえ
同年齢の人と比べて，自分の健康状態をどう思いますか	0：よくない 0.5：わからない 1：同じ 2：良い
年齢	0：86歳以上 1：80歳～85歳 2：80歳未満

＊合計得点が0～17点であり，14点以下がフレイルと判定

から，患者負担の少ない評価ツールを選択することも重要である。Short Physical Performance Battery（SPPB）は，バランステスト，歩行テスト，椅子立ち上がりテストの3つのテストからなる総合的評価指標であり，近年，高齢者をはじめとした比較的脆弱な集団に対して広く汎用されているツールである[17]。SPPBの合計得点は虚弱（フレイルティ）と関連し，カットオフ値を9点（8点以下を虚弱と判定）とすると虚弱の評価に有用といった報告がある[18]。また，EWGSOP（The European Working Group on Sarcopenia in Older People）のサルコペニア診断基準におけるSPPBのカットオフ値も9点であり，0～6点を低機能，7～9点を中間機能，10～12点を高機能としている[11]。

身体活動量の評価

身体活動量の評価に関しては，客観的指標と主観的指標の2つに大きく分類される。

客観的指標の代表的なツールの1つが活動量計であり，歩数や運動強度，活動時間，エネルギー消費量などの指標を用いて評価する。一方で，主観的指標はいわゆる質問紙法や活動記録法であり，代表的なものにInternational Physical Activity Questionaire（IPAQ）日本語版がある[19, 20]。IPAQ日本語版は，WHOワーキンググループが世界各国における身体活動量の現状把握および国際比較の目的で開発した質問票の日本語版であり，汎用性が高い。しかしながら，質問紙法や活動記録法は結果の妥当性や再現性が対象者に依存する部分が多いため，同一個人の活動量の変化を評価するような場面において特に有用となる。その点，活動量計は基本的には機器の装着のみで評価が可能であるため，機器の確保や患者の同意が得られれば，活動量計を用いるほうが信頼性の高い情報を得ることができる。

栄養状態のアセスメント

がん患者の約半数が食欲不振と食事摂取量低下をきたしており[21]，がん患者の低栄養，体重（骨格筋）減少は通常よく認められる病態である。その原因はがん誘発性体重減少（cancer-induced weight loss；CIWL）とがん関連性体重減少（cancer-associated weight loss；CAWL）に大別される（図1）[22]。CIWLでは，がんによって引き起こされる代謝異常は悪液質に起因するものと考えられ，通常の栄養療法では改善が難しいとされている。それに対して，CAWLは消化管閉塞や化学療法などによる摂食障害，精神的ストレスなどの二次的要因によるものであるため，積極的な栄養療法の導入により改善が期待できる。したがって，がん患者の栄養状態をアセスメントし適切な介入を行うことは，がん治療や運動療法のコンプライアンスを高めることにつながる。

静脈経腸栄養学会ガイドラインでは，栄養

Tips

活動量計の装着アドヒアランス
活動量計で得られるデータは客観的かつ信頼性の高いデータであるが，これらは規則正しく，毎日装着されていることが大前提となってくる。したがって，装着アドヒアランスを高めるための工夫が必要である。

アセスメントは複数の栄養指標・臨床指標を多角的に組み合わせて患者の栄養状態を判断することを推奨している[22]。栄養アセスメントに用いられる主な指標には，病歴，栄養歴，理学的所見，身体計測値，臨床検査データなどがある（表8）。実際の臨床現場においては，セラピスト単独で栄養アセスメントを行うのではなく，院内の管理栄養士や栄養サポートチーム（nutritional support team；NST）と協働してがん患者の栄養状態を評価することが重要である。

図1　CIWLとCAWL

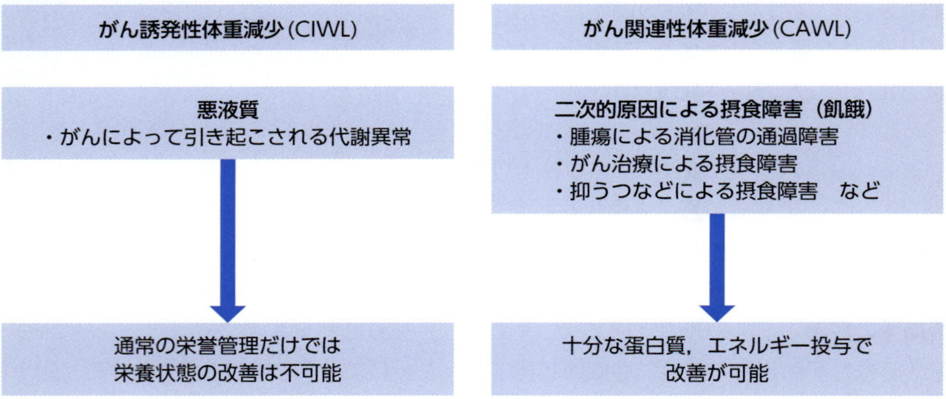

がん誘発性体重減少（CIWL）

悪液質
・がんによって引き起こされる代謝異常

↓

通常の栄誉管理だけでは栄養状態の改善は不可能

がん関連性体重減少（CAWL）

二次的原因による摂食障害（飢餓）
・腫瘍による消化管の通過障害
・がん治療による摂食障害
・抑うつなどによる摂食障害　など

↓

十分な蛋白質，エネルギー投与で改善が可能

表8　栄養アセスメントの主な項目

病歴	現病歴，既往歴，手術歴，内服薬，社会経済的状況，など
栄養歴	食欲・食事内容・食事摂取量の変化，体重の変化，消化器症状，嗜好，食物アレルギー，など
身体診察	浮腫，腹水，特定の栄養素欠乏に関連した所見，など
身体計測	身長，体重，BMI，上腕周囲長，上腕三頭筋部皮下脂肪厚，上腕筋囲，など
生化学検査	アルブミン，RTP（rapid turnover protein），トランスフェリン，トランスサイレチン，レチノール結合蛋白，肝機能，腎機能，など
身体機能評価	呼吸機能，嚥下機能，ADL，など

Tips

運動療法を実施する前に摂取カロリーの確認を！
　運動療法を実施する前に，その患者がトータルで1日何キロカロリー摂取できているかを確認する。1日の摂取カロリーが非常に少ない患者においては，たとえ低強度の運動であっても過負荷となり得るため，注意する。

フレイル・サルコペニアを呈するがん患者に対する運動療法のポイント

運動療法の強度：低負荷・高頻度の有用性

がん患者に対する運動療法のエビデンスは多く存在している一方で，フレイルやサルコペニアを呈するがん患者に対するエビデンスは少なく，標準的な運動プログラムが確立していないのが現状である。その理由としては，脆弱な集団であるがゆえに従来の古典的な運動プログラム（高負荷運動：1RMの80%程度）のアドヒアランスが悪く，十分な運動が行えないといった点があげられる。近年，高齢者においては低負荷であっても骨格筋機能が向上する可能性が示唆されており，これらは同じく脆弱な集団であるフレイル・サルコペニアを呈するがん患者にとっても応用できる可能性がある。Csapoらは，高負荷と低負荷レジスタンストレーニングの効果に関するメタ解析を行い，どちらにおいても筋力や筋量の向上が認められ，さらに仕事量（負荷量×回数×セット数）を揃えることで高負荷と低負荷レジスタンストレーニングの効果が同等になることを示している[23]。したがって，フレイル・サルコペニアを呈するような脆弱な集団に対しては，高負荷な運動トレーニングを処方するのではなく，低負荷（1RMの40%程度）で高頻度（15～20回×3～5セット）の運動トレーニングを処方する方が有用である可能性が高い。また，運動に伴うリスクの観点からも，低負荷・高頻度の運動プログラムのほうが安全に実施でき，アドヒアランスも保たれるだろう。

身体活動量向上プログラムの導入

身体活動とは，安静にしている状態よりも多くのエネルギーを消費するすべての動作を指し，日常生活における労働，家事，通勤・通学等の「生活活動」と，体力（スポーツ競技に関連する体力と健康に関連する体力を含む）の維持・向上を目的とし，計画的・継続的に実施される「運動」の2つに分けられる[24]。つまり，フレイル・サルコペニアを呈するがん患者においては，単に運動療法介入を行うだけでなく，生活活動も含めた身体活動の向上を目指したプログラムの導入が必要となってくる。そのためには，日常生活の中に運動を取り入れることはもちろんのこと，全体として少しでも活動的な生活へと行動変容を促していく必要がある。American Cancer Societyのガイドラインでは「がん患者における運動指針」を定めており，そのなかで脆弱な集団においては「運動不足を避けること」や「今よりも活動的な生活にするこ

Tips

目標設定の個別化
　身体活動量の低い集団においてこそ，できるだけ各個人の生活活動に合わせた細かい目標設定が重要となる。患者自身が「少し頑張れば，達成できる」と感じられるような目標設定が望ましく，また達成時は必ず賞賛してあげることが大切である。

と」を最初の目標とし，その後は段階的に目標を上げていくことが望ましいとしている（表9）[25]。また，健康行動に関する行動変容を促し，プログラムの継続性を高めるためには，歩数計（活動量計）の使用やセルフモニタリングの実施なども効果的とされている

表9 がんサバイバーの栄養と運動に関するガイドライン

- 健康的な体重へ減量し，その体重を維持（BMIを18.5～25に維持）
  過体重や肥満の場合は，高カロリーの食べ物や飲料を制限し，減量するために運動量を増やす
- 定期的な運動
  運動不足を避ける。診断後もなるべく早く通常の日常生活を取り戻す
  1週間に150分以上運動することを目標とする
  1週間のうち2日以上は筋力トレーニングを運動の中に含める
- 野菜，果物，全粒穀物を多く含む食事パターン
  毎日2.5盛り以上の野菜と2.5盛り以上の果物を食べる

図2 セルフモニタリング：（例）運動日誌

運動日誌		
ウォーキング	目標歩数： 歩	
筋力トレーニング	セラバンド色：黄・赤・緑・青・黒	回数： 回× セット

	月 /	火 /	水 /	木 /	金 /	土 /	日 /
天気	晴・曇・雨	晴・曇・雨	晴・曇・雨	晴・曇・雨	晴・曇・雨	晴・曇・雨	晴・曇・雨
歩数	歩	歩	歩	歩	歩	歩	歩
筋力トレ							
①大胸筋	回×セット	回×セット	回×セット	回×セット	回×セット	回×セット	回×セット
②上腕二頭筋	回×セット	回×セット	回×セット	回×セット	回×セット	回×セット	回×セット
③三角筋	回×セット	回×セット	回×セット	回×セット	回×セット	回×セット	回×セット
④腸腰筋	回×セット	回×セット	回×セット	回×セット	回×セット	回×セット	回×セット
⑤中殿筋	回×セット	回×セット	回×セット	回×セット	回×セット	回×セット	回×セット
⑥大腿四頭筋	回×セット	回×セット	回×セット	回×セット	回×セット	回×セット	回×セット
運動中または運動後の症状	□痛み □息切れ □だるさ □気持ち悪さ □その他（　）	□痛み □息切れ □だるさ □気持ち悪さ □その他（　）	□痛み □息切れ □だるさ □気持ち悪さ □その他（　）	□痛み □息切れ □だるさ □気持ち悪さ □その他（　）	□痛み □息切れ □だるさ □気持ち悪さ □その他（　）	□痛み □息切れ □だるさ □気持ち悪さ □その他（　）	□痛み □息切れ □だるさ □気持ち悪さ □その他（　）

（図2）[26-28]。

チーム医療の必要性

フレイル・サルコペニアを呈するがん患者が抱える問題は単一であることは少なく，複雑であることが多い。一般的にフレイルには，身体的，心理・精神的，社会的という3つの要素があり，それぞれの問題が互いに関連し合っているといわれている（図3）。したがってこれらの複雑な問題に対処するためには，多職種からなるチームでのかかわりが重要となってくる。例えば，近年の外科領域においては，術後回復力強化（enhanced recovery after surgery；ERAS）プログラムが注目されており，多くの施設で導入されている。ERASプログラム（図4）は，術後の回復促進に役立つ各種のケアをエビデンスに基づき統合的に導入することで安全性と回復促進効果を強化した集学的リハプログラムのことである[29]。このプログラムのように，術前から多職種が目標を共有しその達成に向けて適切な役割を果たしていくことが，フレイ

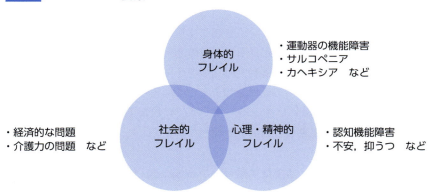

図3 フレイルの3要素

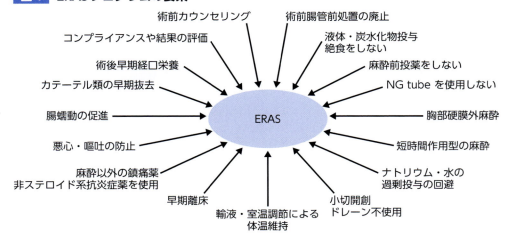

図4 ERASプログラムの要素

ル・サルコペニアを呈するがん患者のような周術期リスクの高い症例には求められるだろう。同様に，内科的治療を行う高齢がん患者に対しても，運動や栄養をはじめとした支持療法を並行して行っていく集学的治療が推奨されるようになってきている[30,31]。

こんな症例には一工夫

70歳代前半，男性，うつ病の既往あり。倦怠感と腹痛の主訴で受診し，膵頭部がんと診断される。外科手術予定となったが，サルコペニアが疑われ，かつ倦怠感に伴う活動量低下も認めたため，術前リハ介入の依頼あり。

【リハ初診時評価】
初回評価時の身体機能は，体重42.5 kg（半年間10％以上の体重減少あり），四肢骨格筋量6.02 kg/m^2，歩行速度0.87 m/s，握力26.4 kgであり，日中の活動量はトイレや食事の際の移動程度であった。サルコペニアおよびフレイルの状態であった。

【リハ経過】
現在の活動量ではさらなる体力低下を引き起こす可能性が高いため，外来での運動療法介入を開始した。自宅が遠方であることから週1回の通院が限度であり，倦怠感も強かったため，日中の活動量向上を目的とした運動・生活指導を中心としたプログラムを立案し，指導した。同時に歩数計を渡し，日中の活動量のチェックも行った。介入当初は1,000歩/日程度であった活動量が，3週間後には4,000〜5,000歩/日まで向上し，身体機能も維持または改善がみられたため，予定通り手術施行となった。

【介入における一工夫】
うつ病の既往があることと，すでに体重減少がみられる症例であったため，精神腫瘍科医および管理栄養士による介入を同時並行で行い，随時情報共有を行った。また，目標設定に関しては，現状維持もしくはプラス500歩程度の比較的低めの目標設定から開始し，運動プログラムの実施状況を見ながら，段階的に目標設定を高くしていった。

最新の研究

NEXTAC試験
NEXTAC（Nutritional and EXercise Treatment for the elderly patients with Advanced non-small cell lung and pancreatic Cancer）とよばれる多施設臨床試験がわが国において実施されている。高齢進行がん患者を対象とし，初回化学療法開始と同時に栄養や運動を組み合わせた支持療法を実施することの効果検証を行う試験である。

文献

1) Schmitz KH, et al. : American College of Sports Medicine roundtable on exercise guidelines for cancer survivors. Med Sci Sports Exerc 42; 1409-1426, 2010.

2) 日本リハビリテーション医学会 がんのリハビリテーションガイドライン策定委員会 編：がんのリハビリテーションガイドライン．金原出版，2013．
3) 一般社団法人 日本がんサポーティブケア学会ホームページ（http://www.jascc.jp/profile/shuisho.html）（2018年7月31日時点）．
4) Gerber LH, Valgo M: Rehabilitation for patients with cancer diagnosis. DeLisa JA, Gans BM, Bockenek WL, et al.(eds): Rehabilitation Medicine: Principle and Practice, 3rd edition, 1293-1317, Lippincott-Raven Publishers, Philadelphia, 1998.
5) 内閣府：平成29年版高齢社会白書，2017．（http://www8.cao.go.jp/kourei/whitepaper/w-2017/html/zenbun/index.html）（2018年7月1日時点）
6) 国立がん研究センターがん情報サービス　がん登録・統計．（https://ganjoho.jp/reg_stat/）（2018年7月1日時点）
7) Chindaprasirt J: Sarcopenia in Cancer Patients. Asian Pac J Cancer Prev 16(18); 8075-8077, 2015.
8) Handforth C, et al.: The prevalence and outcomes of frailty in older cancer patients- a systematic review. Ann Oncol 26(6); 1091-1101, 2015.
9) Japan Clinical Oncology Group: JCOG 高齢者研究ポリシー．（http://www.jcog.jp/basic/policy/A_020_0010_39.pdf）（2018年7月1日時点）
10) Caillet P, et al.: Comprehensive geriatric assessment in the decision-making process in elderly patients with cancer- ELCAPA study. J Clin Oncol 29 (27); 3636-3642, 2011.
11) Cruz-Jentoft AL, et al.: Sarcopenia: European consensus on definition and diagnosis. Age Ageing 39(4); 412-423, 2010.
12) Nishigori T, et al.: Sarcopenia as a predictor of pulmonary complications after esophagectomy for thoracic esophageal cancer. J Surg Oncol 113(6); 678-684, 2016.
13) Huang DD, et al.: Impact of different sarcopenia stages on the postoperative outcomes after radical gastrectomy for gastric cancer. Surgery 161(3); 680-693, 2016.
14) Viganò A, et al.: Survival prediction in terminal cancer patients: a systematic review of the medical literature. Palliat Med 14; 363-374, 2000.
15) Bellera CA, et al.: Screening older cancer patients: first evaluation of the G-8 geriatric screening tool. Ann Oncol 23(8); 2166-2172, 2012.
16) Saliba D, et al.: The Vulnerable Elders Survey: a tool for identifying vulnerable older people in the community. J Am Geriatr Soc 49(12); 1691-1699, 2001.
17) Guralnik JM, et al.: A Short Physical Performance Battery assessing lower extremity function: association with self-reported disability and prediction of mortality and nursing home admission. J Gerontol 49(2); 85-94, 1994.
18) da Câmara SM, et al.: Using the Short Physical Performance Battery to screen for frailty in young-old adult with distinct socioeconomic conditions. Geriatr Gerontol Int 13(2); 421-428, 2013.
19) 村瀬訓生，ほか：身体活動量の国際標準化 -IPAQ 日本 語版の信頼性，妥当性の評価-．厚生の指標 49(11); 1-9, 2002.
20) Craig CL, et al.: International physical activity questionnaire: 12-country reliability and validity. Med Sci Sports Exerc 35(8); 1381-1395, 2003.
21) 宇佐美　眞：がん患者の栄養管理．静脈経腸栄養 26(3); 47-56, 2011.
22) 日本静脈経腸栄養学会：静脈経腸栄養ガイドライン 第3版，照林社，2013．
23) Csapo R, Alegre LM: Effects of resistance training with moderate vs Heavy loads on muscle mass and strength in the elderly: A meta-analysis. Scand J Med Sci Sports 26(9); 995-1006, 2016.
24) 厚生労働省：健康づくりのための身体活動基準2013．（http://www.mhlw.go.jp/stf/houdou/2r9852000002xple-att/2r9852000002xpqt.pdf）（2018年7月1日時点）
25) Rock CL, et al.: Nutrition and physical activity guidelines for cancer survivors. CA Cancer J Clin 62(4); 243-274, 2012.
26) Bayly J, et al.: Changing health behaviour with rehabilitation in thoracic cancer: a systematic review and synthesis. Psychooncology 2018. [Epub ahead of print]
27) Bourke L, et al.: Interventions to improve exercise behaviour in sedentary people living with and beyond cancer: a systematic review. Br J Cancer 110(4); 831-841, 2014.
28) Tudor-Locke C, Lutes L: Why do pedometers work?: a reflection upon the factors related to successfully increasing physical activity. Sports Med 39(12); 981-993, 2009.
29) Fearon KC, et al.: Enhanced recovery after surgery: a consensus review of clinical care for patients undergoing colonic resection. Clin Nutr 24(3); 466-477, 2005.
30) Borg JJ, et al.: Multimodal management as requirement for the clinical use of anticachexia drugs - a regulatory and a clinical perspective. Curr Opin Support Palliat Care 9(4); 333-345, 2015.
31) Fearon K, Arends J, Baracos V: Understanding the mechanisms and treatment options in cancer cachexia. Nat Rev Clin Oncol 10(2); 90-99, 2013.

III 内部障害に対する運動療法の効果／フレイル，サルコペニアに対する運動療法と効果

心臓，呼吸

田屋雅信

　フレイル，サルコペニアは心疾患，呼吸器疾患患者の再入院や再発に関する予後の規定因子となっている。慢性心不全（chronic heart failure；CHF）患者の2年間の追跡調査では，フレイルを有する群で救急要請リスクが92％，再入院リスクが65％上昇したことが報告されている[1]。さらに，外科手術と比べ侵襲の少ないことから，高齢者に適応されるカテーテル治療についても，治療後の予後はフレイルが影響することが報告されている[2,3]。

　SF-36のphysical performanceが75点以下［日常生活活動（activities of daily living；ADL）低下］となるリスクについてオッズ比を計算した報告[4]では，高血圧症，心疾患，脂質異常症，糖尿病，脳卒中を有する群でADLが低下しやすいことが示された。また，抑うつ，認知機能などの精神機能障害，1日の身体活動量の低下がADL低下のリスクとなっていたため，心疾患リスクの予防はフレイル予防になりうる。

フレイルを有する心疾患・呼吸器疾患患者に対する運動療法

フレイルやサルコペニアを呈する原因

　フレイルやサルコペニアを呈する原因は，安静や労作時の息切れに伴う低活動から生じるdeconditioningだけではない。CHFや慢性閉塞性肺疾患（chronic obstructive pulmonary disease；COPD）を発症することで生じる末梢骨格筋の組織学的変化による骨格筋異常や筋肉が消耗しやすい状態（muscle wasting）なども要因となっている（図1，表1）。

フレイル，サルコペニアに対するレジスタンストレーニングの考え方

　フレイル，サルコペニアにはレジスタンストレーニングが効果的である。しかし，筋力低下に対して筋力増強運動といった短絡的な思考プロセスではフレイル，サルコペニア改善に至らない。高齢心疾患・呼吸器疾患患者への運動療法の目的は，筋力にとどまらずバランス機能や歩行機能，ADL能力の改善が求められる。改善したいのは「筋力」なのか，「筋パワー」なのか，「筋肥大」なのかによって運動療法のプロトコルが変わってくる。アメリカスポーツ医学会（American College of Sports Medicine）が提唱した目的別トレーニングプロトコル（表2）[5]などを参考にし，個々に応じた運動療法の選択ならびに心疾患に適応できるかをモニタリングすることが理学療法士には求められている。ちなみに「筋持久力」の改善を目的としたトレーニングについては運動回数で規定されているが，可能ならば通常の有酸素運動のように運動時間で設定してもよい（10〜30分／日）。

図1 運動耐容能低下に寄与する原因

両疾患ともに運動耐容能に影響を与える骨格筋変性の原因として，低酸素，酸化ストレス，低栄養に加え，全身の炎症が挙げられている。

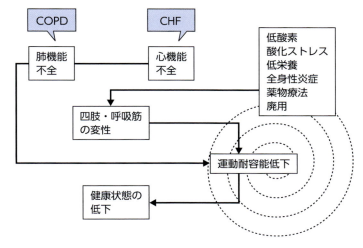

表1 CHFやCOPDの筋肉変化

原因	変化
不活動	廃用性筋力低下・筋萎縮
加齢	骨格筋減少症（サルコペニア）
低栄養	悪液質（カヘキシア）
同化（筋肉合成）ホルモン減少，異化（筋肉分解）ホルモン増加	異化亢進，同化抑制
アポトーシス	骨格筋細胞のアポトーシス亢進
炎症 　末梢循環不全，呼吸不全（低酸素） 　全身性炎症，炎症性サイトカインの亢進 　炎症性サイトカインの増加による成長ホルモン抵抗性 　免疫の活性化 　酸化ストレスの亢進	炎症性サイトカインや酸化ストレスの増加 異化亢進 IGF-1の低下による骨格筋量減少 TNF-αによる異化亢進，酸化ストレス増大 活性酵素（ROS）上昇による骨格筋細胞障害
神経体液性因子の亢進，交感神経活性亢進	骨格筋の成長抑制

Tips

筋内脂肪量

高齢者のサルコペニアは筋量の減少が認められる一方，筋内の脂肪量が多いとの報告がなされている。筋内脂肪量は体脂肪率やBMIからは予測できないので超音波診断装置を用いた筋輝度（筋肉の白っぽさ）で評価する。筋輝度は筋力に影響を及ぼすことが示唆されている。筋輝度は超音波診断装置の周波数，gain（受信した信号の増幅度）を同条件にして測定する。筋萎縮により筋内脂肪が多い場合に高輝度となり白っぽく映る。

表2 目的別レジスタンストレーニングプロトコル

目的	定義	負荷	量	安静期間
筋力	最大外力を発揮するための筋の能力	60〜70%1 RM（初級） 80〜100%1 RM（上級）	1〜3セット×8〜12回（初級〜中級） 2〜6セット×1〜8回（上級）	2〜3分（高強度の場合） 1〜2分（低強度の場合）
筋パワー	筋パワー＝筋力×速度（距離/時間）	30〜60%1 RM（上肢） 0〜60%1 RM（下肢）	1〜3セット×3〜6回	2〜3分（高強度の場合） 1〜2分（低強度の場合）
筋肥大	筋サイズの増大	70〜85%1 RM（初級〜中級） 70〜100%1 RM（上級）	1〜3セット×8〜12回（初級〜中級） 3〜6セット×1〜12回（上級）	2〜3分（高強度の場合） 1〜2分（低強度の場合）
筋持久力	最大下抵抗を発揮し続ける能力	<70%1 RM	2〜4セット×10〜25回	セット間 30秒〜1分

　高齢者に対するレジスタンストレーニングのCochraneレビューでは，運動耐容能のみならずバランスや歩行速度，健康関連QOLの改善が報告されている[6]。

　高齢者に併存するバランス能力の低下や瞬発力の低下は，筋パワー（筋力×速度）が関連している。高齢変形性股関節症患者に対する高速度でのレジスタンストレーニング（パワートレーニング）が，筋内脂肪量の減少やTUG（Timed up & Go test）の改善効果を認めた報告がなされている[7]。パワートレーニングは筋パワーの改善を目的とし運動速度に着目し求心性収縮時になるべく速く，遠心性収縮時は3秒かけて行うことで効果を得ている。short physical performance battery；SPPB，図2）で歩行速度や起立テストの点数が悪いときに導入するとよい。

高齢者に対するレジスタンストレーニングの方法

　高齢者に対する高強度のレジスタンストレーニングは，実際の臨床現場で行いにくい。そこで，低強度〜中等度の負荷で運動速度をゆっくり行うこと（4〜6秒）によって高い筋力増強効果を目指すとよい。健常高齢者を対象とした報告[8]ではあるが，膝伸展筋に対して50〜65%1 RM，低速度反復（挙上4秒，降下6秒）のスロートレーニングを行わせることで高強度のトレーニングと同等の最大等尺性筋力や筋持久力への改善効果が得られた。息こらえや血圧上昇に注意すれば心疾患患者にも十分適応できると思われる。ただし，高齢になるほど低下する筋パワーの改善は認められなかったので，パワートレーニングを追加する必要性が示唆される。

レジスタンストレーニングの種類

　レジスタンストレーニングは2種類の方法がある。開放性運動連鎖（open kinetic chain；OKC）と閉鎖性運動連鎖（closed kinetic chain；CKC）で，OKCは単関節運動

図2 short physical performance battery (SPPB)

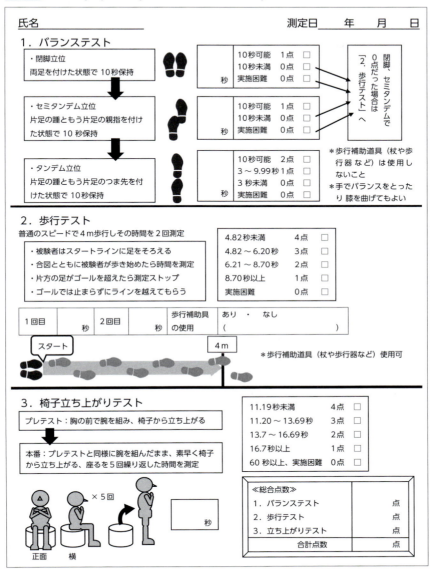

Tips

運動の過負荷をどう判断するか？

運動療法を一時中断する（休憩をはさむ）判断として，Borgスケールなどの自覚的運動強度を使用することも多い。しかし，Borgスケールはあくまで主観的な評価の要素が強い。特に高齢者は息切れの閾値が高かったり強がる傾向にある。その場合，運動中に会話ができるかどうかで判断するとよい。血圧，心拍数などの客観的な数値が問題ない前提で，かつ運動中に会話ができていれば問題ないとおおむね判断してよい。

で関節や心臓の負担が少ないが筋力や筋肉量増加の効果の範囲が限られていく。一方，CKCはADLで必要とされる筋力全体が強化されるが，活動筋が多くなるので心負荷が強くなる可能性が高い。この問題に関しては，息こらえによるバルサルバ効果に注意し，呼気による副交感神経を働かせながら行うと解消される。しかし，高齢者に限って呼吸に意識を向かせる人が多いため，呼吸を止めないことだけを指示し，レジスタンストレーニング中は運動している筋肉に意識を向けさせ効果を増強させるとよい。

内部障害の分野ではフレイル，サルコペニアがトピックとなっているが，解決法のコンセンサスは評価指標を含めて確立していない。海外の報告[9]では，フレイルを有する症例に対し心臓外科手術前から運動療法を導入した介入効果について検討されつつある。高齢社会を呈するわが国においてもフレイル，サルコペニアを有する内部障害患者への運動療法のエビデンスを構築することが急務である。

その他の対策

筋は蛋白の合成と分解のバランスで成り立っている。筋萎縮をきたす蛋白合成の低下は，インスリン様成長因子（IGF-1）や性ホルモンの一種が関与し，蛋白分解の亢進は炎症性サイトカインの増加が寄与しているとされている。特にCHF，COPD患者では，この悪循環による骨格筋異常が生じているとされている。レジスタンストレーニング（＋有酸素運動）は，このような悪循環を断ち蛋白合成の促進や分解の抑制に効果がある（図3）[10]が，その効果をさらに促進するために栄養補給が注目されている。

そのため，運動療法の導入に関しては，食事量が重要となってくる。病態が安定せず食欲の低下をきたしている状態で運動を行うとカロリー消費が有意となって筋の蛋白分解をきたし，やせすぎてしまうからである。現病態が落ち着いていること，食欲が低下していないことが運動療法の開始基準となる。

そこで蛋白質（アミノ酸），ビタミンDを

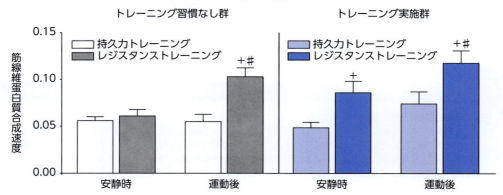

図3 レジスタンストレーニングの効果
レジスタンストレーニングは筋蛋白同化作用を促進する。

摂取することによって蛋白合成を促進することが期待されている。蛋白質は心不全に合併する腎機能障害への弊害が懸念されるが，ビタミンDは日光に触れることでも補給できるため，日中の屋外での活動量にも左右されると思われる。

COPDに対して栄養補助に関するガイドラインは示されている[11]が，今後は心不全に対して合併症を増悪させないような栄養管理をしたうえでレジスタンストレーニングの効果が得られる食事療法の検討が必要となる。

こんな症例には一工夫

内部障害患者に対し，有酸素運動やレジスタンストレーニングを短絡的に処方するのではなく，評価によって運動療法を選んでいくことが重要である（図4）。

case 1
70歳代，男性，冠動脈バイパス術後，抑うつあり
ヘルパーによる送迎で週2，3回，精神デイケアに通うのが目標である。

case 2
80歳代，男性，CHF，慢性腎臓病
妻の送迎で週2回，散歩をするのが目標である。

case 3
80歳代，女性，COPD
娘の送迎で定期診察時に月1回，屋内生活自立が目標である。

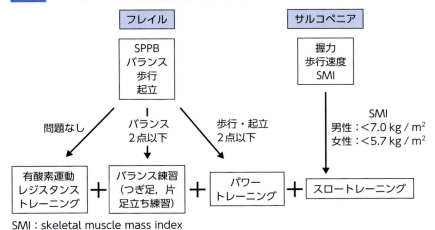

図4 テーラーメイド運動療法プログラム

SMI : skeletal muscle mass index

SPPBを評価し，運動療法を選択して行った結果，目標を達成した（図5）。

case 1
精神デイケアに週3回通えるようになった。

case 2
妻と散歩ができ2,000歩/日程度の活動量となった。

case 3
屋内生活時の息切れやふらつきが軽減した。

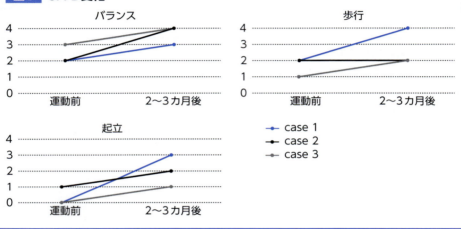

図5 SPPB変化

文献
1) McNallan SM, et al. : Frailty and healthcare utilization among patients with heart failure in the community. JACC Heart Fail 1(2); 135-141, 2013.
2) Singh M, et al. : Influence of frailty and health status on outcomes in patients with coronary disease undergoing percutaneous revascularization. Circ Cardiovasc Qual Outcomes 4(5); 496-502, 2011.
3) Schoenenberger AW, et al. : Predictors of functional decline in elderly patients undergoing transcatheter aortic valve implantation(TAVI). Eur Heart J 34(9); 684-692, 2013.
4) 下方浩史：虚弱の危険因子. Med Reha 170：121-125, 2014.
5) American College of Sports Medicine : American College of Sports Medicine position stand. Progression models in resistance training for healthy adults. Med Sci Sports Exerc 41(3); 687-708, 2009.
6) Liu CJ, et al. : Progressive resistance strength training for improving physical function in older adults. Cochrane Database Syst Rev 2009, CD002759.
7) Fukumoto Y, et al. : Effects of high-velocity resistance training on muscle function, muscle properties, and physical performance in individuals with hip osteoarthritis : a randomized controlled trial. Clin Rehabil 28(1); 48-58, 2014.
8) Mukaimoto T, et al. : Effects of low-intensity and low-velocity resistance training on lower limb musclar strength and body composition in elderly adults. J Phys Fit Sports Med 55 Suppl ; S209-212, 2006.
9) Stammers AN, et al. : Protocol for the PREHAB study-Pre-operative Rehabilitation for reduction of Hospitalization After coronary Bypass and valvular surgery : a randomised controlled trial. BMJ Open 5(3); e007250, 2015.
10) Wilkinson SB, et al. : Differential effects of resistance and endurance exercise in the fed state on signalling molecule phosphorylation and protein synthesis in human muscle. J Physiol 586(15); 3701-3717, 2008.
11) 日本呼吸ケア・リハビリテーション学会，ほか：呼吸リハビリテーションマニュアル—患者教育の考え方と実践—，102-112，照林社，2003.

索 引

あ
アームカール 28
悪玉コレステロール 208
アシドーシス 167
圧フィードバック装置 37
アデノシン三リン酸 8, 24, 32, 38, 75, 88
アデノシン二リン酸 48, 75

い
息切れ 54
萎縮筋に対するストレッチング 101
1回拍出量 66
一酸化窒素（NO） 32
イヌリンクリアランス 86
インスリン 52, 78, 111, 216
インセンティブスパイロメータ 59
インターバルトレーニング 7, 30, 125, 195

う
ウォーキング 204
腕立て伏せ 28
運動耐容能 123, 165, 174, 216, 253
運動の頻度 27
運動の法則 2

え
栄養障害 167
エネルギー 4
エラスティックコード 40
エルゴメータ 60, 144, 171, 204, 229

お
応力緩和 98
オーバーリーチング 93

か
カーフレイズ 121
回転運動 3
解糖系 9, 77
回復期の運動療法 106
下肢筋力強化練習 188
下肢切断 230
下腿三頭筋 175
冠危険因子 11, 111
換気予備能 192
間欠性跛行 148
間質性肺炎 184, 192
関節可動域 7, 14, 99, 155
感染 160
冠動脈疾患 124

き
気胸 197
義足 230
狭心症 104, 205
強心薬 117, 133
胸部X線写真 135
虚血性心疾患 10
筋緊張抑制の原理 21
筋交感神経活動 58

筋持久力 89
筋収縮 25, 75
筋肥大 51
筋紡錘 96
筋力増強 51
筋力低下 166
筋力トレーニング 153

く
クエン酸 32
クリープ現象 98
グリコーゲン 49, 78
グルコース 49, 78, 90, 200
クレアチニン 8, 86
クレアチンホスホキナーゼ 209
クレアチンリン酸 75

け
経皮的冠動脈形成術 106
経皮的動脈血酸素飽和度 166, 224
血圧 134, 227
血液ガス調節 50
血管内皮機能 111
血清クレアチニン値 217
血清シスタチンC値 217
血糖値の低下 52
血流ガス調節 52
血流調節 49, 52
嫌気性代謝閾値 8, 31, 69, 125, 144, 173, 222
腱紡錘 21, 96

こ
高強度インターバルトレーニング 30, 33, 93
高血圧 111, 233
膠原病に伴う間質性肺炎 186
股関節伸展屈曲運動 44
股関節伸展テスト 36
呼気終末二酸化炭素濃度 65
呼吸運動の促進 50
呼吸筋ストレッチ体操 188
呼吸筋トレーニング 57, 179
呼吸筋疲労 58
呼吸困難 54, 166
呼吸性代償開始点 11
呼吸体操 56
骨運動 15
骨格筋機能異常 54
ゴムチューブ 178
ゴムボール 229
コレステロール 81

さ
採血 136
最高酸素摂取量 34, 66, 123
最大換気量 60
最大筋力 90
最大酸素摂取量 32, 80, 89, 204
最大歩行距離 150

サイトカイン 52
サイドブリッジ（サイドプランク） 39
再発予防期 158
左室駆出率 110, 123
左室リモデリング 110, 124
サスペンションポイント 43
サルコペニア 240, 252
酸化系 9
酸素化 135
酸素摂取量 66, 172
酸素脈 66
酸素療法 190
残存狭窄 108

し
自覚的運動強度 26, 222
糸球体濾過量 84, 216
持久力 89
自己介助ROM運動 18
脂質異常症 11, 208
脂質代謝 81, 111
自重を用いたレジスタンストレーニング 28
持続携式腹膜透析 222
持続的他動運動 18
自動ROM運動 18
収縮期血圧 111
周術期管理 128
柔軟性 96
12誘導心電図 108
術後リハビリテーション 131
術前検査 131
食事療法 231
自律神経 111, 231
シルベスター法 169
心機能 110
腎機能の評価 217
心筋梗塞 104
心筋梗塞後 112
心係数 117
神経体液因子 124
腎血流量 84
人工呼吸器 59
心室肥大 114
心臓外科手術 128
心臓性悪液質 116
身体活動量向上プログラム 247
心電図波形 134
心肺運動負荷試験 33, 69, 144, 222
心拍出量 65, 84, 114
心拍数 66, 134, 222
心不全 8, 33, 114

す
スクワット 28, 88, 121, 177
スタティックストレッチング 91, 96
ステロイド（薬） 166, 188
ストレッチング 14, 20, 96
スポーツ心 52
スリングエクササイズセラピー 42

259

せ

生活指導 153, 189
成長ホルモン 52
静的ストレッチング 19
生命予後 112
脊髄反射の反射経路 97
全身持久力 89
善玉コレステロール 208

そ

早期離床 129
足関節上腕血圧比 149, 230
足趾上腕血圧比 150

た

体液性因子 111
体温調節 51
大殿筋 175
ダイナミックストレッチング 92, 99
他動ROM運動 18
蛋白質 75, 83
ダンベル 178

ち

中間比重リポ蛋白 81
中性脂肪 52, 111, 208
超音波検査 133
長期酸素療法 189
長時間の運動 11
超低比重リポ蛋白 81

て

低血圧 227
テストステロン 52
デュアルタスクトレーニング 146

と

糖質 75
透析アミロイドーシス 231
透析患者 219
透析中運動療法 228
透析導入前 232
等速性運動機器 29
糖代謝 79
疼痛 101
動的ストレッチング 19
糖尿病 11, 22, 200, 230
糖尿病網膜症 231
動脈血酸素分圧 166
特異性の原理 31
特発性間質性肺炎 184
特発性肺線維症 186
徒手胸郭伸張法 (運動) 55, 169
徒手筋力テスト 153
徒手肋骨捻転運動 169
トリアシルグリセロール濃度 52
トリカルボン酸回路 77
トリグリセリド 81
トレーナビリティ 92
ドレーン排液 133

に

トレッドミル 144, 152, 171, 204

ニーエクステンション 28
日常生活活動 14, 104, 154, 162, 238
乳酸-ATP系 9
乳酸値 172
尿量 136

の

脳性ナトリウム利尿ペプチド 116

は

バードドッグ 40
肺拡散能力 184
肺活量 184
肺循環 65
肺動脈楔入圧 11, 117
バックブリッジ 40
白血球 166
パラアミノ馬尿酸クリアランス 85
バリスティックストレッチング 92, 100
パルスオキシメータ 166

ひ

膝伸展運動 44
非侵襲的陽圧換気 180
ヒップエクステンション 28
ヒップリフト 40
皮膚組織灌流圧 150
肥満 113, 212

ふ

ファンクショナルトレーニング 146
フォワードランジ 178
負荷量 101
腹部重錘負荷法 59
腹部ドローインエクササイズ 37
フットチェック 153
ブドウ糖 8
踏み台昇降 204
プラーク 209
プラトー期 93
プランク 38
フレイル 25, 130, 240
プロテインキナーゼC 79
フロントブリッジ 38
分時換気量 172

へ

閉鎖性運動連鎖 254
ヘモグロビン酸素解離曲線 50
ヘモグロビン値 (Hb) 131
変形性関節症 213
ベンチプレス 28, 88

ほ

防御性収縮 44
棒体操 168
乏尿 219

ま

ホームエクササイズ 168
歩行訓練 (トレーニング) 72, 153, 188

末梢血管収縮 58
末梢効果 124
末梢循環 65
末梢動脈疾患 148, 229
慢性心疾患 62
慢性腎臓病 216
慢性心不全 252
慢性閉塞性肺疾患 10, 34, 56, 162

み

ミトコンドリア 32, 54, 88, 172
脈波伝播速度 225

む

無機リン酸 (Pi) 48, 75
無酸素運動 88
無尿 219

め

免疫抑制薬 188
免荷デバイス 156

も

目標呼吸困難スコア 189

や

薬物療法 231

ゆ

有酸素運動 6, 8, 12, 33, 60, 80, 88, 144, 171, 222, 234
有酸素系 77
遊離アミノ酸 83
遊離脂肪酸 81, 90

ら

ランニング 93

り

リポ蛋白 81
リラクセーション 44

れ

レジスタンストレーニング 7, 24, 60, 81, 90, 145, 173, 204, 209, 222, 234
レジスティックバンド 229

ろ

ローマン反応 49
肋間筋のストレッチ 55
6分間歩行距離 191

A

A-aDO$_2$ 184
absolute walking distance (AWD) 150
activities of daily living (ADL)
　14, 104, 154, 162, 238

A

adenosine diphosphate (ADP)······48, 75
adenosine triphosphate (ATP)
　······8, 24, 32, 48, 75, 88
aerobic training······88
AMP依存性プロテインキナーゼ (AMPK)
　······79
anaerobic threshold (AT)······8, 31, 69, 144, 173, 222
anaerobic training······88
ankle-brachial pressure index (ABI)
　······149, 230
ATP-CP系······9, 77

B

ballistic stretching······100
BODE index······165
Borgスケール······59, 225
brain natriuretic peptide (BNP)······116

C

C-reactive protein (CRP)······166
calmodulin kinase (CaMK)······79
cardiac cachexia······116
cardiac index (CI)······117
cardio pulmonary exercise (CPX) test
　······33, 69, 144, 222
cardiovascular disease (CVD)······218
cholesterol ester transfer protein (CETP)······82
chronic heart failure (CHF)······252
chronic kidney disease (CKD)······216
chronic obstructive pulmonary disease (COPD)······10, 56, 162
connective tissue disease-associated interstitial lung disease (CTD-ILD)
　······186
continuous ambulatory peritoneal dialysis (CAPD)······222
Cori回路······49
coronary artery disease (CAD)······124
creatine phosphatase (CP)······75
creatine phosphokinase (CPK)······209
creatinine clearance (Ccr)······86
critical limb ischemia (CLI)······149, 229
C反応性蛋白······166

D

D_{LCO}······184
deconditioning······104
dynamic stretching······19

E

end-tidal carbon dioxide ($ETCO_2$)······65

F

Fickの式······66
flor pushエクササイズ······176
Forrester (の病型) 分類······118, 134
free fatty acid (FFA)······81

frequency, intensity, time or duration, type of exercise (FITT)······26

G

glomerular filtration rate (GFR)······84
glucose transporter 4 (GLUT4)······80, 200

H

heart failure with mid-range ejection fraction (HFmrEF)······114
heart failure with preserved ejection fraction (HFpEF)······114
heart failure with reduced ejection fraction (HFrEF)······114
high density lipoprotein (HDL)······52, 81
high density lipoprotein-cholesterol (HDL-C)······208
high-intensity interval training (HIT)······30
Holter心電図······111
Hrmax reserve法······188
HRmax法······188

I

idiopathic interstitial pneumonias (IIPs)······184
idiopathic pulmonary fibrosis (IPF)······186
intermediate density lipoprotein (IDL)
　······81
intermitent craudication (IC)······148
interstitial lung disease (ILD)······192
interstitial pneumonia with autoimmune features (IPAF)······187
inulin clearance (Cin)······86

L

left ventricular ejection fraction (LVEF)······110, 123
long-term oxygen therapy (LTOT)······189
low-density lipoprotein-cholesterol (LDL-C)······208

M

manual muscle test (MMT)······153
maximal oxygen uptake ($\dot{V}O_2$max)······89
maximum voluntary ventilation (MVV)
　······60
muscle sympathetic nerve activity (MSNA)······58

N

Nohria-Stevenson分類······117
non-invasive positive pressure (NPPV)
　······180

P

$PaCO_2$······184
PaO_2······166
peak $\dot{V}O_2$······34, 66, 123
percutaneous oxygen saturation (SpO_2)······224

percutaneous transluminal coronary angioplasty (PCI)······106
peripheral arterial disease (PAD)
　······148, 229
PNF (proprioceptive neuromuscular facilitation) ストレッチング······92
pre-contraction stretching······19
prone instability test······36
protein kinase C (PKC)······79
pulmonary artery wedge pressure (PAWP)······11
pulmonary capillary wedge pressure (PCWP)······117

R

range of motion (ROM)······14
ratings of perceived exertion (RPE)
　······26, 222
renal blood flow (RBF)······84
renal plasma flow (RPF)······85

S

SGLT-2阻害薬······201
shirt physical performance battery (SPPB)······254
shronic heart failure (CHF)······8
skin perfusion pressure (SPP)······150
SpO_2······166
straight leg raising (SLR)······175
Swan-Ganzカテーテル······117

T

target dyspnea rate (TDR)······189
the Sahrmann test······37
toe brachial pressure index (TBI)······150
tricarboxylic acid cycle (TCA) 回路······77
triglyceride (TG)······81, 208

V

$\dot{V}E$······172
$\dot{V}E$ vs $\dot{V}CO_2$ slope······65
$\dot{V}E$max······192
$\dot{V}O_2$······172
$\dot{V}O_2$max······32, 80, 188, 204
VC······184
very low density lipoprotein (VLDL)······81

W

Wassermanの歯車······88
Weber分類······11
Wingateテスト······33

その他

1 repetition maximum (1RM)
　······24, 101, 223
6-minute walk distance (6MWD)······191

内部障害に対する運動療法
―基礎から臨床実践まで―

2018年 9月 10日　第1版第1刷発行

- ■ 編　集　古川順光　ふるかわ　よりみつ
　　　　　　田屋雅信　たや　まさのぶ

- ■ 発行者　三澤　岳

- ■ 発行所　株式会社メジカルビュー社
　〒162-0845 東京都新宿区市谷本村町2-30
　電話　03(5228)2050(代表)
　ホームページ　http://www.medicalview.co.jp/

　　営業部　FAX　03(5228)2059
　　　　　　E-mail　eigyo@medicalview.co.jp

　　編集部　FAX　03(5228)2062
　　　　　　E-mail　ed@medicalview.co.jp

- ■ 印刷所　三美印刷株式会社

ISBN 978-4-7583-1929-4　C3047

©MEDICAL VIEW, 2018. Printed in Japan

- ・本書に掲載された著作物の複写・複製・転載・翻訳・データベースへの取り込みおよび送信（送信可能化権を含む）・上映・譲渡に関する許諾権は，(株)メジカルビュー社が保有しています．
- ・JCOPY〈出版者著作権管理機構 委託出版物〉
本書の無断複製は著作権法上での例外を除き禁じられています．複製される場合は，そのつど事前に，出版者著作権管理機構（電話 03-3513-6969，FAX 03-3513-6979，e-mail：info@jcopy.or.jp）の許諾を得てください．
- ・本書をコピー，スキャン，デジタルデータ化するなどの複製を無許諾で行う行為は，著作権法上での限られた例外（「私的使用のための複製」など）を除き禁じられています．大学，病院，企業などにおいて，研究活動，診察を含み業務上使用する目的で上記の行為を行うことは私的使用には該当せず違法です．また私的使用のためであっても，代行業者等の第三者に依頼して上記の行為を行うことは違法となります．